ワーク・エンゲイジメント
―基本理論と研究のためのハンドブック―

編
アーノルド・B・バッカー　マイケル・P・ライター

総監訳
島津 明人

監訳
井上彰臣　大塚泰正　島津明人　種市康太郎

星和書店

Seiwa Shoten Publishers

2-5 Kamitakaido 1-Chome
Suginamiku Tokyo 168-0074, Japan

Work Engagement
A Handbook of Essential Theory and Research

Edited
by
Arnold B. Bakker
Michael P. Leiter

Translation from English
Supervised
by
Akiomi Inoue
Yasumasa Otsuka
Akihito Shimazu
Kotaro Taneichi

English Edition Copyright © 2010 by Psychology Press
All Rights Reserved. Authorised translation from the English language edition
published by Psychology Press, a member of the Taylor & Francis Group.
Japanese Edition Copyright © 2014 by Seiwa Shoten Publishers, Tokyo, Japan

総監訳者まえがき

　仕事に誇りをもち，仕事にエネルギーを注ぎ，仕事から活力を得て生き生きしている状態。このような状態を「ワーク・エンゲイジメント」と言います。このワーク・エンゲイジメントの考え方を，日本人の経営者，人事担当者，管理監督者，産業保健スタッフ，それに働く人々にわかりやすく伝えるために『ワーク・エンゲイジメント入門』（星和書店）が2012年11月に刊行されました。この入門書は，ワーク・エンゲイジメントの概念を学術的な観点から整理したシャウフェリ教授（オランダ・ユトレヒト大学）と心理学のジャーナリストであるダイクストラ氏によってオランダ語で書かれたものを日本語に訳したものです。この入門書の主な目的は，健康で生き生きと働くことの重要性を多くの人々に伝える点にありました。この本は，ワーク・エンゲイジメントの考え方とエンゲイジメントの向上に向けた対策について，日本語で体系的に紹介した初めての本でした。本書の刊行から約1年半が過ぎましたが，本書によって，多くの人々が「ワーク・エンゲイジメント」の考え方を知り，健康を重要な経営資源と考え，経営と産業保健とが協調した活動を行うきっかけを提供することができたと考えています。

　このように，『ワーク・エンゲイジメント入門』はワーク・エンゲイジメントの考え方を普及・啓発するうえでは一定の役割を果たしていたのですが，一方で，産業保健，心理学，組織行動学などの領域で研究に関わっている方々からは，最新の研究成果を体系的に整理し，自らの研究につなげたいという要望も数多く寄せられるようになりました。実は，『ワーク・エンゲイジメント入門』の出版よりも少し前に，本書『ワーク・エンゲイジメント』（英語タイトル：*Work Engagement: A Handbook of Essential Theory and Research*）の翻訳作業に着手していたのですが，研究者の皆さまからの要望を受け，その作業速度を加速させることにしました。

2010 年に刊行された *Work Engagement: A Handbook of Essential Theory and Research* は，シャウフェリ教授とともにワーク・エンゲイジメント研究を国際的に牽引しているバッカー教授（オランダ・エラスムス大学ロッテルダム）とライター教授（カナダ・アカディア大学）によって企画・編集されました。本書が企画された背景には，ワーク・エンゲイジメントに関する正しい知識を伝え，学術研究を発展させたいという強い願いがありました。本書第 2 章にも書かれていますが，1990 年頃からワーク・エンゲイジメントという言葉が，経営・人事コンサルタント会社で使われるようになりましたが，それらの多くは，モティベーション，職務満足感といった従来の概念をそのままワーク・エンゲイジメントという言葉に置き換えただけのものでした。いわば，「古いワインを新しいボトルに詰め込んで」売り出していたのです。このような状況は，概念の混乱を生じさせるとともに，ワーク・エンゲイジメントへの不信感を高めることになりかねませんでした。また，研究の発展や，研究と実践との橋渡しの支障ともなり得ました。こうした状況を改善させるためには，科学的に実証された情報をきちんと世の中に伝える必要がありました。このような背景から企画されたのが *Work Engagement: A Handbook of Essential Theory and Research* ですが，本書の執筆には，ワーク・エンゲイジメントとその関連領域の研究で国際的に活躍している研究者たちが参加しました。こうして，ワーク・エンゲイジメントの理論を正しく伝え，研究を発展させるための最強の態勢が整えられたわけです。

　2010 年に出版された *Work Engagement: A Handbook of Essential Theory and Research* ですが，総監訳を担当した島津がこの中の 1 章を分担執筆していたこともあり，バッカー教授とライター教授から「この本を日本語に訳して出版してみないか？」というお誘いを，同じ年にいただきました。バッカー教授とは，島津がユトレヒト大学で在外研究を過ごした 2005 年に知り合いました。当時，バッカー教授はユトレヒト大学の客員教授でしたが，その後，現在のエラスムス大学ロッテルダムに教授として赴任し，さらには欧州産業・組織心理学会の理事長となりました（2013 年 5 月まで）。バッカー

教授とは，島津がオランダから帰国後も，ワーク・エンゲイジメント，ワーク・ライフ・バランスなどの研究を共同で進めており，日本にも2005年と2013年の二度来日しています。もう一人の編者であるライター教授についても，島津がユトレヒト大学滞在中に，特別セミナーの講師としてカナダから来られた際に知り合いました。その後もいくつかの国際学会のシンポジウムなどでたびたび顔を合わせてきましたが，近年では，CREW（Civility, Respect, Engagement in the Workforce）というプログラムの日本への導入で一緒に仕事をしています。CREWプログラムとは，職場で働く人々相互の礼儀と尊重を高めることでワーク・エンゲイジメントを高めるための手法です。ライター教授も2012年5月に来日し，東京大学にてワーク・エンゲイジメントとCREWプログラムについて講演を行っています。

　少し余談が長くなりましたが，上述した経緯を経て *Work Engagement: A Handbook of Essential Theory and Research* の翻訳を引き受けることになりました。しかし，本書は内容が非常に濃く，扱う内容も多岐にわたっていました。そのため，ワーク・エンゲイジメント研究に関心をもつ仲間に協力をあおぎ，翻訳を13名で分担することにしました。翻訳にあたっては，各分担者が1章ずつを担当しました。そのうえで，4名の監訳者が3章ないし4章分の翻訳原稿を確認し，さらに分担者とともに翻訳内容を洗練させる作業を繰り返し行いました。その後，総監訳の島津が全体の原稿を確認し，用語や表現の統一を行いました。本書では，心理学，医学から経営学にわたる幅広い内容が扱われているため，必ずしもこれらを専門とはしない翻訳者にとって，多くの時間と労力を必要としました。また，テーマの中にはわが国での研究数が少なく，日本語として定着していないもの（thrivingなど）もあり，わかりやすい日本語とするために，かなり苦労しました。

　本書は全部で13章から構成されています。各章の概要については，第1章（序論）の中で具体的に述べられていますが，各章が扱うテーマは以下のようになっています。

　概念と測定（第2章），状態としてのワーク・エンゲイジメント（第3章），ワー

カホリズムとの異同（第4章），心理的資本（第5章），活力とその先行要因（第6章），仕事の要求度‐資源モデル（第7章），メタ分析（第8章），獲得スパイラル（第9章），スライヴィング（第10章），仕事のパフォーマンス（第11章），介入の計画と評価（第12章），今後の方向（第13章）。

　本書で扱われている内容は，まさにワーク・エンゲイジメントに関する最前線の研究であり，これまでの研究でわかったこと，今後の課題などがわかりやすくまとめられています。これまで職業性ストレス研究などでストレス，抑うつ，不安などのいわば「ネガティブな」側面を扱っていた研究者にとっては，まさに「目からうろこ」の内容ではないかと思います。私自身もそれぞれの内容を，心躍らせながら翻訳，確認していきました。

　このように本書は，ワーク・エンゲイジメントに関連する基本理論をわかりやすく解説したものであることから，主な読者として研究者，大学院生，大学生を想定しています。しかしながら，多くの章では，「実践への示唆」のセクションが設けられており，企業の人事担当者や産業保健スタッフ，コンサルタント会社の担当者にも，お読みいただけるものとなっています。むしろ，こうした方々が実践での経験を理論的に整理したり，手元にあるデータを解析する時の道しるべとしても，役立てていただけるものと思います。

　最後に，本書の出版を快くお引き受けいただいた星和書店の石澤雄司社長，ならびにすみずみまで細かく原稿をチェックいただいた編集の近藤達哉氏，畑中直子氏に心より御礼申し上げます。

翻訳者を代表して
島津明人

ワーク・エンゲイジメント

　ワーク・エンゲイジメントは，産業・組織心理学において新しく提唱された概念であり，非常に興味をそそるものである。エンゲイジメントは，充実し，生産的に仕事を行っていくうえで基盤となる状態のことをいう。本書は，このような特徴をもつワーク・エンゲイジメントに関して，現在入手できる最高水準の知見を提供するものである。

　ワーク・エンゲイジメントは，これまで，「バーンアウトの対立概念」として説明されてきた。本書ではまず，このワーク・エンゲイジメントを定義し，次に，それがより複雑な概念へと発展し，職業生活の向上に向けた実践に深く関わるようになった過程を追う。各章では，仕事での経験を促進，ないし阻害する可能性のある要因として，リーダーシップ，組織構造，人的資源管理を強調しながら，ワーク・エンゲイジメントを促進する要因について言及する。本書は，ワーク・エンゲイジメントをどのように高めていくことができるのか，その実践方法を，個々の従業員と組織全体の両方の視点から検討する。読者の実践上の疑問に答えるために，従業員のワーク・エンゲイジメントを高め，マネジメント技法を向上させることができる介入方法について詳細に取り上げる。

　本書は，世界中の主要な専門家による最新の研究に基づきながら，ワーク・エンゲイジメントについて入手可能な最良の知識を結集している。したがって，経営コンサルタントはもとより，産業・組織心理学を専門とする研究者や大学院生にとって大いに役立つであろう。

Arnold B. Bakker は，ロッテルダム（オランダ）のエラスムス大学産業・組織心理学部の教授である。彼の研究テーマとして，ポジティブな組織行動（例：職場でのフローとエンゲイジメント，パフォーマンス），バーンアウト，仕事に関係した情動のクロスオーバー，組織現象に関するシリアスゲームなどがある。

　Michael P. Leiter は，アカディア大学の組織健康研究センター・所長兼心理学部・教授であり，組織調査研究・開発センター（http://cord.acadiau.ca）の所長でもある。このセンターは，質の高い研究方法を人材問題へと応用している。彼は，カナダ，アメリカ，ヨーロッパで，労働問題のコンサルタントとして活躍している。

目　次

総監訳者まえがき　iii
ワーク・エンゲイジメント　vii

第1章　ワーク・エンゲイジメント：序　論 …………………… 1
　本書の構造　11

第2章　ワーク・エンゲイジメントの定義と測定：概念の明確化… 19
　ワーク・エンゲイジメントの概念　21
　ワーク・エンゲイジメントの評価　30
　統合に向けて　41

第3章　人は日々同じようにエンゲイジしているわけではない：
状態ワーク・エンゲイジメントの概念 …………………… 49
　概念化と定義　50
　状態ワーク・エンゲイジメントはなぜ必要か？　52
　実証的なエビデンス　55
　方法上の問題　57
　状態エンゲイジメントの先行要因　60
　状態ワーク・エンゲイジメントのアウトカム　65
　状態ワーク・エンゲイジメントの包括的モデルの開発　68
　将来の研究への示唆　71

第4章　仕事を楽しむ人と仕事に追われる人：ワーク・エンゲイジ
メントとワーカホリズムの違い …………………………… 79
　ワーカホリズムとは何か？　80
　ワーカホリズムの概念化と定義　82
　ワーカホリズム VS エンゲイジメント　84
　ワーカホリズム VS エンゲイジメント：実証的なエビデンス　87
　結　論　98

第 5 章 ポジティブ心理学の力:心理的資本とワーク・エンゲイジメント …… 109

組織行動に関するポジティブ・アプローチ　110
心理的資本　112
ワーク・エンゲイジメント　114
効力感とワーク・エンゲイジメント　117
楽観性とワーク・エンゲイジメント　120
希望とワーク・エンゲイジメント　122
レジリエンスとワーク・エンゲイジメント　124
心理的資本とワーク・エンゲイジメント　127
心理的資本:育成可能な資源　129
ポジティブな情動の役割　130
結　論　133

第 6 章 職場で生き生きとする:活力の先行要因 …… 141

なぜ活力を研究するのか？　活力と健康，組織の生産性　143
感情としての活力の概念化　150
活力の先行要因を示した理論モデル　156
今後の研究の方向性　162

第 7 章 エンゲイジメントを予測するための仕事の要求度 - 資源モデル（JD-R モデル）の活用:概念的モデルの分析 … 173

仕事の要求度 - 資源モデルとエンゲイジメントの理論的概要　174
仕事の要求度 - 資源モデルとエンゲイジメントに関する実証的根拠　181
修正版仕事の要求度 - 資源モデルと今後の研究の方向性　193
結　論　199

第 8 章 ワーク・エンゲイジメントのメタ分析:バーンアウト，要求度，資源，アウトカムとの関連 …… 207

方　法　211
結　果　217
考　察　223

第 9 章 資源とワーク・エンゲイジメントの獲得のスパイラル:ポジティブな仕事生活を維持する …… 235

資源保存理論と仕事の資源，個人の資源のスパイラル　238

社会的認知理論と自己効力感，エンゲイジメント，パフォーマンスの
　　　スパイラル　244
　　　拡張－形成理論：ポジティブな情動とエンゲイジメント　249
　　　結論と展望　256

第10章　エンゲイジメントとスライヴィング：エネルギーと仕事への結びつきに対する補足的視点 ……………………………… 265

　　　2つの概念の定義　266
　　　エンゲイジメントとスライヴィングの先行要因とその結果　274
　　　エンゲイジメントとスライヴィングが個人と組織に及ぼす影響　278
　　　職場でエンゲイないしスライヴしている部下を成長させるために
　　　リーダーにとって必要な条件　281
　　　結論と将来の研究への方向性　286

第11章　思考から行動へ：従業員のワーク・エンゲイジメントと仕事のパフォーマンス ……………………………………… 297

　　　職務満足感　301
　　　バーンアウトと資源保存理論　304
　　　エンゲイジメントはどのようにパフォーマンスと関係しているのか　308
　　　このレビューから私たちは何を学ぶのか　324

第12章　エンゲイジメントを向上させる：介入の計画と評価 …… 335

　　　バーンアウト研究から得られた知見　337
　　　ポジティブな概念的枠組みとネガティブな概念的枠組み　337
　　　介入研究の課題　341
　　　経営への介入　343
　　　エンゲイジメントへの介入のための理論的枠組み　350
　　　介入目標に関するガイドライン　353
　　　介入プロセスへのガイドライン　359
　　　将来を見据えて　363

第13章　ここからどこに向かうか：ワーク・エンゲイジメントの統合と今後の研究 ………………………………………… 369

　　　統　合　370
　　　今後の研究　385
　　　全体の結論　396

1

ワーク・エンゲイジメント：序　論

Michael P. Leiter and Arnold B. Bakker

　ウイリアムは自分の仕事が大好きで，仕事について本当に熱心に語ることができる。毎日，彼は人よりも秀でていたいと感じ，情熱的に仕事に打ち込んでいる。彼は自分の仕事を，挑戦的でエキサイティングで楽しめるものだと感じている。求められるよりもはるかに多くのことをこなすのも，仕事が楽しいからである。仕事に対する裁量権があるので，創造的に物事に取り組めるし，常に新しいことを学んでいると感じている。いつも多忙で，自分の仕事に完全に没頭しているのが普通であるが，疲労や消耗を感じることはめったにない。それどころか，仕事は彼にエネルギーを与えてくれるようで，毎日，仕事に取り組めるのを幸せに感じている。時おり困難に直面することがあっても，粘り強く，途中で諦めたりはしない。自分の仕事に心底専念し，興味深く大事な問題を扱っていると感じている。にもかかわらず，リラックスして，仕事から距離を置くこともできる。自分の仕事を控え目に扱う方法も心得ているのである。仕事に完全に没頭することもたびたびあるものの，仕事以外にも存分に楽しんでいることがあるのだ。ウイリアムのモットーとは，「仕事は楽しい！」なのである。

（エンゲイジしている匿名の労働者）

従業員とその仕事との心理的つながりは，21世紀の情報／サービス経済において極めて重要になった。現在の産業界は，創造性なくして繁栄することはできない。現在の経済では，質や効率の改善が新しいアイディアを介して実現されるからである。他社との競争に効果的に臨むために，会社は最高の人材を雇用しなければならないだけでなく，従業員を鼓舞し，もてる限りの能力を仕事に注いでもらわなければならない。さもないと，そのような希少で高価な人材を存分に生かせないままになってしまう。よって，現代の組織が従業員に期待しているのは，問題が起こる前に自ら進んで行動を起こし，専門家としての成長に自分で責任をもつとともに，質の高いパフォーマンスに向けて全力を傾けることである。組織が必要としているのは，活力に満ち，献身的に仕事に打ち込んでいる従業員——つまり，仕事にエンゲイジしている従業員である。本書で見ていくように，ワーク・エンゲイジメントは従業員に重要な影響をもたらしうるものであり，組織にとっても競争を有利にする可能性をもっているのだ（Demerouti & Cropanzano, 第11章参照）。

ワーク・エンゲイジメントとは何か？

　ワーク・エンゲイジメントは，仕事に関連するウェルビーイングの状態を指す用語であり，バーンアウトとは対極の状態を意味している。ワーク・エンゲイジメントは，ポジティブで充実した感情と認知から構成されている。エンゲイジしている従業員は，エネルギッシュで，自分の仕事に熱心に関わっている（Bakker, Schaufeli, Leiter, & Taris, 2008）。エンゲイジメントにはエネルギーの次元と同一化（エネルギーをどこに向けるか）の次元があると言われ，ほとんどの研究者がこの意見に同意している。したがって，エンゲイジしている人は，高い水準の活力と，仕事への強い一体感によって特徴づけられるのである。

　本書では，ワーク・エンゲイジメントに関する概念を研究者間で一致させることがこの分野にとって最も役立つだろう，と考えている。その概念とは，職務活動に関する従業員の経験に焦点を当てるものである。この

10年間，ワーク・エンゲイジメントの意味について幅広く検討されてきたが，残念ながらコンセンサスは得られなかった。これに対して，MaceyとSchneider（2008）による最近のレビューは，エンゲイジメントについて多様な定義が蔓延していることを明らかにしている。ただし，その多くはボトルだけを新しくした古いワインにすぎない。それぞれの論文の著者は，異なるタイプのエンゲイジメント（つまり，特性エンゲイジメント，状態エンゲイジメント，行動エンゲイジメント）をすべて包含する総称として，従業員エンゲイジメント（employee engagement）を提案し，それによって概念的な問題を「解決」しようとしている。しかし，各タイプのエンゲイジメントは本来，エンゲイジメントとは異なる別の概念として扱われていたものである。たとえば，特性エンゲイジメントは，もともと前向きパーソナリティ（proactive personality）と，状態エンゲイジメントは関与と，行動エンゲイジメントは組織市民行動として，それぞれ扱われていたのである。対照的に私たちは，曖昧ではなく，きちんと操作的に定義された心理状態として，エンゲイジメントという用語を使うことを提唱する。これによって，実証研究と実践への応用が可能になるからである。

　私たちは，ワーク・エンゲイジメントを動機づけの概念として定義する。従業員は，エンゲイジしているとき，挑戦的な目標に向けて努力をするよう背中を押されているように感じる。彼らは成功を求めているのである。エンゲイジメントしている人は，いま目の前にある状況に反応するだけでなく，将来の挑戦的な目標に向けて自らが関わることを進んで受け入れるのである。さらに，ワーク・エンゲイジメントは，従業員が自らの仕事に注ぎ込むエネルギーも反映している。エンゲイジしている従業員は，エネルギッシュでいられるだけではない。彼らは，それらのエネルギーを自らの仕事に熱心に投入しているのである。出し惜しみなどしない。重要なことのためにエネルギーを取っておくようなことはしない。今日の仕事が自分のエネルギーを注ぐに値することを認めているのである。加えて，ワーク・エンゲイジメントは，従業員が仕事に集中的に関わっていることの表れでもある。エンゲイ

ジしている従業員は，物事に注意深く関心を払う。挑戦的な問題の本質に迫る一方で，重要な詳細部についても十分に考慮するのである。エンゲイジしている従業員は，仕事に没頭し，「フロー」を経験する。時間の進行を忘れ，いまそこで集中すべきもの以外には反応しない状態になるのである。

　ワーク・エンゲイジメントは，どのようなタイプの仕事であろうと，それが挑戦的なものであれば高めることができる。エンゲイジメントは，問題を解決し，人と関わり，革新的なサービスを開発することに向けて自分の全能力を注ぐことができれば，高めることができる。同様に，マネジメントも重要である。組織のポリシー，慣行，構造に対して従業員がどのように反応するかによって，彼らが仕事にエンゲイジできるかどうかが異なるからである。安定した労働環境では，従業員は一定水準のワーク・エンゲイジメントを維持できる。ワーク・エンゲイジメントは，会社の価値と個人の価値との間に強いつながりが示される環境で高まる。会社は，自社の従業員に対して会社の価値を奨励し，忠誠を鼓舞する一方で，従業員が仕事にもたらす価値に対しても敏感に反応する。会社は十分な柔軟性を維持していなければ，複雑な挑戦に対して多様なアプローチを図ることはできない。会社は，従業員一人ひとりの貢献を正当に評価することで，人材を管理する。本書全体を通じて見ていくように，ワーク・エンゲイジメントは，個人と会社の両方のパフォーマンスに密接に関わっている。エンゲイジしている従業員は，自分の仕事をより楽しいと感じると，その楽しさをより有効な行為へと変化させるのである。

人はいつワーク・エンゲイジメントを経験するのか？

　これまでの研究では，同僚や上司からの社会的支援，パフォーマンスのフィードバック，技能の多様性，自律性，学習の機会などの仕事の資源が，ワーク・エンゲイジメントと正の関連を有していることが一貫して示されている（Halbesleben［本書の第8章］; Schaufeli & Salanova, 2007）。仕事の資源は，従業員の成長，学習，発達を育むことで内発的動機づけの役割を

果たすこともあるし，仕事の目標を達成する手段となることで外発的動機づけの役割を果たすこともある。前者の場合，仕事の資源は，自律性，関係性，有能性への欲求といった人間の基本的欲求を満たしてくれる（Van den Broeck, Vansteenkiste, De Witte, & Lens, 2008）。たとえば，適切なフィードバックが学習を促し，それによって仕事への有能感が高まるのに対し，裁量権と社会的支援はそれぞれ，自律性への欲求と所属への欲求を満たしてくれる。仕事の資源は，外発的動機づけの役割を果たすこともある。多くの資源に恵まれた労働環境は，与えられた仕事に自らの努力と能力を進んで捧げようとする姿勢を育てるからである（Meijman & Mulder, 1998）。このような環境では，課題が成功裡に完了し，仕事の目標が達成される可能性が高い。たとえば，同僚からの支援やパフォーマンスのフィードバックは，仕事の目標達成に成功する可能性を高めてくれる。いずれの場合でも，基本的欲求の充足を通じて，あるいは仕事の目標の達成を通じて，仕事の資源はポジティブな結果につながり，エンゲイジメントが向上する可能性を高めてくれる（Schaufeli & Bakker, 2004; Schaufeli & Salonova, 2007）。

　仕事の資源は，仕事の要求度が高い状況に従業員が直面したときに，その効果がより顕著となり，彼らの動機づけを高める可能性がある（Bakker & Demerouti, 2007; Hakanen & Roodt［本書の第7章］）。Hakanenら（2005）は，フィンランドの公共部門に勤務する歯科医師を対象に，この交互作用仮説を検証した。仕事の資源は，仕事の要求度が高い条件下でワーク・エンゲイジメントの維持に最も有益である，という仮説が立てられた。結果は，概ねこの仮説を支持するものであった。たとえば，仕事の質的負担が大きいときには，専門技能の多様性がワーク・エンゲイジメントを押し上げ，仕事の質的負担によるワーク・エンゲイジメントへの悪影響を緩和していた。同じような知見は，フィンランドの教員を対象としたBakkerら（2007）の研究でも報告されている。彼らは，仕事の資源が緩衝要因として作用し，生徒の素行の悪さとワーク・エンゲイジメントとの間のネガティブな関係を緩和していることを見出した。彼らはその他，生徒の素行の悪さが顕著なときに，仕事

の資源がワーク・エンゲイジメントに対して特に良好に作用していることも見出した。

これらの考え方や知見は，人と仕事あるいは組織との間の「適合（fit）」という考え方と一致する。人‐仕事の適合は，次の2つの側面，すなわち（1）個人の知識・技能・能力と，仕事での要求度（仕事で求められる知識・技能・能力）との間の適合（すなわち，要求度‐能力の適合；Cable & Judge, 1996），(2) 個人の欲求や願望と，仕事から得られるものとの間の適合（需要‐供給の適合；Cable & DeRue, 2002），から概念化されている。これまでの研究によって，個人の特徴と仕事で求められる要求との適合度が高いと認識している従業員は職務満足感が高いことが明らかにされている（Brkich, Jeffs, & Carless, 2002）。一方，人‐組織の適合は，人と組織全体との間の適合性として定義される（Lauver & Kristof-Brown, 2001; Sekiguchi, 2007）。人が組織の中でぴったりと調和するのは，おそらく，人と組織とが同じ価値を共有しているから（補足的 P‐O fit）か，あるいは人と組織とがお互いのニーズを相互補完的に満たしているから（相補的 P‐O fit）であろう（Carless, 2005; Sekiguchi, 2007）。

ワーク・エンゲイジメントは，会社の価値と個人の価値との間で強い結びつきが認められる状況で高められる。会社は，従業員に対して会社の価値を奨励し，従業員の忠誠を駆り立てる。このような会社は，会社自体の価値について真剣に考え，明確に表現して，自らの価値に基づいて重要な決定が確実に方向づけられるように方針を実行する。その一方で，会社は，従業員が彼ら自身の仕事にもたらす価値に対しても敏感である。会社は，従業員の専門家としての価値を，仕事に対して責任をもって専念することを保証してくれる資産ととらえる。ただし，それぞれの従業員はまったく同じ価値をもってやってくるわけではないことから，会社は，仕事に対するさまざまなアプローチを提供し，便宜を図ることで，エンゲイジメントを支援する。このように，個人の価値と会社の価値との適合に応えられる明確なアプローチがとられることで，従業員の多様な観点は，会社の中核的な価値に基づいた主要

な目的へと集約されるのである。

エンゲイジメントの重要性

ワーク・エンゲイジメントは，従業員のパフォーマンスに大きな影響を及ぼす。エンゲイジしている従業員は，高いエネルギーと集中力を備えていることから，自身のもつ潜在的な能力をあますところなく仕事に投入することができる。このようにエネルギッシュに仕事に集中することで，従業員は，自らが中核的に取り組む職務の質を高めることができるのである。エンゲイジしている従業員には，目の前にある仕事に集中できる能力と動機があるのである。

さらに，ワーク・エンゲイジメントは，役割外の業務遂行も促してくれる。昨今の職場は複雑であり，従業員がもつ期待をすべて詳細に特定するのは難しい。したがって，雇用主が期待しているのは，従業員がそれぞれの立場での中核的な業務だけでなく，立場という形式的な構造を超えてイニシアティブを発揮することである。仕事に前向きに取り組むことの中には，良き指導者となる，進んで物事にあたる，同僚に気配りする，など会社の共同体を支えるためのより一層の努力が含まれる。しかし，それだけではない。新しい知識を切り拓いたり，チャンスを逃さずそれを活用することも含まれる。イニシアティブをもつことで，従業員は，自分の専門分野で今後何が展開されるかを予測し，その分野のリーダーとなるべく努力する。彼らは自分の職務の中だけで生きるのではなく，自らの行動を通じて，自分の仕事を自分自身の手で作り上げていく。仕事生活はいまや常に変化することが普通になっている。そうした変化にダイナミックに適応するために，彼らは仕事を作り上げていくのである。

ワーク・エンゲイジメントは，Fredricksonら（1998, 2001）による拡張-形成（broaden-and-build）理論と通じるものがある。この理論の中核にあるのが認知の拡張であり，その基盤となっているのが，ポジティブな情動によって思考の柔軟性（Isen & Daubman, 1984），創造

性（Isen, Daubman, & Nowicki, 1987），統合性（Isen, Rosenzweig, & Young, 1991），効率性（Isen & Means, 1983）が促進されることを示した実証研究である。ストレスを経験すると視野が狭くなるのとは対照的に，私たちは，ポジティブな情動を経験すると，中立的な精神状態を超え，自己と状況をより広い視野からとらえられる精神状態になる。ポジティブな情動に伴う認知の拡張を説明する生理的基盤として，Isen ら（Ashby, Isen, & Turken, 1999; Isen, 2002）は，ドーパミンの循環を提案している（Fredrickson, Tugade, Waugh, & Larkin, 2003）。

　拡張仮説を裏づける根拠は，Fredrickson と Branigan（2005）や Isen（2000）によって報告されている。それによると，ポジティブな感情を経験すると，多様な事象を統合することができ，視野が広がり，物事をより柔軟にとらえられるようになる。このような「拡張‐形成」効果によって，個人資源が蓄積されることが仮定されるが，その結果，仕事のパフォーマンスの向上につながるかどうかは疑問である。Fredrickson（2001）は，思考‐行動レパートリーの拡張が，物事の決定と行動にどのようにつながるのか（また，そもそも，つながるのかどうか）を検討する必要があると論じた。仕事の場面では，会議中の上司がネガティブな情動よりもポジティブな情動を多く経験するほど，より多くの質問をするとともに，その質問内容も，話し手の内容を詳しく尋ねるものから，話し手の考えを支持する討議に至るまで幅が広がり，その結果としてパフォーマンスが向上することを Fredrickson と Losada（2005）は示した。

　形成仮説を裏づける証拠は，Xanthopoulou ら（2009）によって報告されている。彼女らは日記法を用いた研究において，毎日の仕事の資源がポジティブな情動を生み出し，それが従業員の個人資源の増加につながることを明らかにした。その他，Fredrickson ら（2008）は，ポジティブな情動経験を増やすためにある操作を行うという，革新的な実験を行った。この実験に参加した従業員は，慈愛の瞑想のワークショップに参加する群か，何の介入も受けない対照群のいずれかに割り付けられた。瞑想を実施した介入群では，毎

日のポジティブな情動経験が増加し，8週間後のマスタリー（mastery），自己受容などの個人資源の増加につながっていた。つまり，個人資源の増加が，生活満足感の上昇と抑うつ症状の低減につながっていたのである（Salanova, Schaufeli, Xanthopoulou, and Bakker［本書第9章］も参照）。

　Fredricksonの理論は，ワーク・エンゲイジメントの概念にさらなる実体を与えてくれる。彼女の理論は，仕事に対する親近感が，職場やそこでの活動への愛着をより一層高めるという一般的な概念を述べるに留まらない。拡張‐形成理論では，仕事と個人との間の密接な関係の基盤にある認知メカニズムについても提案している。このメカニズムでは，親密な関係を，認知的なプロセスやものの見方といった観点から記述している。具体的に言うと，好ましい気分は概して人を動機づける特性を有しているが，ポジティブな情動はそれ以上の特性を有している。つまり，ポジティブな情動は，プレッシャーにさらされていたり，苦痛を経験しているときには見逃してしまうような可能性にも目を開く形で認知を変化させてくれるのだ。ポジティブな情動は，統合的で創造的な視点を促し，21世紀の情報／サービス経済で行われる事業に価値を付加してくれるのである。この特別なメカニズムによって，労働環境をより支援的にしようという努力が個人のパフォーマンスの向上につながり，その結果，企業が成功する可能性を高めてくれるのだ。要するに，ワーク・エンゲイジメントは，個人に達成感を与えるだけでなく，組織の効率も向上させてくれるのだ。

ワーク・エンゲイジメントの社会的文脈

　ワーク・エンゲイジメントは，職場での主だった人との人間関係に関連することから，社会的文脈においても重要な概念である。同僚間の人間関係は，ワーク・エンゲイジメントを相互に伝播させる可能性を有している。これは，彼らが共有する労働環境に対して同じように反応しているためだけでなく，ある人のエンゲイジメントが他者のエンゲイジメントにも影響を与えているためでもある（Bakker & Demerouti, 2009; Bakker, Van Emmerik, &

Euwema, 2006)。同僚もまた——知識，情緒的支援，物質的支援の源として——エンゲイジメントの経験につながりうる資源なのである。組織の中でのリーダーシップは，管理職と経営層の両方が担っている。これらの層は，組織の価値を象徴し，組織の資源の流れを決めるとともに，従業員の考え方，感じ方，組織生活で体験する重要な出来事にどのように対応すればよいかのモデルともなる（Schein, 1985）。経営層は，その組織で中核となる価値が何かを明確に表現し，それらを公式な綱領として示すうえで重要な役割を担う。一方，管理職は，日々の行動や部下とのやりとりを通して，これらの価値を実行に移す。最終的に，ワーク・エンゲイジメントは，多くの業種において，従業員と顧客，クライエント，学生，もしくは患者とのやりとりを通して，パフォーマンスの向上につながることになる。ワーク・エンゲイジメントの中心にあるエネルギー，熱意，没頭，あるいは（職務）効力感が行動となって現れるには，このような相互作用が必要なのである。

　ワーク・エンゲイジメントは，個々の従業員の個人的な経験であるが，他の人とは無関係に発生するものではない。エンゲイジメントの源，経験，結果を突き詰めて考えると，従業員のワーク・エンゲイジメントを検討するには，従業員相互の社会的力動と，組織の文化を反映する，より大きな組織の力動の両方を考慮することが必要になる。

　本書では，ワーク・エンゲイジメント研究の拠り所となる概念モデルをいくつか提示している。これらのモデルは，ワーク・エンゲイジメントを組織文化に根ざした体験として考えている。これらのモデルでは仕事の資源に注目し，人には本来，自らのキャリアの中で自分の技能と能力を存分に活かそうとする性質があると考えている。しかし，残念なことに，多くの労働状況では，従業員が自分の願望をかなえられるようにする資源，リーダーシップ，指針を提供できていない。このような組織における潜在的可能性と現実との間のギャップは，自らの役割に熱意をもって取り組もうとする従業員の姿勢に水を差すだけでなく，自らの使命を全うする組織の能力までをも低下させてしまう。

ワーク・エンゲイジメントは，組織にとっても，個人にとっても重大な挑戦を突き付ける。まず，従業員が安定した雇用を得られるかどうかは，経営状況にかかっている。競争の激しいグローバル市場では，従業員を有効に活かせない会社の未来は暗い。しかし，従業員個人にとっては，エンゲイジメントは，いま働いている組織に貢献するという点でのみ重要なわけではない。今世紀において人々が歩むキャリアは，20世紀のそれと比べてはるかに紆余曲折に富み，大きく方向転換することが予想される。したがって，求人市場に積極的に参加しながら，自分がいかに生産的であるかを示さないと，利益を得ることができないのだ。自らの活力，熱意，仕事への自信を示すことで，ダイナミックでやりがいのあるキャリアを構築し，より多くの，より良い可能性へと扉を開くことができるのである。

　結論として，ワーク・エンゲイジメントは，経営者だけでなく，従業員一人ひとりにとっても重要な問題なのである。従業員にとって，経営者からもたらされる職場の資源や会社の価値に対して，ただ受身的に反応するだけでは十分ではない。活気のある，エンゲイジしていく就業環境を展開していく責任は，従業員自身にもあるのだ。

本書の構造

　本書では，これまで述べてきた目標に貢献したいと考えている。本書では，ワーク・エンゲイジメントの概念についても視野に入れ，十分に考察を行っている。この用語は，どのような背景をもって生まれたのか，組織心理学の複雑な世界においてどのような位置にあるのか，類似する概念とどんな点で異なり，どんな点で類似しているのかについて考察する。本書で非常に重視しているのは，就業環境のどのような性質がワーク・エンゲイジメントの経験につながり，その（ネガティブな方向の）対概念であるバーンアウトの回避に役立つのか，という点である。最も重要なことは，私たちがワーク・エンゲイジメントを変化しうるものとみなしている点にある。今日この日に

ワーク・エンゲイジメントが低いからといって，個人，グループ，組織が永遠に退屈な職業生活を余儀なくされるわけではない。本書では，エンゲイジメントが日々の出来事に反応していかに変動するかについて考察するだけでなく，よりエンゲイジした職業生活を送るために従業員個人や組織全体にはどのような努力が可能なのかについても考察する。各章では，ワーク・エンゲイジメントを，研究だけでなく，組織の発展にとっても非常に重要な対象として提示しているのである。

ワーク・エンゲイジメントと近接する概念

本書はまず，ワーク・エンゲイジメントの概念を明確に定義することからスタートする。一般に，ある概念が生まれて間もなくは，多様な視点が混在していることが多い。これは健全なことである。以下の第2章から第6章では，ワーク・エンゲイジメントという概念の多様性を認める一方で，その概念が現在，どのように扱われているか詳しく考えることにする。第2章では，SchaufeliとBakkerが測定の問題に言及する。ワーク・エンゲイジメントに関して信頼できる量的な指標は，就業状況の現状評価と，ワーク・エンゲイジメントの向上を目的とした対策の効果評価のために必要な条件となる。第2章では，現在使われているいくつかの評価尺度について考察するとともに，ユトレヒト・ワーク・エンゲイジメント尺度（Utrecht Work Engagement Scale [UWES]）の長所に特に着目する。

第3章では，Sonnentagらが，エンゲイジメントが短期間にどのように変化するかについて考察する。彼女らは，ワーク・エンゲイジメントの変化に先行する職場の出来事と，これらの変化がどのような結果につながるかを検討した実証研究をレビューする。これは，ワーク・エンゲイジメントが永久に変化しないのではなく，職業生活の中で変化しうることを強調する視点である。この視点は，ワーク・エンゲイジメントを高めるために決め手となる従業員の行動を促してくれる。

第4章では，Tarisらが，ワーク・エンゲイジメントを職業生活の質に関

する他の3つの概念と対比する。ワーク・エンゲイジメントをワーカホリズム，バーンアウト，さびつきと対比させて位置づけることにより，ワーク・エンゲイジメントの概念の中核となる要素を明らかにする。そして，ワーク・エンゲイジメントが有するポジティブな性質を，同じ連続体上の対極にあるネガティブな性質と対比させる。このような概念空間にワーク・エンゲイジメントを位置づけることで，組織心理学においてこの概念が独自に果たす役割が明確になる。

SweetmanとLuthansが執筆した第5章では，ワーク・エンゲイジメントをポジティブ心理学の領域において非常に重要な概念とみなしていることに言及する。本章では，ポジティブ心理学におけるワーク・エンゲイジメントの位置づけを検討するために，中核となる理論的根拠を提示する。著者らは心理的資本の質を，自らの能力を十分に発揮し，生産的な生活を職場で展開する際の根本的な資源として考えている。ポジティブ心理学では，ワーク・エンゲイジメントの基本次元として，エネルギーと熱意に焦点を当てることを正当化している。ポジティブ心理学はこれらの特性が破綻するときに発生する問題に焦点を当てるのではなく，むしろこれらの特性がうまく機能しているときに得られる心理的利益について詳しく考察するものである。

第6章では，Shiromが，活力に関してこの視点を拡大する。本章では，仕事や仕事以外において，個人が経験する主観的なエネルギーの重要性について詳しく考察する。本章では，エネルギーが担う役割の重要性を裏づけるために，多岐にわたる実証研究と概念研究について考察する。また，ワーク・エンゲイジメントが健康の向上にどのようにつながるかについても，説得力のある考察を行っている。

ワーク・エンゲイジメントの組織的文脈

本書の後半部分では，ワーク・エンゲイジメントが組織のどのような文脈において向上したり低下したりするのかについて考察する。第7章では，ワーク・エンゲイジメントに関する仕事の要求度 - 資源モデル（job demands-resources［JD-R］model）を提示する。この視点は，ワーク・エンゲイジメントの向上と維持にとって，仕事での資源へのアクセスが重要な役割を果たしていることを強調する。これは，バーンアウトに関するモデルとまったく対照的である。バーンアウトのモデルでは，仕事の過剰な負担，未解決の葛藤，価値の対立といった仕事の負担をより強く強調しているからである。この章で，Hakanen と Roodt は，仕事の要求度-資源モデルによってワーク・エンゲイジメントをどの程度よく説明できるか，モデルの説明力を示すために，これまでの実証研究を詳しく検証している。

第8章では，Halbesleben が，ワーク・エンゲイジメントに関する実証研究のメタ分析を行いながら，この視点を拡大する。現状では，メタ分析に用いた研究数は多いとは言えないが，職業などの研究対象者の多様な特徴にまたがって一貫したパターンを同定するには，十分な研究数が存在している。このレビューは，ワーク・エンゲイジメントの概念に新たな視点をもたらすとともに，仕事の要求度-資源モデルの中核的な側面を支持している。分析では，ワーク・エンゲイジメントのさまざまな構成要素を維持するために，組織資源の量と多様性の両方が重要であることを強調している。

第9章では，ワーク・エンゲイジメントが自律的に維持される性質について考察する。Salanova らによる縦断研究では，資源の充実が従業員のエンゲイジメントに長期的な影響を与えること，またエンゲイジメントと継続的な資源の強化との間には相補的な関係があることが確認されている。ある大きな経験をすると，さまざまな影響や結果につながるような複雑な社会システムでは，システム内の因果関係を解明するうえで，こうした相補的な関係を想定した視点が新たな考え方を提供することになる。本章には，資源を豊かにしながらワーク・エンゲイジメントを強化しようとする努力には，エンゲイジメントを長期的に維持する可能性があるという，励ましのメッセージが含まれている。

Spreitzer らが執筆した第10章では，仕事とのポジティブなつながりに関して，エンゲイジメントに代わってスライヴィングを取り上げ，スライヴィ

ングとの関係を通じてエンゲイジメントを位置づける。従業員が自らのキャリアを通して，また在職期間を通じて成長していくうえで非常に重要な要因として，組織学習を強調しようというのが著者らの見解である。本章では，エンゲイジメントを促す就業環境の重要な要因として，リーダーシップを詳しく検討する。そして，エンゲイジメントとスライヴィングを促す職場文化を発達させるうえで，経営陣のリーダーシップと管理職の両方の重要性を強調する。

第11章では，DemeroutiとCropanzanoが，ワーク・エンゲイジメントとパフォーマンスとの間の非常に重要な関係について，これまでの研究結果を検証する。著者らは，ワーク・エンゲイジメントを職務満足感と対比させながら，仕事に対する思考や感覚が仕事での行動と強く関係していることを示している。彼女らは，エンゲイジメントとパフォーマンスとの関係をレビューするなかで，今後取り組むべき未解決の問題を指摘し，それらの解決には広範囲にわたる厳密な研究が必要なことを述べている。

第12章では，LeiterとMaslachが，ワーク・エンゲイジメントを向上させるための介入のデザインと有効性について考察する。本章では，介入を検討する際の全般的な概念モデルを提供する一方で，効果的な組織行動をデザインする際の具体的な方向性を提示している。ひとつの事例を通して，アセスメント，計画，実行，評価について，具体的なポイントをレビューする。この章では，職場に最も大きな影響を及ぼす手段として，経営に対する介入の重要性を指摘している。

第13章では，本書で述べられた多様な見解について振り返るとともに，ワーク・エンゲイジメント研究の将来に関して私たちが期待していることを述べる。また，エンゲイジメント研究を進めるうえで鍵となる7つの疑問を同定するための研究課題についても提示する。これらの疑問は，ワーク・エンゲイジメントや，職業生活の質に関するその他の概念とワーク・エンゲイジメントとの関係，さらには組織でワーク・エンゲイジメントを高めるための方略について，私たちの視野を広げてくれるだろう。

各章の著者は，それぞれの章で述べた内容をどのように実践につなげていくか，具体的なポイントを提示している。私たちは，質の高いワーク・エンゲイジメント研究に関して最先端の情報を提供する一方で，実践的な概念としてエンゲイジメントを提示したいと考えている。本書で紹介する研究はいずれも，生産性，健康，ウェルビーイングという難題に直面する，実際の組織で働く人々との共同作業から生まれたものである。組織はどのようにして新しいアイディアを課題への挑戦に適用したらよいだろうか，私たちは常にそのための方法を考えているのである。

文　献

Ashby, F. G., Isen, A. M., & Turken, A. U. (1999). A neuropsychological theory of positive affect and its influence on cognition. *Psychological Review, 106*, 529-550.

Bakker, A. B., & Demerouti, E. (2007). The Job Demands-Resources model: State of the art. *Journal of Managerial Psychology, 22*, 309-328.

Bakker, A. B., & Demerouti, E. (2009). The crossover of work engagement between working couples: A closer look at the role of empathy. *Journal of Managerial Psychology, 24*, 220-236.

Bakker, A. B., Hakanen, J. J., Demerouti, E., & Xanthopoulou, D. (2007). Job resources boost work engagement particularly when job demands are high. *Journal of Educational Psychology, 99*, 274-284.

Bakker, A. B., Schaufeli, W. B., Leiter, M. P., & Taris, T. W. (2008). Work engagement: An emerging concept in occupational health psychology. *Work & Stress, 22*, 187-200.

Bakker, A. B., Van Emmerik, I. J. H., & Euwema, M. C. (2006). Crossover of burnout and engagement in work teams. *Work and Occupations, 33*, 464-489.

Brkich, M., Jeffs, D., & Carless, S, A. (2002). A global self-report measure of person-job fit. *European Journal of Psychological Assessment, 18*, 43-51.

Cable, D. M., & DeRue, D. S. (2002).The convergent and discriminant validity of subjective fit perceptions. *Journal of Applied Psychology, 87*, 875-884.

Cable, D. M., & Judge, T. A. (1996). Person organization fit, job choice decisions, and organizational entry. *Organizational Behavior and Human Decision Processes, 67*, 294-311.

Carless, S. A. (2005). Person-job fit versus person-organization fit as predictors of organizational attraction and job acceptance intentions: A longitudinal study. *Journal of Occupational and Organizational Psychology, 78*, 411-429.

Fredrickson, B. L. (1998). What good are positive emotions? *Review of General Psychology, 2*, 300-319.

Fredrickson, B. L. (2001). The role of positive emotions in positive psychology: The broaden-and-build theory of positive emotions. *American Psychologist, 56*, 218-226.
Fredrickson, B. L., & Branigan, C. A. (2005). Positive emotions broaden the scope of attention and thought-action repertoires. *Cognition and Emotion, 19*, 313-332.
Fredrickson, B. L., Cohn, M. A., Coffey, K. A., Pek, J., & Finkel, S. M. (2008). Open hearts build lives: Positive emotions, induced through meditation, build consequential personal resources. *Journal of Personality and Social Psychology, 95*, 1045-1062.
Fredrickson, B. L., & Losada, M. F. (2005). Positive affect and the complex dynamics of human flourishing. *American Psychologist, 60*, 678-686.
Fredrickson, B. L., Tugade, M. M., Waugh, C. E., & Larkin, G. R. (2003).What good are positive emotions in crises? A prospective study of resilience and emotions following the terrorist attacks on the United Stated on September 11th, 2001. *Journal of Personality and Social Psychology, 84*, 365-376.
Hakanen, J. J., Bakker, A. B., & Demerouti, E. (2005). How dentists cope with their job demands and stay engaged: The moderating role of job resources. *European Journal of Oral Sciences, 113*, 479-487.
Isen, A. M. (2000). Positive affect and decision making, In M. Lewis & J. M. Haviland-Jones (Eds.), *Handbook of emotions* (2nd ed., pp.417-435). New York: Guilford Press.
Isen, A. M. (2002). A role for neuropsychology in understanding the facilitating influence of positive affect on social behavior and cognitive processes. In C. R. Snyder & S. J. Lopez (Eds.), *Handbook of positive psychology* (pp.528-540). New York: Oxford University Press.
Isen, A. M. & Daubman, K. A. (1984). The influence of affect on categorization. *Journal of Personality and Social Psychology, 47*, 1206-1217.
Isen, A. M., Daubman, K. A., & Nowicki, C. R. (1987). Positive affect facilitates creative problem solving. *Journal of Personality and Social Psychology, 52*, 1122-1131.
Isen, A. M. & Means, B. (1983). The influence of positive affect on decision-making strategy. *Social Cognition, 2*, 18-31.
Isen, A. M., Rosenzweig, A. S., & Young, M. J. (1991). The influence of positive affect on clinical problem solving. *Medical Decision Making, 11*, 221-227.
Lauver, K. J., & Kristof-Brown, A. (2001). Distinguishing between employees' perceptions of person-job and person-organization fit. *Journal of Vocational Behavior, 59*, 454-470.
Macey, W. H., & Schneider, B. (2008). The meaning of employee engagement. *Industrial and Organizational Psychology, 1*, 3-30.
Meijman, T. F., & Mulder, G. (1998). Psychological aspects of workload. In P. J. D. Drenth & H. Thierry (Eds.), *Handbook of work and organizational psychology, Vol. 2. Work psychology* (pp. 5-33). Hove: Psychology Press.
Schein, E. (1985). Organizational culture and leadership: A dynamic view. San Francisco: Jossey Bass.
Schaufeli, W. B., & Bakker, A. B. (2004). Job demands, job resources, and their relationship with burnout and engagement: A multi-sample study. *Journal of Organizational*

Behavior, 25, 293-315.

Schaufeli, W. B., & Salanova, M. (2007). Work engagement: An emerging psychological concept and its implications for organizations. In S. W. Gilliland, D. D. Steiner, & D. P. Skarlicki (Eds.), *Research in social issues in management (Volume 5): Managing social and ethical issues in organizations.* Greenwich, CT: Information Age Publishers.

Sekiguchi, T. (2007). A contingency perspective of the importance of PJ fit and PO fit in employee selection. *Journal of Managerial Psychology, 22,* 118-131.

Van den Broeck, A., Vansteenkiste, M., De Witte, H., & Lens, W. (2008). Explaining the relationships between job characteristics, burnout, and engagement: The role of basic psychological need satisfaction. *Work & Stress, 22,* 277-294.

Xanthopoulou, D., Bakker, A. B., Demerouti, E., & Schaufeli, W. B. (2009). *A diary study on the happy worker. How job resources generate positive emotions and build personal resources.* Manuscript submitted for publication.

2

ワーク・エンゲイジメントの定義と測定：
概念の明確化

Wilmar B. Schaufeli and Arnold B. Bakker

　エンゲイジメントは，最初はビジネスとコンサルタント業界で，最近では学問の世界でもかなり一般的な用語となった。「従業員エンゲイジメント」という用語の起源は完全には明らかではないが，1990年代にギャラップ社（Gallup organization）によって初めて使用された可能性が高い（Buckingham & Coffman, 1999）。「従業員エンゲイジメント」と「ワーク・エンゲイジメント」という語句は，学術以外の領域ではどちらも同じような意味で使われているが，学術領域では後者のほうを好んで用いている。つまり，ワーク・エンゲイジメントが従業員とその仕事との関係のことを指すのに対し，従業員エンゲイジメントには，**組織**との関係が含まれているのである。「ビジネスにおけるエンゲイジメント」の節で記すが，組織との関係を含めると，組織コミットメントや役割外行動といった伝統的概念とエンゲイジメントとの区別が曖昧になってしまう。

　エンゲイジメントという用語の現在の流行は，表2-1に具体的に示すとおりである。インターネット検索では，約650,000件ヒットした。しかし，検索を学術発表のみに絞り込むと2,000件以下に減少する（その多くは，白書，ファクトシート，コンサルタント業界の報告といった，完全に学術的と

表 2 - 1
エンゲイジメントという用語の流行（2008 年 3 月の現状）

	インターネット		PsycINFO	
	Google	Google scholar	データ全域	タイトル内
従業員エンゲイジメント	626,000	1120	35	12
ワーク・エンゲイジメント	21,400	785	66	20
合計	645,130	1898	100	32

も言えない領域のものである）。一方，心理学における学術発表の中核的データベースの PsycINFO（サイクインフォ）には，エンゲイジメントに関する発表はごくわずかしか含まれておらず，インターネット検索による先の大きな数字とは非常に対照的である。PsycINFO での最も包括的な検索で，タイトルもしくは抄録の中に「従業員エンゲイジメント」または「ワーク・エンゲイジメント」を含む発表物は 100 件あった。査読つきの国際雑誌で，タイトルに「従業員エンゲイジメント」または「ワーク・エンゲイジメント」が入っているものにさらに限定して検索すると，わずか 30 件ほどしかヒットしなかった。したがって，表 2 - 1 は，ビジネス界やコンサルタントの間でのエンゲイジメントの流行ぶりに比べて，学術的調査研究は驚くほどわずかしかないことを示しているとも言える。

さらに，学術研究はほぼすべて今世紀に入ってから公表されたものである。エンゲイジメントに対する最近のこのような学問的関心は，いわゆるポジティブ心理学の登場と関連がある。ポジティブ心理学というのは，伝統的な 4 つの D，すなわち，病気（Disease），損害（Damage），障害（Disorder），不具合（Disability）の代わりに，人間の強さと最適な機能を研究する心理学であり，この関連を示すひとつの例が，仕事によるバーンアウトからワーク・エンゲイジメントへの転換である（Maslach, Schaufeli, & Leiter, 2001）。

本章ではエンゲイジメントが，特に学術研究においてだが，ビジネス界でも，どのように概念化され測定されているのかについての概要を記す。ここ

での目的は，現在の科学的知識について最先端のレビューを提示することだけではない。それをビジネス界で，特に先進的な国際コンサルタント会社で用いられているエンゲイジメントの概念と結びつけることでもある。そのために，私たちはこれまで文献で記述されてきた特定のタイプのエンゲイジメント（学校エンゲイジメント，アスリート・エンゲイジメント，軍人エンゲイジメント，学生エンゲイジメント）ではなく，あらゆる種類の仕事にまたがるワーク・エンゲイジメントに焦点を当てる。

本章は，まずエンゲイジメントのさまざまな概念について概観する。その中には，役割外行動，個人の自発性，仕事への関与，組織コミットメント，職務満足感，ポジティブ感情性，フロー，ワーカホリズムなどの関連する概念についての議論も含まれる。次に，エンゲイジメントのさまざまな質問紙や尺度を提示し，その心理測定法的特性について，信頼性と妥当性の観点から論じる。最後に本章のまとめとして，エンゲイジメントのさまざまな概念を統合し，従業員の動機とエンゲイジメントに関する包括的なモデル化を試みる。

ワーク・エンゲイジメントの概念

エンゲイジメントは，日常的な言外の意味として，関与，コミットメント，情熱，熱心，没頭，集中的な努力，エネルギーを表す。同様に，Merriam-Webster辞書にも，エンゲイジメントは「感情的な関与あるいはコミットメント」および「ギアの入った状態」と記載されている。しかし，（ワーク）エンゲイジメントの特定の概念について，実務家や研究者の間で何ら同意は存在しない。以下，エンゲイジメントに関するビジネス界の視点と学問的視点の主なものについて詳細に論じる。

ビジネス界におけるエンゲイジメント

現実には，すべての人材コンサルタント会社が，ワーク・エンゲイジメン

トの水準の改善に携わっている。例外なしに，これらの会社は，ワーク・エンゲイジメントが生産性，販売，顧客満足度，従業員の定着の向上を通じて収益性を増すことを裏づける，説得力のある証拠を見出したと主張している。会社組織（顧客）へのメッセージは明確である。つまり，ワーク・エンゲイジメントの向上は元が取れるということである。しかし，ギャラップ社は例外として（Harter, Schmidt, & Hayes, 2002），この主張が査読つきの学術雑誌への報告で実証されているわけではない。科学的**根拠**を示す代わりに，従業員エンゲイジメントと会社の収益性との間に関連が確認されたと報告書で**述べている**だけなのである。それでも，ビジネス界ではコンサルタント会社の影響が大きいので，以下にエンゲイジメント概念の例を挙げてみる。

- **国際開発ディメンションズ（Development Dimensions International [DDI]）**：「エンゲイジメントには3つの次元がある。(1) 認知的次元——組織の目標と価値に対する確信と支援，(2) 感情的次元——所属意識，組織に対する誇りと愛着，(3) 行動的次元——自ら進んで特別な努力をしようという意志，組織に留まりたいという意思」(www.ddiworld.com)。
- **ヒューイット（Hewitt）**：「エンゲイジしている従業員は常に3つの一般的行動を示す。(1) 発言する——同僚，雇用が見込まれる従業員，顧客に対し，組織について常にポジティブに語る。(2) 留まる——他の所で働くチャンスがあるにもかかわらず，その組織の一員でありたいという強い願望を抱いている。(3) 努力する——ビジネスの成功に貢献するために特別に時間，努力，イニシアティブを行使する」(www.hewittassociates.com)。
- **タワーズペリン（Towers Perrin，現在は合併してタワーズワトソン：Towers Watson）**：従業員エンゲイジメントは，従業員の「仕事および組織の一員になっていることから得られる，個人的満足や感銘および肯定感」を反映する感情状態である（www.towerswatson.com）。

- **マーサー（Mercer）**：「従業員エンゲイジメント──『コミットメント』または『モチベーション』とも呼ばれる──は，従業員が会社の成功を我がことのように感じ，要求された仕事以上の働きをする心理状態を示す」（www.mercerHR.com）。

これらの説明は，一目すると異なっているように感じられるかもしれない。しかし，注意深く見てみると，エンゲイジメントが本質的には次の2点から定義されていることがわかる：(1) 組織に対するコミットメント，具体的には，感情的コミットメント（組織に対する情動的愛着）および継続コミットメント（組織に留まっていたいという願望），(2) 役割外行動（組織が効果的に機能できるようにする任意の行動）。

それゆえ，これら主要なコンサルタント会社のエンゲイジメントの概念は，新しいボトルに古いワインを詰め込むようなことになってしまうのである。

ギャラップ社は，組織に言及する代わりに従業員の仕事に触れ，若干異なる概念を用いている。「従業員エンゲイジメントという用語は，従業員の仕事に対する熱意は言うまでもなく，仕事との関わり合いや満足感をも表している」（Harter et al., 2001, p.269）。他のコンサルタント会社の定義と同様に，ギャラップ社のエンゲイジメントの概念も，仕事との関わり合いや仕事に対する満足感といった，よく知られた伝統的構成概念と重複しているように思われる。

結論：エンゲイジメントという用語は，実際には伝統的な概念と重なっているにもかかわらず，ビジネス界およびコンサルタントの間では，目新しい人目を引く名称として用いられていることから，いささか一時的な流行のようにも見える。しかし，これらの業界でのエンゲイジメントの人気は，「これには何かがある」ということを物語ってもいる。それゆえ，学術研究者らは，独特の構成概念としてワーク・エンゲイジメントを定義・研究し始めたのである。

学問の世界でのエンゲイジメント

職場でのエンゲイジメントを最初に概念化した研究者は Kahn（1990）である。彼はエンゲイジメントを，「組織成員の自己を彼らの仕事上の役割に結びつけ，その力を利用すること。すなわち，エンゲイジしている人は，身体的，認知的，感情的，精神的に自分の役割と関わっている」と記述した（p.694）。言い換えると，エンゲイジしている従業員は，自分の仕事と同一化し，それゆえ多大な労力を注ぐのである。

Kahn（1990）によれば，自分の仕事上の役割にエネルギー（身体的，認知的，情動的，精神的）を向ける人と，自己表現が可能となるような仕事上の役割との間には，動的に変化していく連動的な関係が存在するという。その後，Kahn（1992）は，エンゲイジメントの概念を心理的存在あるいは「完全にそこにいる」経験とは区別した。すなわち，「人が自分の役割を遂行するなかで，注意深く，関わっていて，統合されていて，集中していると感じ，実際そうである」（p.322）ときの経験とは異なるとしたのである。別の言い方をすれば，行動としてのエンゲイジメント——エネルギーを自分の仕事上の役割に向けること——は，心理的存在，つまり，ある特定の精神状態の表れとみなされる。そして，エンゲイジメントは，個人レベル（個人的成長と発展）でも組織的レベル（パフォーマンスの質）でも，ポジティブなアウトカムを生産すると想定されている。Rothbard（2001）は，Kahn（1990, 1992）の研究に感銘を受けた人物であるが，Kahn とは若干異なる立場をとっている。彼は，エンゲイジメントを2次元の動機づけの構成概念と定義し（p.656），注意（「認知の利用可能性および人が役割について考えるのに費やす時間量」）と没頭（「人が役割に集中する度合い」）が含まれるとしたのである。

まったく異なるアプローチが，ワーク・エンゲイジメントをバーンアウトのポジティブ方向への逆転概念であるとみなす人たちによってとられている（Maslach et al., 2001）。バーンアウトに苦しむ人たちとは対照的に，エンゲイジしている従業員はエネルギーに満ち，自らの仕事と効果的に関わっていると感じている。彼らは自分の仕事をストレスフルで過酷であるととらえる

のではなく,挑戦しがいがあるとみなす。2つの学派が,同一ではないものの,ワーク・エンゲイジメントを幸福（ウェルビーイング）や充実したポジティブな仕事関連の状態であるとみなしている。

　MaslachとLeiter（1997）は,エンゲイジメントは,エネルギー,関与,効力感によって特徴づけられるとする——これらはバーンアウトの3次元の正反対に位置するものである。Maslachらは,バーンアウトの場合,エネルギーは疲弊に変わり,関与はシニシズム（冷笑的態度）になり,効力感は無力感に変わると論じる。他方,エンゲイジメントは,マスラック・バーンアウト尺度（Maslach Burnout Inventory［MBI］）の3次元（Maslach, Jackson, & Leiter, 1996）では正反対のパターンで評価される。つまり,疲弊とシニシズムでは低得点となり,職務効力感では高得点になるのである。

　また,ワーク・エンゲイジメントを,バーンアウトと負の相関をもつ別の概念ととらえることもできる。そうとらえると,ワーク・エンゲイジメントは「ポジティブで,達成感に満ちた,仕事に関連のある心の状態である活力,熱意,没頭をその特徴とする」と,それ自体で定義され操作化される（Schaufeli, Salanova, González-Romá, & Bakker, 2002b, p.74）。すなわち,エンゲイジしている人には達成感があり,バーンアウトしたときのように,心にぽっかりと穴が空いたように虚しい気持ちになってしまうのとは対照的なのである。エンゲイジメントとは,一時的で,特定的な情動状態というよりも,むしろ持続的で,広く一般的な感情‐認知状態を意味する。活力は,エネルギッシュで,傷ついてもへこたれずに立ち直る心の回復力をもって働き,自分の仕事に対して努力を惜しまず,困難に直面しても粘り強く取り組むことを特徴とする。一方,熱意は,自分の仕事に深く関わり,仕事に意義や熱意,ひらめき,誇り,挑戦の気持ちを感じていることを意味する。没頭は,自分の仕事に完全に集中し,幸せな気持ちで夢中になっているため,時間があっという間に過ぎてしまい,なかなか仕事から離れられないことで特徴づけられる。したがって,バーンアウトの二大中核症状である疲弊とシニシズムに対して,活力と熱意はそれぞれその対極に位置するものと考えられ

る（Schaufeli & Taris, 2005）。活力と疲弊を両極として広がる連続体は,「エネルギー」という名称で呼ばれてきた。一方，熱意とシニシズムの連続体は,「同一化」と呼ばれている（González-Romá, Schaufeli, Bakker, Lloret, 2006）。したがって，エンゲイジしている人がエネルギッシュで，自分の仕事に対して強い一体感を抱いていることを特徴とするのに対して，バーンアウトしている人はその反対，つまり，エネルギーが乏しく，自分の仕事との同一化も希薄であることを特徴とする。これらに加え，詳細な面接に基づいて（Schaufeli, Taris, Le Blanc, Peeters, Bakker, & De Jonge, 2001），ワーク・エンゲイジメントを構成する第三の側面として，没頭が入れられたのである。

　結論として，Kahn（1990, 1992）にとってエンゲイジメントを考えるうえで参照すべき重要な鍵は，仕事上の**役割**であるのに対し，エンゲイジメントをバーンアウトのポジティブな逆事象とみなす人たちにとっての重要な鍵は，従業員の職務**活動**あるいは仕事自体であるということに着目することが重要である。先述のように，ビジネス業界で注目されるのは，仕事の役割でも職務活動でもなく，組織である。さらに，エンゲイジメントをそれ自体で定義する学術的な概念化はいずれも，エンゲイジメントに行動的-エネルギー的構成要素（活力），情動的構成要素（熱意），認知的構成要素（没頭）が含まれることについては，意見の一致が認められる。

関連する概念

　エンゲイジメントの意味について一致した見解が存在せず，多くの場合，エンゲイジメントの記述は新しいワインを古いボトルに入れているだけのように見えることを考えれば，よく似た別の概念について議論することは——古いワインの味見をするようなものだが——どうしても必要なことである。答えを出すべき本質的に重要な疑問とは，エンゲイジメントの——学術領域で定義された——概念は，関係のありそうな伝統的な概念に付加価値をもたらすものなのかどうか？ということである。8つに分類されるそのような伝統的概念とは，行動（役割外行動，個人の自発性），信念（組織コミットメ

ント，仕事への関与），感情（職務満足感，ポジティブ感情）という，ワーク・エンゲイジメントの原型であるとみなされているものと，それらと比較されうる複雑な心理状態（フロー，ワーカホリズム）のことである。

- **役割外行動**：エンゲイジメントを任意の努力，「全身全霊を込める」，「特別な努力をする」という観点から定義するというのはよくあるが，エンゲイジメントを特別な自発的努力という観点のみで考えると，限定的になってしまう。第一に，エンゲイジしている従業員は仕事に何か異なること（たとえば，創造的な問題解決）をもたらすのであり，単に何かをもっと多く行う（たとえば，より長い時間働く）のではない。第二に，役割内行動――組織の目標に奉仕する公的に要求された行動――と役割外行動――役割内行動を超える任意の行動で，組織市民行動（Organ, 1997）とも呼ばれるもの――の境界は，非常に曖昧なものでしかない。エンゲイジしている従業員は，役割外行動を示すこともあれば示さないこともある。したがって，これをワーク・エンゲイジメントの構成要素としてみなすべきではないだろう。
- **個人の自発性**：Frese と Fay（2001）によると，個人の自発性に富む人とは，自分から率先して行動を開始し，主体的で粘り強い人のことを言う。個人の自発性というのは，特定の種類の行動のことであり，単に仕事を正常に行っているとか，明晰であるとか，普通にこなしているということではない。個人の自発性は，行動の量のことを指しているのではなく，従業員の職務行動の質に関することを指すのである。その点で，これは広義のワーク・エンゲイジメント概念の行動的構成要素（活力）と関連している。
- **仕事への関与**：Lodahl と Kejner（1965）は，その古典的論文の中で，仕事への関与を次のように定義している。「人が自分の仕事と心理的にどれほど一体化しているか，もしくは，ある人の総合的な自己イメージにおいて，仕事がどれほどの重要性を占めるかの程度」（p.24）。仕事へ

の関与は——シニシズムの対極に位置し——，エンゲイジメントの構成概念と密接に関連するが，同義というわけではない。

- **組織コミットメント**：仕事への関与と同様に，組織コミットメントも，組織に対して愛着をもち，組織と一体化した心理状態である。ただし，仕事への関与とは異なり，組織コミットメントは個人と組織とを結びつける力である。あるいは，Mowday ら（1979）が述べているように，「特定の組織に対する個人の一体感と関与の相対的な強さ」(p.226) である。対照的に，ワーク・エンゲイジメントというのは，学術研究で定義されているように，仕事上の役割もしくは仕事そのものへの関与である。ビジネスで用いられているエンゲイジメントの定義の中にそのようなものもあるが，エンゲイジメントを組織コミットメントと同義であるとみなすと，他でもないエンゲイジメントの概念が余計なものとなってしまうのである。

- **職務満足感**：職務満足感のおそらく最も広く引用されている定義は，Locke（1976）の「自分の仕事を評価してみた結果生じる，喜ばしいあるいはポジティブな情動状態」(p.1300) であろう。仕事中の従業員の気分に関わるエンゲイジメントとは対照的に，仕事の満足感は，仕事**について**，あるいは仕事に**対する**感情であり，こちらのほうが，より認知的な基盤に基づいている。しかも，エンゲイジメントには活性化（熱心さ，機敏性，興奮，意気高揚）という意味が暗に含まれているのに対し，満足感には飽和（満足，落ち着き，静寂，リラクセーション）という意味が含まれる。

- **ポジティブ感情性**：ワーク・エンゲイジメントというのは，ポジティブな感情状態であり，文脈（周りの状況）にとらわれない気質的**特性**とみなされる。たとえば，PANAS のポジティブ感情尺度（Watson, Clark, & Tellgen, 1988; p.1064）にはポジティブ感情を示す指標がいくつもあり，**気を配る**（没頭），**機敏な**（没頭），**熱心な**（熱意），**鼓舞された**（熱意），**誇りをもった**（熱意），**決断した**（活力），**エネルギーに満ちた**（活力），

強い（活力）などが含まれる。従業員の中には，このように気質的に他の人たちよりも仕事にエンゲイジする傾向が強い人たちもいることが予想される。
- **フロー**：Csikszentmihalyi（1990）によれば，フローとは注意が集中し，頭が冴え，心と体が一体化して，努力しないでも集中して完全にコントロールでき，自分にとらわれず，時間も忘れて内発的な喜びが得られることを特徴とする最適体験の状態である。自分の仕事に全面的に没頭すると，このようなフローの説明に近くなる。しかし，フローが――仕事外の領域も含めて――どちらかというと特別な，**短期の**「ピーク」経験のことを指しているのに対し，没頭は**広範囲にわたる持続的な**心理状態のことを指す。また，フローは複雑な概念であり，即時の（パフォーマンス）フィードバックといった，ある特定の先行事象も含むことがある。
- **ワーカホリズム**：一見すると，ワーカホリックの人たちとエンゲイジしている従業員には類似点があるように思える。しかし，他のところで論じられているが，仕事中毒者に典型的に見られるような強迫的動因は，エンゲイジしている従業員には存在しない（Schaufeli, Taris, & Baller, 2006）。エンゲイジしている従業員は，仕事が挑戦的で楽しいから一生懸命に働くのであり，抵抗し得ないほどの強い内的衝動に駆り立てられるからではない。同様の区別は，Vallerandら（2003）によってもなされており，**調和的情熱**（エンゲイジメントに近い）と**強迫的情熱**（ワーカホリズムに近い）を区別している。

ワーク・エンゲイジメントと個人の自発性，仕事への関与，ポジティブ感情性，フローの間には部分的に重複があるが，エンゲイジメントの概念をこれらのどれかとまとめてしまうことは不可能である。さらに，ワーク・エンゲイジメントは，役割外行動，組織コミットメント，職務満足感，ワーカホリズムとも概念的に区別される。したがって，ワーク・エンゲイジメントは，これらの関連する概念にさらに価値を加えたものという結論になる。

ワーク・エンゲイジメントの評価

学術目的はもちろんのこと，組織における応用研究のためにも，ワーク・エンゲイジメントを評価するさまざまな道具（測定尺度）が異なる概念に基づいて提案されてきた。ここでは信頼性と妥当性の観点から，これらの測定尺度の心理測定法的特性について言及する。コンサルタント会社によってビジネス業界で用いられてきた，エンゲイジメントに関する質問紙の心理測定データの入手はまったく不可能なので，それらについては検討できない。ただひとつの例外が，ギャラップ社の職場監査（Gallup's Workplace Audit [GWA]），Q^{12} である。なお，ワーク・エンゲイジメントをそれ自体で独立した構成概念として評価する質問紙と，バーンアウトの逆の得点パターンとして評価する質問紙とに分けることができる。

ギャラップ Q^{12}

数年間にわたる項目設定と検討を繰り返した後，1998年にギャラップ質問紙は最終的に完成した。Q^{12} と命名されたのは，項目が12個含まれているからである（表2-2参照）。Q^{12} はこれまでに112カ国700万人以上の従業員に実施されてきた（Harter, Schmidt, Killham, & Asplund, 2006）。Q^{12} は「実践可能性の見地」から企画作成された。すなわち，Q^{12} を開発する際，職場に変化を創造するという点で管理者にどれほど有用であるかという，実践を重視した視点が開発の指針であったという意味である。換言すれば，Q^{12} は管理者用ツールとして開発されたのである。

Q^{12} 項目は，1（「強く反対する」）から5（「強く同意する」）までの5段階の評定尺度で得点化される。なお，評定6という，得点に加えない回答選択肢も用意されている（「わからない／当てはまらない」）。項目の内容を詳しく見ると，Harterら（2002）が言うように，Q^{12} は従業員の関与，満足感，熱心さの観点からエンゲイジメントを測定する代わりに，従業員が知覚して

> **表2-2**
> **ギャラップ社の Q^{12}**
>
> 1. あなたは，職場で自分が何を期待されているかがわかっていますか？
>   （*役割の明確性*）
> 2. 自分の仕事をうまく行うために必要な設備や道具類がそろっていますか？
>   （*物的リソース*）
> 3. 毎日，自分の最高の仕事ができるような機会に恵まれていますか？
>   （*技能開発の機会*）
> 4. 最近一週間で，仕事の成果を認められたり，褒められたりしましたか？
>   （*社会的支援，ポジティブなフィードバック*）
> 5. 上司や仕事仲間は，あなたを一人の人間として気にかけてくれているように感じますか？（*上司のサポート*）
> 6. 仕事上，あなたの成長を促してくれる人がいますか？（*コーチング*）
> 7. 仕事上，あなたの意見は尊重されていると感じますか？（*意見表明*）
> 8. 会社の使命や目的は，自分の仕事が重要だと感じさせてくれますか？
>   （*有意義性*）
> 9. 職場の同僚は，質の高い仕事をしようと取り組んでいますか？
>   （*質の高い職場風土*）
> 10. 職場に親友と言える人がいますか？（*社会的支援*）
> 11. 最近半年間で，職場の誰かが自分の進歩について話してくれたことがありましたか？（*フィードバック*）
> 12. この一年間で，仕事上で学び，自分を成長させる機会がありましたか？
>   （*学習機会*）
>
> 許可を得て転載。ⓒ 1993-1998 ギャラップ社（ワシントンDC）全権利保有。

いる仕事上の資源を利用している（表2-2カッコ内に，著者らによりイタリック体表記）。別の言い方をすれば，Q^{12} は従業員がどれほど仕事にエンゲイジしているかのレベルを評価するのではなく，従業員が仕事においてどれほど資源を知覚しているかのレベルを評価しているのである。そのため Q^{12} は，関与，満足感，熱心さという観点からエンゲイジメントの**経験**を測定するというよりも，知覚された仕事上の資源という観点からエンゲイジメントの**先行要因**を測定するのである。このことは Harter ら（2002）も認めており，Q^{12} は「職務満足感のようなポジティブ感情の先行要因」を評価し

ていると記している (p.209)。ギャラップ社の定義では，職務満足感は，人がその仕事にエンゲイジしていることを明確に示すもの（上述「ビジネス界におけるエンゲイジメント」参照）とされているにもかかわらず，Q^{12} は職務満足感の先行要因を測定するというのでは，どうも具合が悪い。

事態を一層複雑にしているのは，Q^{12} と，単独の質問項目「あなたは働く場としての〔会社名〕にどれほど満足していますか？」で評価される全般的な職務満足感とが非常に高い相関を示すことである。企業・部署単位で観察された相関係数は.77であり，測定誤差をコントロールすると.91にまで上昇する（Harter et al., 2002）。しかも，約8,000部署の従業員約200,000人の研究において，部署単位のパフォーマンスの合成変数との相関は，満足感とエンゲイジメントとで同一であった（r=.22）（Harter et al., 2002）。これは，ギャラップ社の従業員のエンゲイジメントの概念が，全般的な職務満足感と実質的に同一であることを意味している。実際，このことは著者らの「従業員の満足感・エンゲイジメント」という書き方にも表れている（Harter et al., 2002, p.269）。

企業・部署単位（α=.91; Harter et al., 2002）と個人単位（α=.88; Avery, McKay, & Wilson, 2007）で内的一貫性が非常に高いということ以外，Q^{12} に関してその他に入手可能な心理測定データはない。

ユトレヒト・ワーク・エンゲイジメント尺度（UWES）

ワーク・エンゲイジメントの定義に基づき，活力，熱意，没頭の3次元から構成される質問紙が開発されてきた（Schaufeli & Bakker, 2003; Scaufeli et al., 2002b）。この間，ユトレヒト・ワーク・エンゲイジメント尺度（Utrecht Work Engagement Scale ［UWES］；表2-3参照）は21言語で使用可能となり，現在60,000人以上の従業員のエンゲイジメントの回答データベースが存在する（www.wilmarschaufeli.nl）。17の質問項目を含む元々のUWESに加え，学生版（Scahufeli, Martínez, Marques-Pinto, Salanova, Bakker, 2002a）および9項目の簡易版（Scahufeli, Bakker, & Salanova, 2006a）も使

表2-3
ユトレヒト・ワーク・エンゲイジメント尺度（UWES）[c]

1. 仕事をしていると，活力がみなぎるように感じる（活力）*
2. 自分の仕事に，意義や価値を大いに感じる（熱意）
3. 仕事をしていると，時間がたつのが速い（没頭）
4. 職場では，元気が出て精力的になるように感じる（活力）*
5. 仕事に熱心である（熱意）*
6. 仕事をしていると，他のことはすべて忘れてしまう（没頭）
7. 仕事は，私に活力を与えてくれる（熱意）*
8. 朝に目が覚めると，さあ仕事へ行こう，という気持ちになる（活力）*
9. 仕事に没頭しているとき，幸せだと感じる（没頭）
10. 自分の仕事に誇りを感じる（熱意）*
11. 私は仕事にのめり込んでいる（没頭）*
12. 長時間休まずに，働き続けることができる（活力）
13. 私にとって仕事は，意欲をかきたてるものである（熱意）
14. 仕事をしていると，つい夢中になってしまう（没頭）*
15. 職場では，気持ちがはつらつとしている（活力）
16. 仕事から頭を切り離すのが難しい（没頭）
17. ことがうまく運んでいないときでも，辛抱強く仕事をする（活力）

注：*簡易版。[c] 2003 Schaufeli & Bakker 全権利保有。
訳注：日本語版UWESの妥当性の検討結果については，以下の論文を参照されたい。
Shimazu, A., Schaufeli, W. B., Kosugi, S., Suzuki, A., Nashiwa, H., Kato, A., Sakamoto, M., Irimajiri, H., Amano, S., Hirohata, K., Goto, R., & Kitaoka-Higashiguchi, K. (2008). Work engagement in Japan: Validation of the Japanese version of Utrecht Work Engagement Scale. *Applied Psychology: An International Review*, 57, 510-523.

用可能である。UWESの項目は0（「決してない」）から6（「常に」）までの7件法による頻度評定尺度で得点化される。

《因子的妥当性》

UWESで仮定された3因子構造が，全般的エンゲイジメント因子を仮定する1因子モデルよりも優れていることは，確認的因子分析で示されている。これは，中国（Yi-Wen & Yi-Qun, 2005），フィンランド（Seppälä et al.,

2009），ギリシア（Xantholopoulou, Bakker, Kantas, & Demerouti, 印刷中），ポルトガル（Schaufeli et al., 2002a），スペイン（Salanova, Agut, & Peiró, 2005a），南アフリカ（Storm & Rothmann, 2003），スウェーデン（Hallberg & Schaufeli, 2006），オランダ（Schaufeli & Bakker, 2004; Schaufeli, Taris, & Van Rhenen, 2008; Te Brake, Bouwman, Gorter, Hoogstraten, & Eijkman, 2007）といった，さまざまな国々の標本で実証されている。しかし，エンゲイジメントの3次元は密接に関連し合っているようである。素点合計での3因子間の相関は，通常.65を超えているが，確認的因子分析での潜在因子間の相関は約.80から.90である（例：Schaufeli et al., 2002b, 2008; Schaufeli & Bakker, 2004; Hallberg & Schaufeli, 2006; Seppälä et al., 2009）。この点から見ると，Sonnentag（2003）が，探索的因子分析で明確な3因子構造が見つからず，ワーク・エンゲイジメントの測定尺度としてUWES全体の合計得点を使ったのは，驚くことではない。結論として，UWESで評価されるワーク・エンゲイジメントは，異なってはいるものの密接に関連する3側面によって構成される1次元的構成概念のようである。そのため，Schaufeliら（2006a）は，特に実践目的ではUWESの合計得点の使用を推奨している。

《因子の不変性》

2カ国以上の標本を用いた多母集団同時分析による確認的因子分析に基づき，UWESの3因子構造は，スペインとオランダ（Llorens, Salanova, Bakker, Schaufeli, 2006），ギリシアとオランダ（Xantholopoulou et al., 印刷中），スペイン，ポルトガル，オランダ（Schaufeli et al., 2002a），オーストラリア，ベルギー，カナダ，フィンランド，フランス，ドイツ，オランダ，ノルウェー，南アフリカ，スペイン（Schaufeli et al., 2006a）などの複数の国にまたがって不変であることが明らかにされている。具体的には，UWESの3因子構造は，国が違ってもよく似ていて統計的な差はないが，因子負荷量の大きさと因子間相関係数は，国が異なると若干違っていた。同様に

StormとRothman（2003）は，UWESの等価性を南アフリカの警察組織の白人，黒人，有色人種，インド系の警察官の間で確認し，これらの人種グループにおける項目バイアスを示唆する証拠はないと結論づけている。

　国を越えて不変であるということに加え，因子的不変性は，オランダ（Schaufeli & Bakker, 2004）と日本（Shimazu et al., 2008）のホワイトカラー従業員およびヘルスケア専門家との間，スペインの労働者と学生（Schaufeli et al., 2002b）との間，フィンランドのヘルスケアワーカー，教育者，ホワイトカラー従業員，ブルーカラー従業員の間（Seppälä et al., 2009）といった，さまざまな職業集団間でも証明されている。最後に挙げたフィンランドにおける研究では，UWES簡易版（オリジナル版ではない）の相互に関連する3因子構造は3年間の時間間隔をおいても不変であることが実証されている。

　結論：関連する3因子からなるUWESの因子構造は，複数の職業集団，複数の国々の両方で不変である。さらに，簡易版UWESの因子構造は，時間を超えても不変である。

《内的一貫性》
　UWESオリジナル版と簡易版のメタ分析によれば，活力，熱意，没頭の3下位尺度は，非常に優れた内的一貫性を有す。具体的には，9カ国（オーストラリア，ベルギー，フィンランド，ギリシア，オランダ，ノルウェー，スペイン，南アフリカ，スェーデン）の33標本（合計$N=19,940$）にまたがる分析を行ったところ，UWESオリジナル版と簡易版の3下位尺度のクロンバックのa係数の標本重み付け値は.80を超えた。さらに，尺度全体に対するクロンバックのa係数も.90を超えていた。

　したがって，UWESの尺度全体も3下位尺度も，十分な内的一貫性があると結論できる。

《安定性》
　3カ国の5標本（オーストラリア，オランダ，ノルウェーの標本；合計

N=1,057）で分析[1]したところ，UWES オリジナル版と簡易版の1年間の間隔での平均安定係数（2時点間での相関係数の平均値）は.65（.56 から.75）であった。バーンアウトでも，類似した安定性係数が観察された（Schaufeli & Enzmann, 1998, pp.51-52）。Seppälä と Schaufeli（2009）は，UWES の順序安定性について研究を行った。順序安定性とは，あるグループ内の一個人の相対的な序列が，時間を経るなかでどれほど維持されるかの程度を表すものである。Seppälä と Schaufeli は，3年間の間隔で，UWES 簡易版の3下位尺度の標準化安定性係数は非常に高く，.82 から.86 であると報告した。なお，UWES オリジナル版の因子構造は，時間をあけても不変というわけではなく（上記参照），順序安定性は認められていない。

　結論：持続的な心理状態というワーク・エンゲイジメントの定義と矛盾せず，UWES スコアは最長3年間までの期間を通じて安定的である。

《弁別的妥当性》

　ワーク・エンゲイジメントは，以下に挙げるような関連する諸概念とどの程度弁別されるのかを調査するために，さまざまな研究が実施されてきた。

- **バーンアウト**：ワーク・エンゲイジメントはバーンアウトのポジティブな逆事象であるという仮定に一致するように，UWES の3次元は，MBI（Maslach et al., 1996）で測定されるバーンアウトの3つの特徴と負の相関を示す。エンゲイジメント尺度とバーンアウト尺度の相関は，だいたい－.40 から－.60 の範囲にある。そのため時に，没頭と MBI 尺度との相関が他の組み合わせより低くなり，効力感の欠如と UWES 尺度との相関が高くなることがある（例：Andreassen, Ursin, & Eriksen, 2007; Bakker, Van Emmerik, & Euwema, 2006; Te Brake et al., 2007; Durán, Extremera, & Rey, 2004; Jackson, Rothmann, & Van de Vijver,

---

[1] メタ分析の詳細は本章の筆頭著者より入手可能。

2006; Langelaan, Bakker, Van Doornen, & Schaufeli, 2006; Salanova, Bresó, & Schaufeli, 2005b; Schaufeli et al., 2008)。

確認的因子分析を用いた研究では，職務効力感の低下は，バーンアウトの高次（二次）因子に高い因子負荷量を示さず，エンゲイジメントの高次因子に高い負荷量を示している（Salanova et al., 2005b; Schaufeli et al., 2002b; Te Brake et al., 2007; Schaufeli et al., 2006a; Schaufeli et al., 2008）。これらの研究でのバーンアウトの高次因子とエンゲイジメントの高次因子との因子間相関は，−.45 から −.66 である。職務効力感の低下が，理論とは異なる因子に高い負荷量を示す理由のひとつとして，**ポジティブな構成概念を逆転させた**質問項目で測定しているから，というものがある。この説明は，Schaufeli と Salanova（2007）の研究でも支持されている。バーンアウトに負荷する非効力感（つまり，言葉をネガティブな表現に置き換えた MBI‐効力感尺度）とエンゲイジメントに負荷する効力感（オリジナルの MBI‐効力感尺度）の因子分析モデルは，スペインとオランダ両国の従業員と学生の 2 つの標本で一致することが明らかになっている。

要約すると，予想されるように，エンゲイジメントはバーンアウトと負の相関関係にある。しかし，職務効力感に関して予想外の結果が（少なくとも部分的に）現れる場合には，ポジティブな概念の質問表現を逆転させたことによって人工的に生じた結果である可能性が高いと言えるだろう。

- **個人の自発性**：グループ内デザインを用いて，Sonnentag（2003）は，ある日のリカバリーが翌日の個人の自発性にどのように影響するかは，その従業員がどの程度仕事にエンゲイジしているかによって決まることを明らかにした。同様に，Salanova と Schaufeli（2008）は，仕事の資源と個人の自発性との関係はワーク・エンゲイジメントによって規定されることを明らかにし，弁別的妥当性を示唆する証拠を示した。個人の自発性とエンゲイジメントとの相関は，両研究で .38 から .58 であった。

- **仕事への関与**：HallbergとSchaufeli（2006）は，確認的因子分析を用いて，エンゲイジメントと仕事への関与は弱い相関を示しているものの，両者は異なる概念（r=.35）であることを明らかにした。しかも，ワーク・エンゲイジメントが多様な健康上の訴えと強い負の相関を示し，仕事の資源とは正の相関を示す一方で，仕事への関与は，これらの変数とは相関しないか，それほど強くは相関していない。

- **組織コミットメント**：HallbergとSchaufeli（2006）は，組織コミットメントとエンゲイジメントとの弁別的妥当性についても確認した。確認的因子分析の結果，組織コミットメントは，エンゲイジメントと中等度の相関を有していたものの（r=.46），エンゲイジメントとは異なる潜在因子を形成していた。また，相関分析においても，両者は，健康上の訴えや仕事因子とそれぞれ異なるパターンの相関係数を有していた。たとえば，エンゲイジメントが健康上の訴えと負の相関を示すのに対し，組織へのコミットメントは，離職意思とより強い負の相関を示した。UWES尺度と組織コミットメントとの相関は，概ね.45から.55の範囲であった（Demerouti, Bakker, De Jonge, Janssen, & Schaufeli, 2001; Hakanen, Bakker, & Schaufeli, 2006; Jackson et al., 2006; Llorens et al., 2006; Schaufeli et al., 2008）。

- **職務満足感**：エンゲイジメントと職務満足感との弁別的妥当性については，現在まで何の報告もない。しかし，これまでに報告されている相関からは，この2つの構成概念間には少なくともいくらかの重複があるようである（Schaufeli et al., 2008; Vansteenkiste, Neyrinck, Niemiec, De Witte, & Van den Broeck, 2007）。

- **ワーカホリズム**：確認的因子分析から，エンゲイジメントとワーカホリズム（過度の労働と強迫的労働によって操作的に定義される）は，別の構成概念であることが明らかにされた（Schaufeli et al., 2006b; Schaufeli et al., 2008）。しかし，UWESの没頭尺度は，ワーカホリズム因子に対しても弱い因子負荷量を示す。これは，没頭には，ワーカホリ

ズムの特徴である強迫観念が伴っている可能性を示唆している。さらに，Schaufeli ら（2008）は，ワーク・エンゲイジメントとワーカホリズムがそれぞれ別の変数に関連することも明らかにした。どちらのタイプの従業員も一生懸命に働き，自分が勤める組織に対して忠実である。しかし，ワーカホリズムの場合は，自分のメンタルヘルスと仕事外での社会的接触を犠牲にしているのに対し，エンゲイジしている従業員は，精神的にも社会的にも極めて良好である。Andreassen ら（2007）は，ワーク・エンゲイジメントは，ワーカホリズムの典型的な構成要素である動因ではなく，楽しさによって予測されることを明らかにした。

要約すると，エンゲイジメントは，ワーカホリズムの要素（特に没頭）と部分的に重複しているようだが，ワーカホリズムとは弁別可能であると結論される。

結論：ワーク・エンゲイジメントは，バーンアウトと負の相関関係にある。さらに，個人の自発性，仕事への関与，組織コミットメントとは明確に区別されうる。職務満足感やワーカホリズムとはいくらか重複があるように思われるが，それは，ワーク・エンゲイジメントが概念的に別の存在であるということに深刻な疑問を呈するほどではない。

限定的に利用されている質問紙
エンゲイジメントを評価するために，まれにではあるが，次の3つの質問紙が使われてきた。

- Kahn（1990, 1992）のエンゲイジメントの概念化に基づき，May ら（2004）は，認知的，情動的，身体的エンゲイジメントという3次元から成る13項目の尺度を開発した。これら3下位尺度の項目は，それぞれ UWES の没頭，熱意，活力という尺度に含まれるものと非常によく似ている（表2-3参照）。たとえば，「仕事をしていると，私はとても

没頭し，他のことはすべて忘れてしまう」（認知的エンゲイジメント），「私は本当に心を込めてこの仕事に打ち込んでいる」（情動的エンゲイジメント），「私は多大なエネルギーを費やして自分の仕事をしている」（身体的エンゲイジメント）といったようにである。残念ながら，因子分析では3因子ではなく，1因子しか抽出されなかったが，尺度全体は十分な内的一貫性を有していた（$a=.77$）。

- Saks（2006）は，仕事エンゲイジメントと組織エンゲイジメントを区別し，それぞれを「自らの仕事と自分の組織における心理的存在」と記述している（p.608）。仕事エンゲイジメントは，5つの項目（例：「時おり，仕事にのめり込んでしまい，時間が経つのを忘れてしまうことがある」$a=.82$）で測定され，組織エンゲイジメントは6項目（例：「私にとって何よりもわくわくすることのひとつは，この組織で起きている物事に関わることである」$a=.90$）で測定される。エンゲイジメントの両側面は互いに高い相関関係（$r=.62$）にある一方，先行事象やアウトカムとは異なる関係パターンを示していることから，概念的には区別されることが示唆される。

- 同じくKahn（1990, 1992）の研究に基づき，Rothbard（2001）も，役割エンゲイジメントの，分離しているが相互に関連のある2つの構成要素として，注意と没頭とを区別した。注意とは，認知的効力感と人が仕事での役割について考えて費やす時間の長さを指す。一方，没頭とは，仕事での役割に専心していることを意味する。注意は4項目（例：「仕事のことを考えて多くの時間を過ごす」$a=.74$）で測定され，没頭は5項目（例：「仕事をしていると，完全にそれに没頭してしまう」$a=.65$）で測定される。エンゲイジメントの両側面は，中程度の相関（$r=.56$）を有するが，仕事と家族における役割に対するエンゲイジメントの態様については，それぞれ異なる役割をもっているようである。

3つの概念の操作的定義で一致しているのは，エンゲイジメントは多次元

的な構成概念であり，その共通の要素として没頭を含んでいる点にある。そのことを示すように，最も汎用されているエンゲイジメント質問紙であるUWESでも，没頭は独立した次元として含まれている。

統合に向けて

　本章で述べてきたように，ワーク・エンゲイジメントは異なる方法で概念化され，操作化されてきた。残念ながら，これらの相違ゆえ，これまで提案されてきた主要な構成要素をすべて含むワーク・エンゲイジメントの統合的な定義を構築することはできない。代わりに提唱したいのは，ワーク・エンゲイジメントに対する私たちの概念を，先に論じた，互いに関連し重複する，いくつかの概念と統合したモデルである。最近，この「絡まっている状態をほどく」試みとして，MaceyとSchneider（2008）が，それまでとはかなり異なるアプローチをとっている。彼らは，「組織としての目的をもち，関与，コミットメント，情熱，熱心さ，集中した努力，エネルギーを内包する，望ましい状態」として，エンゲイジメントを非常に拡大解釈し記述したのである（p.4）。従業員エンゲイジメントを理解するための彼らの概念的枠組みには，次の3つが含まれる：(1) 特性エンゲイジメント（例：良心性，ポジティブな感情特性，先取的なパーソナリティ），(2) 状態エンゲイジメント（例：満足感，関与，エンパワーメント），(3) 行動的エンゲイジメント（例：役割外行動，進取性，役割拡大）。その結果，「エンゲイジメント」は，Saks（2008）が批判したように，人がその言葉に意味してほしいと望むものなら何でも網羅する統括的な用語となってしまっている。対照的に私たちがワーク・エンゲイジメントとして提唱するのは，心理状態としての従業員の動機づけに関するモデルである。このモデルでは，ワーク・エンゲイジメントが，仕事上の資源および個人資源と組織的アウトカムとの関連における媒介要因となっている（図2-1参照。Bakker, 2009も参照せよ）。したがって，MaceyとSchneider（2008）が，エンゲイジメントに関する幅広い概念を網羅するよ

うな分類法を提示したのとは異なり，私たちが提示するのは，仕事の動機づけに関する統合的モデルであり，本章で定義したように，エンゲイジメントが主要な鍵となる。

実際，図2-1は，仕事の要求度-資源（job demands-resources［JD-R］）モデルの動機づけのプロセスを示している。これは，仕事の資源には潜在的に動機づけの可能性があり，高いワーク・エンゲイジメントと優れたパフォーマンスを導くと想定している（Bakker & Demerouti, 2007）。仕事の要求度-資源モデルによると，仕事上の資源は従業員の成長，学習，発達を促進するという理由から内発的動機づけの役割を担うか，あるいは仕事の目標を達成する手段となるという理由から外発的動機づけの役割を担うかのいずれかの可能性がある。Xanthopoulouら（2007）は，楽観主義，自己効力感，自尊心といった個人資源を含めることによって，仕事の要求度-資源モデルを拡大したが，これらの資源もよく似た動機づけの可能性をもつと想定されている。

図2-1で焦点となる心理状態はワーク・エンゲイジメントであり，行動-エネルギー的要素（活力），情動的要素（熱意），認知的要素（没頭）が含まれる。「学問の世界でのエンゲイジメント」の節で論じた，2つの学述的アプローチは——若干の相違はあるものの——エンゲイジメントの3次元による概念化については意見が一致しているようである。職務満足感と仕事への関与は，いずれもワーク・エンゲイジメントと概念的にも経験的にも重複するところがあり，それゆえ，よく似た媒介変数的な役割を担う可能性が高い心理状態である。職務満足感とワーク・エンゲイジメントはポジティブな感情を共有するが，前者の場合のポジティブ感情が強度の低い感情（例：満足）を意味するのに対し，後者の場合は，強度の高い感情（例：興奮）を指している。仕事への関与とワーク・エンゲイジメントは，両方とも同一化の観点から定義される。要するに，職務満足感と仕事への関与は，ワーク・エンゲイジメントといくらか意味を共有するものの，これらをワーク・エンゲイジメントにまとめることはできないということである。

図 2-1

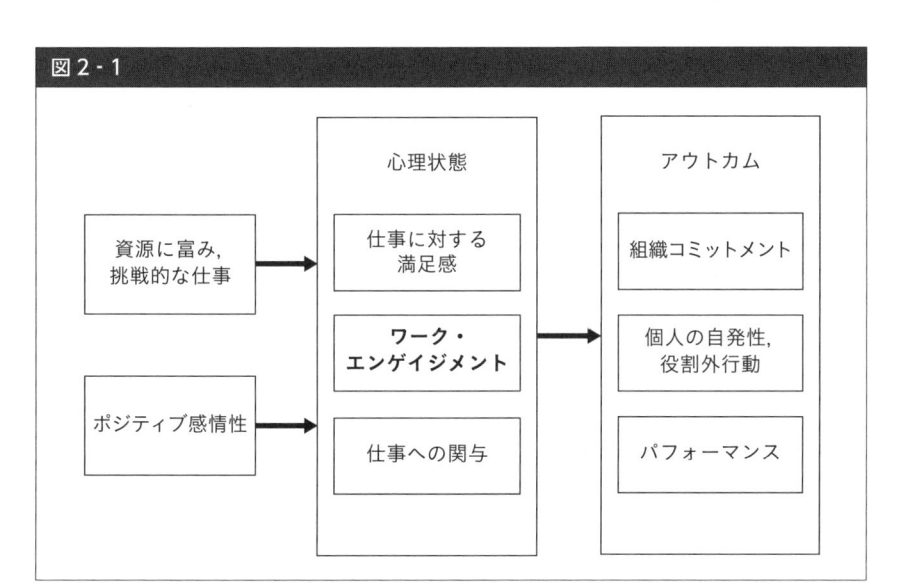

```
                    ┌─ 心理状態 ─────┐    ┌─ アウトカム ────┐
┌──────────┐    │  仕事に対する    │    │  組織コミットメント │
│ 資源に富み, │───▶│    満足感       │    │                │
│ 挑戦的な仕事 │    │                │    │                │
└──────────┘    │   ワーク・      │───▶│  個人の自発性,   │
                    │  エンゲイジメント │    │  役割外行動      │
┌──────────┐    │                │    │                │
│ポジティブ感情性│──▶│  仕事への関与   │    │  パフォーマンス   │
└──────────┘    └────────────────┘    └────────────────┘
```

仕事の動機づけとエンゲイジメントの統合的モデル

　仕事の要求度 - 資源モデルによると，仕事の資源と個人資源の両方がワーク・エンゲイジメントを育む。ギャラップ社は，資源に富む仕事という観点から，従業員エンゲイジメントを定義している（Harter et al., 2002）。企業部署のパフォーマンスや職務満足感といった，いずれもポジティブな感情的アウトカムに対する先行事象として，従業員エンゲイジメントをとらえているのである。したがって，ギャラップ社のエンゲイジメントの概念は，図2-1にある資源に富み，挑戦的な仕事という概念とぴったり一致する。個人的資源として，ポジティブ感情性があり，これにはワーク・エンゲイジメントとよく似た感情が含まれる。しかし，ポジティブ感情性は，状態レベルでの感情ではなく気質レベルでの感情である。このことは，（気質レベルでの）ポジティブ感情性をもつ従業員は，自らの仕事にエンゲイジする可能性が高いということを意味している。たとえば，Langelaan ら（2006）は，ワーク・エンゲイジメントが外向性と有意な正の相関を示すことを明らかにした。外交性は，一般的にポジティブ感情性の指標と考えられているものである。

仕事の要求度‐資源モデルを用いた研究から，ワーク・エンゲイジメントが，組織コミットメント（Hakanen et al., 2006; Schaufeli & Bakker, 2004），役割外行動 (Bakker, Demerouti, & Verbeke, 2004)，個人の自発性 (Salanova & Schaufeli, 2008)，パフォーマンス (Salanova et al., 2005a; Xanthopoulou, Bakker, Demerouti, Schaufeli, 2009) といった，組織的アウトカムに関連していることが明らかになった。このように，理論的にも――仕事の要求度‐資源モデルに基づいて――，経験的にも，ワーク・エンゲイジメントはさまざまな組織的アウトカムと区別されるように思われる。しかし，これは主要コンサルタント会社の見解とは一致しない。これらの会社では，エンゲイジメントを単にコミットメントや役割外行動といったアウトカムの観点からしか定義していないのである。対照的に，ワーク・エンゲイジメントは，個人のエネルギーが行動として投資されるのに伴って生じる心理状態であるものの，（役割外）行動そのものとも，それに付随する姿勢（組織コミットメント）とも一致しないというのが，私たちの主張である。

　ワーク・エンゲイジメントを，**特定の**先行事象およびアウトカムと関連した**特定の**心理状態として定義しようというのが私たちのアプローチである。これは，（ビジネス業界のように）古いワインを新しいボトルに入れて出すようなアプローチや，素材を明示せず漠然とカクテルとして出してしまう（エンゲイジメントを一般的な統括用語として用いる）ようなアプローチよりも優れていると信じている。それは，次のような理由からである。(1) 理論的観点：私たちのモデルは，その基盤として動機づけのプロセスを同定しているため。(2) 経験的観点：私たちのモデルを用いることで，たとえばワーク・エンゲイジメントと他の関連する概念との間の類似性や非類似性について，特定の仮説を立てて検証することができるため。(3) 実践的観点：私たちのモデルに基づくことで，たとえば従業員の仕事の資源を向上させる方法について，特定の介入方略を想定することが可能になるため。

文　献

Andreassen, C. S., Ursin, H., & Eriksen, H. R. (2007). The relationship between strong motivation to work, "workaholism", and health. *Psychology and Health, 22,* 615-629.

Avery, D. R., McKay, P. F., & Wilson, D. C. (2007). Engaging the aging workforce: The relationship between perceived age similarity, satisfaction with coworkers and employee engagement. *Journal of Applied Psychology, 92,* 1542-1556.

Bakker, A. B. (2009). Building engagement in the workplace. In R. J. Burke & C. L. Cooper (Eds.), *The peak performing organization* (pp.50-72), Oxon, UK: Routledge.

Bakker, A. B., & Demerouti, E. (2007). The Job Demands-Resources model: State of the art. *Journal of Managerial Psychology, 22,* 309-328.

Bakker, A. B., Demerouti, E., & Verbeke, W. (2004). Using the Job Demands-Resources model to predict burnout and performance. *Human Resource Management, 43,* 83-104.

Bakker, A. B., Van Emmerik, H., & Euwema, M. C. (2006). Crossover of burnout and engagement in work teams. *Work and Occupations, 33,* 464-489.

Buckingham, M., & Coffman, C. (1999). *First, break all the rules: What the world's greatest managers do differently.* New York: Simon & Schuster.

Csikszentmihalyi, M. (1990). *Flow: The psychology of optimal experience.* New York: Harper & Row.

Demerouti, E., Bakker, A. B., De Jonge, J., Janssen, P. P. M., & Schaufeli, W. B. (2001). Burnout and engagement at work as a function of demands and control. *Scandinavian Journal of Work, Environment and Health, 27,* 279-286.

Durán, A., Extremera, N., & Rey, L. (2004). Engagement and burnout: Analyzing their association patterns. *Psychological Reports, 94,* 1048-1050.

Frese, M., & Fay, D. (2001). Personal initiative: An active performance concept for work in the 21st century. In B. M. Staw & R. M. Sutton (Eds.), *Research in organizational behavior* (Vol. 23, pp. 133-187). Amsterdam: Elsevier.

González-Romá, V., Schaufeli, W. B., Bakker, A. B., & Lloret, S. (2006). Burnout and engagement: Independent factors or opposite poles? *Journal of Vocational Behavior, 68,* 165-174.

Hakanen, J. J., Bakker, A. B., & Schaufeli, W. B. (2006). Burnout and work engagement among teachers. *Journal of School Psychology, 43,* 495-513.

Hallberg, U., & Schaufeli, W. B. (2006). "Same same" but different: Can work engagement be discriminated from job involvement and organizational commitment? *European Journal of Psychology, 11,* 119-127.

Harter, J. K., Schmidt, F. L., & Hayes, T. L. (2002). Business-unit-level relationships between employee satisfaction, employee engagement, and business outcomes: A meta-analysis. *Journal of Applied Psychology, 87,* 268-279.

Harter, J. K., Schmidt, F. L., Killham, E. A., & Asplund, J. W. (2006). Q^{12} *meta-analysis.*

Princeton, NJ: The Gallup Organization.

Jackson, L. T. B., Rothmann, S. R., & Van de Vijver, F. J. R. (2006). A model of work related well-being for educators in South-Africa. *Stress and Health, 22*, 263-274.

Kahn, W. A. (1990). Psychological conditions of personal engagement and disengagement at work. *Academy of Management Journal, 33*, 692-724.

Kahn, W. A. (1992). To be fully there: Psychological presence at work. *Human Relations, 45*, 321-349.

Langelaan, S., Bakker, A. B., Van Doornen, L. J. P., & Schaufeli, W. B. (2006). Burnout and work engagement: Do individual differences make a difference? *Personality and Individual Differences, 40*, 521-532.

Llorens, S., Bakker, A. B., Schaufeli, W. B., & Salanova, M. (2006). Testing the robustness of the Job Demands-resources model. *International Journal of Stress Management, 13*, 378-391.

Locke, E. A. (1976). The nature and causes of job satisfaction. In M. Dunette (Ed.), *Handbook of industrial and organizational psychology* (pp. 1297-1349). Chicago: Rand-McNally.

Lodahl, T, M., & Kejner, M. (1965). The definition and measurement of job involvement. *Journal of Applied Psychology, 49*, 24-33.

Macey, W. H., & Schneider, B. (2008). The meaning of employee engagement. *Industrial and Organizational Psychology, 1*, 3-30.

Maslach, C., Jackson, S. E. & Leiter, M. P. (1996). *The Maslach Burnout Inventory* (3rd ed.). Palo Alto, CA: Consulting Psychologists Press.

Maslach, C., & Leiter, M. P. (1997). *The truth about burnout*. San Francisco, CA: Jossey-Bass.

Maslach, C., Schaufeli, W. B., & Leiter, M. P. (2001). Job burnout. *Annual Review of Psychology, 52*, 397-422.

May, D. R., Gilson, R. L., & Harter, L. M. (2004). The psychological conditions of meaningfulness, safety and availability and the engagement of the human spirit at work. *Journal of Occupational and Organizational Psychology, 77*, 11-37.

Mowday, R. T., Steers, R. M., & Porter, L. W. (1979). The measurement of organizational commitment. *Journal of Vocational Behavior, 14*, 224-247.

Organ, D. W. (1997). Organizational citizenship behavior: It's construct cleanup time. *Human Performance, 10*, 85-97.

Rothbard, N. P. (2001). "Enriching or depleting?" The dynamics of engagement in work and family roles. *Administrative Science Quarterly, 46*, 655-684.

Saks, A. M. (2006). Antecedents and consequences of employee engagement. *Journal of Managerial Psychology, 21*, 600-619.

Saks, A. M. (2008). The meaning and bleeding of employee engagement: How muddy is the water? *Industrial and Organizational Psychology, 1*, 40-43.

Salanova, M., Agut, S., & Peiró, J. M. (2005a). Linking organizational resources and work engagement to employee performance and customer loyalty: The mediation of service climate. *Journal of Applied Psychology, 90*, 1217-1227.

Salanova, M., Bresó, E., & Schaufeli, W. B. (2005b). Hacia un modelo espiral de la autoeficacia en el estudio del burnout y engagement [Towards a spiral model of self-efficacy in burnout and engagement research]. *Estress y Anxiedad, 11*, 215-231.

Salanova, M., & Schaufeli, W. B. (2008). A cross-national study of work engagement as a mediator between job resources and proactive behavior. *International Journal of Human Resource Management, 19*, 116-131.

Schaufeli, W. B., & Bakker, A. B. (2003). *Utrecht Work Engagement Scale: Preliminary Manual*. Department of Psychology, Utrecht University, The Netherlands (available from www.schaufeli.com)

Schaufeli, W. B., & Bakker, A. B. (2004). Job demands, job resources and their relationship with burnout and engagement: A multi-sample study. *Journal of Organizational Behavior, 25*, 293-315.

Schaufeli, W. B., Bakker, A. B., & Salanova, M. (2006a). The measurement of work engagement with a short questionnaire: A cross-national study. *Educational and Psychological Measurement, 66*, 701-716.

Schaufeli, W. B., & Enzmann, D. (1998). *The burnout companion to study and research: A critical analysis*. London: Taylor & Francis.

Schaufeli, W. B., Martínez, I., Marques Pinto, A., Salanova, M. & Bakker, A. B. (2002a). Burnout and engagement in university students: A cross national study. *Journal of Cross-Cultural Psychology, 33*, 464-481.

Schaufeli, W. B., & Salanova, M. (2007). Efficacy or inefficacy, that's the question: Burnout and work engagement, and their relationship with efficacy beliefs. *Anxiety, Stress, & Coping, 20*, 177-196.

Schaufeli, W. B., Salanova, M., González-Romá, V., & Bakker, A. B. (2002b). The measurement of engagement and burnout: A confirmative analytic approach. *Journal of Happiness Studies, 3*, 71-92.

Schaufeli, W. B., & Taris, T. W. (2005). The conceptualization and measurement of burnout: Common ground and worlds apart. *Work & Stress, 19*, 356-362.

Schaufeli, W. B., Taris, T. W., & Bakker, A. B. (2006b). Dr. Jekyll or Mr. Hyde: On the differences between work engagement and workaholism. In: R. Burke (Ed.), *Work hours and work addiction* (pp. 193-252). Northampton, MA: Edward Elgar.

Schaufeli, W. B., Taris, T. W., & Van Rhenen, W. (2008). Workaholism, burnout and engagement: Three of a kind or three different kinds of employee well-being? *Applied Psychology: An International Review, 57*, 173-203.

Schaufeli, W. B., Taris, T., Le Blanc, P., Peeters, M., Bakker, A., & De Jonge, J. (2001). Maakt arbeid gezond? Op zoek naar de bevlogen werknemer [Does work make healthy? In search of the engaged worker]. *De Psycholoog, 36*, 411-428.

Seppälä, R., & Schauali, W. B. (2009). The construct validity of the Utrecht Work Engagement Scale: Multisample and longitudinal evidence. *Journal of Happiness Studies, 10*, 459-481.

Shimazu, A., Schaufeli, W. B., Kosugi, S., Suzuki, A., Nashiwa, H., Kato, A., et al. (2008). Work engagement in Japan: Development and validation of the Japanese version of the Utrecht Work Engagement Scale. *Journal of Applied Psychology: An International Review, 57*, 510-523.

Sonnentag, S. (2003). Recovery, work engagement, and proactive behavior: A new look at the interface between non-work and work. *Journal of Applied Psychology, 88*, 518-528.

Storm, K., & Rothmann, I. (2003). A psychometric analysis of the Utrecht Work Engagement Scale in the South African police service. *South African Journal of Industrial Psychology, 29*, 62-70.

Te Brake, J. H., Bouwman, A. M., Gorter, R. C., Hoogstraten, J., & Eijkman, M, A. J. (2007). Professional burnout and work engagement among dentists. *European Journal of Oral Science, 115*, 180-185.

Vallerand, R. J., Blanchard, C., Mageau, G. A., Koestner, R., Ratelle, C., Léonard, M., et al. (2003). Les passions de l'âme: On obsessive and harmonious passion. *Journal of Personality and Psychology, 85*, 756-767.

Vansteenkiste, M., Neyrinck, B., Niemiec, C. P, De Witte, H., & Van den Broeck, A. (2007). On the relationship between work value orientations, psychological need satisfaction and job outcomes: A self-determination theory approach. *Journal of Occupational and Organizational Psychology, 80*, 251-277.

Watson, D., Clark, L. A., & Tellegen, A. (1988). Development and validation of brief measures of positive and negative affect: The PANAS scales. *Journal of Personality and Social Psychology, 54*, 1063-1070.

Xanthopoulou, D., Bakker, A. B., Demerouti, E. & Schaufeli, W. B.(2007). The role of personal resources in the Job Demands-Resources model. *International Journal of Stress Management, 14*, 121-141.

Xanthopoulou, D., Bakker, A. B., Kantas, A., & Demerouti, E. (in press). The measurement of burnout and work engagement: A comparison of Greece and The Netherlands. *New Review of Social Psychology.*

Xanthopoulou, D., Bakker, A. B., Demerouti, E., & Schaufeli, W. B. (2009). Work engagement and financial returns: A diary study on the role of job and personal resources. *Journal of Organizational and Occupational Psychology, 82*, 183-200.

Yi-Wen, Z., & Yi-Qun, C. (2005). The Chinese version of the Utrecht Work Engagement Scale: An examination of reliability and validity. *Chinese Journal of Clinical Psychology, 13*, 268-270.

3

人は日々同じようにエンゲイジしているわけではない：状態ワーク・エンゲイジメントの概念

Sabine Sonnentag, Christian Dormann, and Evangelia Demerouti

　ワーク・エンゲイジメントは幅広い概念であり，感情，認知，行動などに関する多面的な概念や経験から構成されるものである。一方，ワーク・エンゲイジメントの概念は，さまざまな時間幅でとらえると，異なる特徴が明らかになる。特性としてとらえると，人生と仕事に関する安定したポジティブな見方となるし，状態としてとらえると，エネルギーの感覚や没頭（Schaufeli & Bakker, 2004; Macey & Schneider, 2008 など）を表すことになる。この章では，状態ワーク・エンゲイジメントを概念化する最も良い方法について私たちの視点で述べることとする。そのために，状態ワーク・エンゲイジメントのさまざまな概念化の方法や，時間の問題のとらえ方についてレビューする。次に，エンゲイジメントを状態としてとらえる重要性を説明し，状態的視点を支持する根拠を概括する。さらに，状態ワーク・エンゲイジメントの研究に関する方法論的問題を扱い，最後に，先行要因，状態ワーク・エンゲイジメント，アウトカムを包括するモデルを打ち出すために，日記法から得られた現時点の根拠を概括する。

概念化と定義

　状態ワーク・エンゲイジメントに焦点を当てる重要性を具体的に示すために「仕事の調子はどう？」という質問に対する答えについて考えてみよう。この質問に答えるときには，仕事をはじめてから今までの全期間における仕事の調子を答えるわけではなく，一般的には，最近の仕事の状態を答えるだろう。特性レベル，つまり，個人間を比較することで，仕事にエンゲイジする人と，そうでない人がいるのはなぜかという疑問に答えられる。一方，状態レベル，すなわち，個人内における比較をすることで，ある人が仕事にエンゲイジできる日と，そうでない日があるのはなぜかという疑問に答えられる。私たちの目的は，特性ワーク・エンゲイジメント研究による知識に基づいて，状態ワーク・エンゲイジメントの概念について説明し，状態ワーク・エンゲイジメントに関するバラバラになっている根拠を系統的に整理するとともに，状態ワーク・エンゲイジメントに関する将来の研究を促すような枠組みを提案することである。

　MaceyとSchneider（2008）は，いくつかの概念的定義をレビューするなかで，エンゲイジメントを態度のような概念と記述した。MaceyとSchneiderは，態度の3成分モデル（認知，感情，行動）には従わず，仕事に関連した動機づけの概念（例：職務満足感）と同じように，エンゲイジメントの態度的要素（つまり，認知と感情）とエンゲイジメントの行動的アウトカム（例：役割外の業務遂行）とを区別した。エンゲイジメントのほとんどの定義は，態度（あるいは態度の構成要素）と，それに何らかの付加的特徴を加えたもので構成されている。また，これらの付加的特徴には活力と自己関与に関するものが含まれている。たとえば，Kahn（1990, p.692）は，彼の独創的な研究の中で，次のように提案している。「人は，自らが果たす役割の中で，自己の身体・認知・情動をさまざまな程度に用いることができる……自分の役割を果たすために自己を利用すればするほど……その人のパ

フォーマンスはますます活発になる」。よって，エンゲイジメントが置かれている概念的空間は，エネルギーの活性化と自己関与面を含む動機的次元と，認知と感情を含む態度的次元から成り立っているということになる。MaceyとSchneiderと同様に，私たちも，自分たちのエンゲイジメントの概念に行動面を含めない。行動は，ワーク・エンゲイジメントによるアウトカムとしてとらえるべきであり，ワーク・エンゲイジメントを構成する部分ではないのである。

ポジティブな感情でもネガティブな感情でも，これまでの研究（例：Niklas & Dormann, 2005）では，特性と状態の2つの見方があるとしてきた。したがって，ワーク・エンゲイジメントに関しても同様の区別はできる。しかし，このような区別はまだ一般的ではない。たとえば，MaceyとSchneiderは，状態エンゲイジメントを「時間が経過しても比較的永続性がある」（p.13）と説明して，個人内で比較的短期間に変わる一時的なワーク・エンゲイジメントを明らかに無視している（Schaufeli, Salanova, González-Romá, & Bakker, 2002 も同様である）。一方，ワーク・エンゲイジメントを個人内で短期間に変動する状態としてとらえる者たちもいた（Dalal, Brummel, Wee, & Thomas, 2008; Sonnentag, 2003）。このような見方の背景には，状態と特性は連続する，すなわち，変動の程度の差であるという考えがある。私たちもそのような考え（Luthans, Avoho, Avey, & Norman, 2007; Chen, Gully, & Eden, 2001 も参照）に従い，時間の経過とともに個人内で変動する一時的経験として，状態ワーク・エンゲイジメントを検討したい。

ワーク・エンゲイジメントを状態としてとらえることは非常に価値がある，と私たちは確信している。Schaufeli らの3次元による概念化（例：Schaufeli & Bakker, 2004; Schaufeli et al., 2002）に従えば，ワーク・エンゲイジメントは，活力，熱意，没頭を特徴とする状態と定義される。しかし，多くの構成概念の定義では，それらの概念の示すものが実際に経験される状態なのか，仮説上のものに過ぎないのかについてははっきりしていない。ワー

ク・エンゲイジメントも同様である。つまり，実際に経験されるなら，理想的にはワーク・エンゲイジメントの3側面がすべて**同時に**（つまり，活力と熱意と没頭が同時に）存在するはずである。しかし，過去の数日間において一度もエンゲイジメントの3側面を同時に経験していなくても，質問紙の得点が3側面ともに高得点を示す可能性は考えられる。つまり，実際に経験されているかどうかはわからないのである。ワーク・エンゲイジメントについて完全に現象的な経験として調べるためには，個人において短期間（つまり，1分，1時間，1日単位）で変動する，瞬間的，一時的な経験としてワーク・エンゲイジメントをとらえる必要があるだろう。本章では，このような状態的視点を検討する。

状態ワーク・エンゲイジメントはなぜ必要か？

個人内における経験と行動の変動を調査する一般的アプローチは，新しいものではない（例：Bolger, DeLongis, Kessler, & Schilling, 1989; Hormuth, 1986）が，近年，産業・組織心理学，および関係分野の研究者たちの間で，このような個人内プロセスに対する関心が高まっている（Beal, Weiss, Barros, & MacDermid, 2005; Dies, Schwind, & Heller, 2007; Weiss & Cropanzano, 1996）。

しかし，最も重要なのは，このような個人内の視点によって概念的・理論的にどのような展望が開かれるかということである。第一に，個人内アプローチをとることで，仕事に関係した経験と行動の時間的パターンをより詳しく見ることができる。先の節で実証的に示したように，人は，いかなる日々も等しく仕事にエンゲイジしているわけではない。従業員が他の日（または週）よりも活力・没頭・熱意を感じる日（または週）もあれば，そうでない日（または週）もあるはずだ。先に説明したように，ワーク・エンゲイジメントの全般的レベルを評価すること，すなわち，過去数カ月～1年以上前を思い出させたり，全般的な評価をさせたりすることによって「平均をとる」ことは，

ワーク・エンゲイジメントの日々の動きや，概念間の相互作用を無視することになる。

　第二に，個人内アプローチをとることで，ワーク・エンゲイジメントの一般的な先行要因（例：仕事の要求度‐資源モデルにおける安定した資源，Bakker & Demerouti, 2007）だけでなく，より直接的に影響する先行要因の検証が可能になる。こうして，このアプローチは，次の質問に対する回答を約束する。「人はどのようなときに仕事にエンゲイジしていると感じるのだろうか？　エンゲイジしていると感じるためには，その日に何か特定の状況的特徴があるのだろうか？」。たとえば，自分の同僚から高く評価されているといった，高いレベルの資源（Bakker, Hakanen, Demerouti, & Xanthopoulou, 2007）もエンゲイジメントを高めるが，ある日，同僚や上司から支援的なコメントや励みになるようなフィードバックをもらうことでも，仕事に対してよりエンゲイジすると考えられるだろう。同じように，ある日（または週）の間に，人を仕事により一層エンゲイジさせるような特定の状態は存在するのだろうか？　たとえば，仕事にエンゲイジするためには，全般的に高い自己効力感をもつことは重要だろうが（Schanfeli & Salanova, 2007），ある日に自分がエンゲイジしていると感じるためには，その日にしなくてはいけない目の前の課題に対して自己効力感を得ていることも必要であろう。

　第三に，経験的に考えると，状態ワーク・エンゲイジメントは，長期にわたる過去についての全般的な判断より，実際の仕事の出来事や行動的アウトカムと因果的に結びついている。結果的に，特性ワーク・エンゲイジメントよりも状態ワーク・エンゲイジメントを調査したほうが，その先行要因やアウトカムについてはるかに強力な根拠が得られるだろう。加えて，状態ワーク・エンゲイジメントの調査をすれば，因果関係を示すさまざまな先行要因やアウトカムを裏づける根拠も得られる可能性がある。なぜなら，特性としての概念と比べ，状態ワーク・エンゲイジメントの調査のほうが，人間による判断プロセスやエラーによる影響が少なく，それゆえに真の因果関係をよ

く反映すると考えられるからである。このように考えると，特性エンゲイジメントよりも状態ワーク・エンゲイジメントを調査するほうが，おそらくはるかに重要と言えるだろう。なぜなら，経験としての状態ワーク・エンゲイジメントは，私たちが自分の仕事生活を自然と振り返るなかで浮かび上がるものだから，それは私たちの存在の一部と言えるが，特性ワーク・エンゲイジメントは，私たちが過去の仕事経験を能動的に振り返ってはじめて現れるようなものだからである。つまり，特性ワーク・エンゲイジメントは実際に存在しない現象に関する認知的な構成概念であり，それは，過去の経験によるバイアスを受けて思い出されたものと言えるかもしれないからである。おそらく，特性ワーク・エンゲイジメントには態度がより多く反映されているのに対し，状態ワーク・エンゲイジメントには鮮明な経験が反映されていると言えるだろう。

　したがって，概念的・理論的観点からすると，ワーク・エンゲイジメント現象をより包括的に理解するためには，個人内のアプローチが必要不可欠である。加えて，このような個人内のアプローチによる調査研究は，実践的にも妥当である。多くの労働環境には，従業員が特に仕事にエンゲイジすることが必要な特定の時間や期間がある。たとえば，将来，顧客となるかもしれない相手に重要なプレゼンテーションをするとき，困難なプロジェクトの佳境に入るとき，やりがいのある仕事に新たに直面しているときなどである。ワーク・エンゲイジメントに関するより直接的で，状況的な，個人に関連づけられた先行要因について理解することは，非常に重要な時間や期間に最適な方法でワーク・エンゲイジメントを支援する体制を作るためには不可欠である。

　さらに，ワーク・エンゲイジメントの日または週ごとの変動の決定因を調査することで，特性ワーク・エンゲイジメントを説明するために用いられる理論モデルが，ミクロレベル（すなわち，個人内）の視点でも適用可能かを明らかにできる。状態エンゲイジメントと特性エンゲイジメントの双方のモデルの構造的類似性（すなわち，状態エンゲイジメントでも特性エンゲイジ

メントでも同じような概念間の因果関係や関連性が認められるか）を理論的・経験的に検討することは特に必要である。このような構造的類似性を実証できない場合，状態ワーク・エンゲイジメントを研究するにあたって新たな理論やモデルを開発する必要が生じるかもしれない。

　私たちの見方は，ワーク・エンゲイジメントに対する状態アプローチは，ワーク・エンゲイジメントの一般的なレベルを分析する伝統的な特性アプローチに取って代わるものではなく，これを補足するものと考える。両方のアプローチが必要であり，いずれも，複雑な現象に対する独自の視点を提供するのである。

実証的なエビデンス

　日記法は，個人内の経験を収集する適切な方法の中で代表的なものである。特に，量的な解析につなげる日記法は，人々の日常生活の出来事と経験に関する頻繁な報告を収集するための一般的な調査研究方法となっている（Bolger, Davis, & Rafaeli, 2003）。このような研究により，ワーク・エンゲイジメントが個人内でかなり変動することが実証されている。たとえば，Sonnentag（2003）は，147名の公務員のワーク・エンゲイジメントを連続5日間の勤務日にわたって評価し，全分散の42％が日内変動（つまり個人内の変動）によって説明され，58％が個人間の分散で説明されることを明らかにした。同様に，Xanthopolouら（2008）は，44名の客室乗務員を，大陸間移動を伴う3回のフライトで研究し，ワーク・エンゲイジメントの全分散の41％が個人内分散によるものであると報告した。一方，Xanthopolouら（2009）によるファーストフード店の42名の従業員に関する研究では，個人内分散による説明率が31％と若干低いことが明らかになっている。実証的調査研究からは，ワーク・エンゲイジメントが一日ごとに変動するだけではなく，週ごとにも変動することがわかっている。BakkerとBal（2010）は，54名の教員に対して，5週間にわたって，毎週金曜日に週ごとのワーク・エ

ンゲイジメントを測定した。この調査では，全分散の35％は個人内の変動によるとされた。まとめてみると，これらの研究からは，特定の日や週のワーク・エンゲイジメントの全分散のうち，少なくとも3分の1は個人内での分散と考えられる。したがって，個人間でワーク・エンゲイジメントの全体的な水準が異なることは明らかだが（個人間の変動で説明できる分散が合計58～69％であることも示されているため），日単位や週単位の研究からは，個人が毎日，同じ程度に仕事にエンゲイジするわけではないことがわかる。ワーク・エンゲイジメントは，時間経過のなかでかなり大きく変動するのである。

　一見したところ，この知見は，ワーク・エンゲイジメントの縦断調査研究から得られた知見と矛盾するように思われるかもしれない。縦断研究によると，個人内におけるワーク・エンゲイジメントの安定性は，$r=.45$ から $r=.74$ の間（Mauno, Kinnunen, & Ruokolainen, 2007）と報告されているからである。しかし，これら2つの知見は必ずしも互いに矛盾するわけではない。縦断研究の結果では，一個人のワーク・エンゲイジメントのレベルが全体的に比較的安定していることを示しているのに対し，日単位や週単位の研究では，一個人内において，その個人特有の全体的ワーク・エンゲイジメントレベルが体系的に変動していることを示している。縦断研究でワーク・エンゲイジメントの高い安定性が示されたのは，おそらく，人は，自分が通常経験するワーク・エンゲイジメントのレベル（これは人によってそれぞれ異なる。個人間変動の説明率が58％であることを参照）を報告する傾向があり，ある特定の日のワーク・エンゲイジメントを報告するわけではないという事実によるものであろう。さらに，状態ワーク・エンゲイジメントに変動が見られるときでさえ，状態ワーク・エンゲイジメントは特性ワーク・エンゲイジメントの影響を受けていることを確実に考慮に入れる必要がある。結果的に，時間経過における個人内の自然な変動を推定するために状態ワーク・エンゲイジメントの変化を用いる際には，特性ワーク・エンゲイジメントの影響を統計的に制御する必要がある。

方法上の問題

　状態としてのワーク・エンゲイジメントを調査している研究者は，多数の方法上の問題に対処する必要がある。なかでも最も重要な問題は，状態ワーク・エンゲイジメントの測定方法，研究デザイン，データ分析に関するものである。

　状態ワーク・エンゲイジメントの測定にあたっては，ワーク・エンゲイジメントは比較的長期間にわたり経験されるものとしてではなく，状態（すなわち，ある特定の瞬間，もしくは一日の間における経験）として評価される。ほとんどの研究では，特性ワーク・エンゲイジメントの調査研究で用いられる項目を，ある一日のエンゲイジメントレベルを測定できるように修正している。たとえば，状態エンゲイジメントを調査する研究で用いられる項目は，ある特定の日（例：「今日」，Sonnentag, 2003; Xanthopoulou et al., 2009），あるいはもっとずっと短い時間の枠組み（例：「数時間」，Bledow, Schmitt, & Frese, 2008）をはっきり示して調査している。この測定アプローチはかなりわかりやすいものに感じられるが，問題がないわけではない。これまでのところ，たとえば，日単位でのワーク・エンゲイジメントの経験が，特性として測定されるワーク・エンゲイジメントをどの程度反映しているかは，依然としてほとんど不明確なままだからである。特性ワーク・エンゲイジメントを測定する既存の尺度の中には，一日単位で答えるには不適切な項目が含まれている可能性がある。人は，短期間にさまざまな経験をすることがある。たとえば，課せられたある特定の（一日ごとの）仕事については熱心になることができても，自分に課された仕事全体（長期）についてはなかなか熱心になれないことがある。状態エンゲイジメントの特徴や相互の概念的な関係は，特性エンゲイジメントとまったく同じものなのかどうか，さらに調査する必要がある。これはまた，状態ワーク・エンゲイジメントを測定する際に，特性ワーク・エンゲイジメント尺度を修正して使用する際の内容的・

因子的な妥当性，および信頼性についての問題も提起する。興味深いことに，状態ワーク・エンゲイジメントを測定した研究はワーク・エンゲイジメントの得点を合計して使用していて，活力，熱意，没頭という3つの構成要素間の区別をしていなかった。状態ワーク・エンゲイジメントの構成概念妥当性について研究を追加する必要があることは明らかである。

　個人内におけるワーク・エンゲイジメントの変動を調べる研究では，ワーク・エンゲイジメントだけでなく，その先行要因やアウトカムも一緒に，複数回にわたって評価する。たとえば1〜2週間の期間にわたり，勤務日ごとに測定する。このような場合，もっと頻繁に評価することが可能であるし，望ましいことが多い。研究デザインに関しては，次の点を留意しておくことが重要である。それは，ワーク・エンゲイジメントと，その先行要因やアウトカムを同じ時（例：夕方，仕事の終わりの時間）に評価した場合，それは結局，（一日の中での）横断的デザインにしかならないということである。したがって，ワーク・エンゲイジメントの先行要因が，はたして本当にワーク・エンゲイジメントの先行要因となるかどうかについての因果的な結論は導き出せないのである。というのも，先行要因とされているものがワーク・エンゲイジメントのアウトカムである可能性や，ワーク・エンゲイジメントと先行要因との間に共通する第三の変数があり，その影響を受けている可能性を排除できないからである。よって理想的には，先行要因，ワーク・エンゲイジメント，アウトカムは，一日のうちの異なる時点で測定されるべきである。そして，そのようなデータを分析する際は，前回測定時のワーク・エンゲイジメントのレベルを統制変数として用いるべきである。このような複数の測定を行うことはかなり困難であることから，研究では，もっと測定頻度の低い測定が行われることが多い。そのため結論は必ずしも明確ではなくなってしまう。

　個人内プロセスを分析する際のひとつの重要な問題として，データの統計処理に関することがある。反復測定した結果が手元にある際には，基本的に，2つのアプローチを用いることができる。ひとつは，縦断的な回帰分析やそ

の関連手法（例：構造方程式モデリング）に基盤を置くアプローチであり，もうひとつは，階層線形モデルやその関連手法（例：分散要因モデル）を用いるアプローチである。ほぼすべての事例において，研究者は，後者のアプローチを選択し，HLM や MLWin といった，ソフトウェアプログラムを用いてデータの分析を行っていた。このアプローチでは，独立変数と従属変数との間の関係について，標本全体についてだけでなく，各個人についても評価するために，各個人の独立変数と従属変数に関して複数回の測定結果が用いられた。このような統計分析において重要な問題は，予測変数をどのようにセンタリングすればよいかということである（Ilies et al., 2007）。基本的に，研究者は，次の2つのアプローチのうちのどちらかひとつを選択する。ひとつは，予測変数について標本全体の平均値を基準としてセンタリングする方法（Hofmann & Gavin, 1998；つまり，予測変数の標本集団全体の平均値から各個人の観測値を引き算する）で，主として，多重共線性に関する問題を低減するために行われる。もうひとつは，予測変数について各個人の平均を基準としてセンタリングする（つまり，各個人における予測変数の平均値からある時点の観測値を引き算する）方法である。このアプローチは，予測変数におけるすべてのグループ間分散を排除することで，「個人内の過程を正確に反映することができる」（Ilies et al., 2007, p.335）。

　センタリングの方法の決定は単に「技術的問題」ではなく，内容の異なる研究課題を検討するうえでの問題と言える。標本集団全体の平均値からセンタリングする場合には，基本的に個人間の差異が明らかとなる。一方，個人の平均値からセンタリングする場合には，個人内の変動が明らかとなる。よって，標本集団全体からセンタリングする方法は，「日単位で見て，仲間からの社会的支援はワーク・エンゲイジメントとどう関連するか？」（つまり，社会的支援を他の人よりも多く受けた日は，ワーク・エンゲイジメントが高いことを検討する）という研究課題に関心があるときに適切である。個人平均からセンタリングする方法は，「人は，いつもより多くの社会的支援を受けると，仕事に対してよりエンゲイジするようになるだろうか？」（つまり，

その個人の集団内におけるワーク・エンゲイジメントの高さに関係なく，社会的支援に関する個人内における高低がワーク・エンゲイジメントに影響する度合いを分析する）という研究課題に関心がある場合に必要となる。

状態エンゲイジメントの先行要因

　前節では，ワーク・エンゲイジメントが個人内で変動し，ワーク・エンゲイジメントの全分散の3分の1以上が個人内の分散によることを示す研究を概括した。この個人内の分散はまったくランダムではなく，先行要因によって部分的に説明可能であることが研究から実証されている。本節では，日単位あるいは週単位のエンゲイジメントの先行要因に関する実証的知見を概括する。

　ワーク・エンゲイジメントの日単位の先行要因を検討した研究の多くが，日単位のリカバリー，日単位の自己効力感などの，ある日のある個人の状態を中心に検討している。なかには，仕事の状況の違いが状態ワーク・エンゲイジメントの個人内分散の先行要因であるとする研究もある。Sonnentag (2003) は，公務員を対象とした研究において，日単位の状態ワーク・エンゲイジメントの潜在的な予測因子として，日単位のリカバリーを扱った。日単位のリカバリーというのは，前日の仕事によるストレスから解きほぐされ，リフレッシュした状態を意味する。この研究で，日単位のリカバリーは，勤務日の朝，仕事が始まる前に評価され，状態ワーク・エンゲイジメントは，勤務日の夕方，仕事の終了時に評価された。日単位のリカバリーについて，個人の平均からのセンタリングを行い，マルチレベルモデリング（階層性のあるデータに階層ごとの分析を行う方法）を行ったところ，従業員が朝，リカバリーしていると感じた日は，リカバリーしていると感じていない日に比べて，日単位の状態ワーク・エンゲイジメントが有意に高いことが明らかになった。この知見には，活力，熱意，没頭を得るためには，何かしらのエネルギーが必要だという，状態ワーク・エンゲイジメントに関する私たちの概

念定義が反映されている。

　Bakker ら（2008）も，同様の研究課題からスタートし，組立ラインの労働者を対象として，日単位の状態ワーク・エンゲイジメント（夕方，仕事の終了後に評価）の先行要因として，日単位のリカバリー（朝，仕事の前に評価）を調べた。マルチレベルモデリングを行ったところ，日単位の朝のリカバリーの程度が，日中の状態ワーク・エンゲイジメントを予測することがわかった。さらに，Bakker らは，日中の状態ワーク・エンゲイジメントと仕事の要求度との間に興味深い交互作用があることを明らかにした。つまり，仕事の要求度が高く，朝のリカバリー度合いが高い従業員は，最も高いレベルの状態ワーク・エンゲイジメントを示した。著者らは，十分にリカバリーしているときには，仕事の要求度が高くても，それがやりがいのある挑戦的な事柄と受け止められるため，状態ワーク・エンゲイジメントが高まるのだろうと結論づけた。

　これらの知見は，資源保存理論（conservation of resources ［COR］ theory）の考え方で解釈可能である（Hobfoll, 1998）。余暇の間にリカバリーすることで資源が蓄えられ，それが次に，状態ワーク・エンゲイジメントを高める（Bakker & Demerouti, 2007）。個人間アプローチの研究では，資源とワーク・エンゲイジメントとの関係を裏づける根拠が明らかになっている（Hakanen, Perhoniemi, & Toppinen-Tammer, 2008）。一方，同じ問題に対して Xanthopoulou らは個人内のレベルで取り組んだ。彼らは，日単位の資源から日単位の状態ワーク・エンゲイジメントが予測されるかどうかを，2つの研究の中で詳しく調査したのである。

　客室乗務員を対象にした前述の研究で，Xanthopolulou ら（2008）は，フライト中の状態ワーク・エンゲイジメントの先行要因として，フライト前の状態としての自己効力感を調査した。マルチレベルモデリングの結果，フライト前の状態としての自己効力感から，フライト中の状態ワーク・エンゲイジメントが予測されることが明らかになった。第二の研究は，ファーストフード店の従業員を対象に行われた。その研究において，Xanthopolulou ら（2009）

は，個人資源の調査範囲を拡大した。日単位での自己効力感に加えて，組織内の自尊感情や楽観性を勤務の終わりに日単位で評価し，これらの変数を各対象者の個人平均を基準にセンタリングした。その結果，3つの個人資源はいずれも，日単位の状態ワーク・エンゲイジメントを高める先行要因であることが統計的に明らかとなった。したがって，自己効力感や組織内の自尊感情を感じ，楽観的な気分でいる日には，状態ワーク・エンゲイジメントのレベルも高かったのである。この結果は，私たちの状態ワーク・エンゲイジメントの概念的定義を反映している。この定義によれば，自己効力感や自尊感情といった自己の関与が，活力，熱意，没頭を経験するのに役立つ。逆に，仕事が個人の資源に過度の負担をかけたり，自尊感情を支持しなかったりする日には，その人が状態ワーク・エンゲイジメントを経験する可能性は低いということになる。

　厳密に言えば，これらの知見から因果関係についてしっかりした結論を引き出すのは無理だろう。しかし，概してこれらの研究は，個人の資源が日単位の状態ワーク・エンゲイジメントを非常に高い確率で生じさせることを示唆している。ある個人が感じるリカバリーの程度は，状態ワーク・エンゲイジメントの先行要因としては間接的（すなわち，状態ワーク・エンゲイジメントに直接影響するものでなく，媒介的・間接的な影響を与えるもの）と考えられるかもしれない。むしろ，リカバリーによって，日単位の自己効力感といった，日単位の資源が増大すると考えるのが妥当だろう。そして，そうした日単位の自己効力感とそれに関係した資源が，今度は，ある人が仕事に全面的に集中し，その瞬間に自分のすべきことに熱意を傾け，没頭するのに役立つのかもしれない。これらの研究（Xanthopoulou et al., 2008, 2009）で取り上げられた個人の資源に加えて，その他にも個人の資源が考えられるかもしれない。状態ワーク・エンゲイジメント，特にその中の構成要素のひとつである活力を増すものとして，たとえば，身体的エネルギー（スタミナ），認知的エネルギー（集中力），情動的エネルギー（Shirom, 2007；本書の第6章），ポジティブな情動全般（Fredrickson, 1998）といったものが考えられる。

ワーク・エンゲイジメントにとってポジティブな情動が重要であるという解釈は，55名のソフトウェア開発者を対象とした経験抽出法による研究によって支持されている（Bledow et al., 2008）。研究の参加者は，9日間の勤務日の間，一日に2回，ウェブによる調査に回答した。その結果，状態としてのポジティブ情動からは，状態ワーク・エンゲイジメントが予測されたのに対して，状態としてのネガティブ情動からは予測されなかった。

ファーストフード店の従業員を対象とした研究で，Xanthopoluou ら（2009）は，個人の資源だけではなく，仕事の資源にも注目した。詳しく言うと，日単位の状態ワーク・エンゲイジメントの先行要因として，日単位での自律性，コーチング，チームの風土を調べたのである。分析から，3つの仕事の資源のいずれからも，日単位の状態ワーク・エンゲイジメントが予測されることが明らかになった。興味深いことに，自律性とコーチングの効果は，日単位の個人の資源を完全に媒介した効果であった。この知見から言えることは，日単位の仕事の資源があると，それが日単位の自己効力感，自尊感情，楽観性（あるいは，少なくともこれらの個人の資源に対する自覚の程度）に小さな変化を生じさせ，今度はそれが状態ワーク・エンゲイジメントを促すということである。

Bakker と Bal（2010）は，教員における週単位の状態ワーク・エンゲイジメントの先行要因を検討するにあたって，仕事の資源に注目した。結果，週単位の状態ワーク・エンゲイジメントが，週単位の自律性，上司とのやりとり，成長の機会からは予測されるものの，週単位の社会的支援からは予測されないことを明らかにした。

このように，状態ワーク・エンゲイジメントの個人内分散を検討した研究（Bakker & Bal, 2010; Xanthopoulou et al., 2009）からは，自律性が重要な役割を果たすことが一貫して示唆されている。より社会的な資源（コーチング，チームの風土，社会的支援，上司とのやりとり）については，結果は自律性ほど明確ではなかった。ここでは，仕事の種類が調整変数となっている可能性もある。たとえば，マッチング仮説（de Jonge & Dormann, 2006）に従えば，

次のように想定されうるだろう。従業員の間の緊密な協力が必要とされるような，比較的低技能の仕事（ファーストフード会社）では，社会的資源がより重要な役割を果たすのに対し，同僚や上司と一緒にいる時間が少なく，比較的独立した環境で働くことが多い教師の場合，社会的資源はさほど重要ではないのである。おそらく，教師のワーク・エンゲイジメントにとっては，他の要因（例：生徒に関係した要因）のほうが，より重要なのであろう。さらに，地位の低い仕事に就いている人たちは自尊感情を高める必要性がより高いことから，状態ワーク・エンゲイジメントの必須要素と言える自己関与の感覚を経験できるように，自尊感情を支援することは重要と言えるかもしれない。しかし，地位の高い仕事では，組織を基盤とした自尊感情が日や週の単位で変動することはないので，状態ワーク・エンゲイジメントの変動をあまり説明できない。このような結果の相違は，時間的枠組み（日単位と週単位）の違いからも説明できるだろう。

　ところで，驚くことに，状態ワーク・エンゲイジメントの潜在的な先行要因として職場ストレッサーが扱われたことはめったになかった。その理由のひとつに，仕事の要求度（つまり，仕事のストレッサー）はワーク・エンゲイジメントの直接的な先行要因としてさほど重要ではない，とした仕事の要求度-資源モデルの予測があったのかもしれない（Bakker & Demerouti, 2007）。しかしある研究では，日単位の状態ワーク・エンゲイジメントを予測する際に日単位の仕事の要求度（つまり，仕事の負荷）の尺度も含めている（Bakker et al., 2008）。すると興味深いことに，日単位の仕事の要求度は日単位の状態ワーク・エンゲイジメントと**正の**相関があったのである。この効果は，交互作用によって説明される。仕事の要求度と状態ワーク・エンゲイジメントとの間に正の関係が生じることの理由として，従業員がそれまでの努力と精神的緊張からリカバリーしている場合には，仕事の要求度が挑戦しがいのあるものになることが挙げられる。したがって，従業員が特にエネルギーを多く備えている日，つまり，前日の疲れからよくリカバリーしている日には，仕事の要求度が多くてもそれが状態ワーク・エンゲイジメントに

とって不適切であったり，減少させたりすることにはならない。むしろ，活力，熱意，没頭を生む可能性すらあるのだ。おそらく，ある日にすることがたくさんあれば，その高い要求度に応えるために，人は資源を積極的に動員するだろう。しかし，このようにある日の要求度が状態エンゲイジメントを活性化させるという知見については，これらの要求度があまりにも長く続く場合には成り立たないだろう。そのような時は，仕事の要求度はすべてのエネルギー資源を「燃焼」させ，その結果，状態エンゲイジメントを維持できなくなることに注意しなければならない。

　要約すると，日単位のリカバリーは，日単位の状態ワーク・エンゲイジメントの重要な先行要因であると思われる。さらに，日単位の個人の資源（つまり，自己効力感，楽観性，組織内の自尊感情）からも，日単位の状態ワーク・エンゲイジメントが予測できた。状況に関連した要因については，日単位（あるいは週単位）の自律性は状態ワーク・エンゲイジメントに特に重要と思われる。社会的支援などの労働環境における他の要因も，仕事によっては重要なこともあるが，すべてではない。状態ワーク・エンゲイジメントに関するこれらの知見は，特性ワーク・エンゲイジメントでの知見と似ているものの，すべて重なるわけではないことから，それらは，私たちが本章で提起する状態ワーク・エンゲイジメントの特有の状態を示すものと言えるだろう。

状態ワーク・エンゲイジメントのアウトカム

　仕事にエンゲイジすることは，従業員にとって望ましい経験となる。研究の中には，さらに一歩進んで，ワーク・エンゲイジメントが，将来に対する前向きな行動（例：個人の自発性），仕事のパフォーマンスのようなポジティブなアウトカムを予測するかどうかを検討したものもある。たとえば，Sonnentag (2003) は，日単位の状態ワーク・エンゲイジメントが日単位の前向きな行動と関連しているかどうかを分析した。マルチレベル分析によっ

て，従業員は，高レベルの状態ワーク・エンゲイジメントを経験した日には，高いレベルの自発性と学習行動を示すことが明らかになった。これらの結果は，前向きな行動の代わりに，役割内のパフォーマンスに注目した場合も同様であった。Bakker ら（2008）は，日単位の状態ワーク・エンゲイジメントが日単位の仕事のパフォーマンスを予測することを見出した。Bakker と Bal（2010）による研究では，週単位の状態ワーク・エンゲイジメントも週単位の仕事のパフォーマンスを予測することを実証した。状態ワーク・エンゲイジメントを経験することによって従業員が仕事上の良いパフォーマンスを示すのは，仕事にエンゲイジすることで，従業員が取り組むと決めた職務にエネルギーと注意をすべて投じることができるようになるからと思われる（Beal et al., 2005 参照）。

　日単位の状態ワーク・エンゲイジメントの潜在的アウトカムに関するデータで最も印象的だと思われるのは，Xanthopoulou ら（2009）によるものだろう。特に注目したいのは，彼女らが，仕事の資源（自律性，コーチング，チームの風土），ワーク・エンゲイジメント，収益の関係について，日単位の変動を調べたことである。ファーストフード会社の 3 つの店舗に勤務する 42 名の従業員が，連続 5 日間にわたって質問紙と日記に回答した。仮説通り，マルチレベル分析によって，日単位の仕事の資源は日単位の個人資源を媒介して状態ワーク・エンゲイジメントに影響を与えることが明らかになった。この結果は，通常時の個人資源や前日のエンゲイジメントを統制した後でも認められた。仕事の資源のひとつである日単位でのコーチングは，状態ワーク・エンゲイジメントとの間に直接的な正の相関関係があった。この研究では，最後に，日単位の労働者の状態ワーク・エンゲイジメントから日単位のファーストフード店の収益が予測されることも明らかにした。

　注意すべき点は，状態ワーク・エンゲイジメントとパフォーマンスや前向きな行動との関係を調査した大半の研究において，ほとんどの変数が同時に測定されているということである。したがって，因果関係の結論は推論の域を出ない。状態ワーク・エンゲイジメントがパフォーマンスや前向きな行動

を生じさせるとの仮定はもっともらしいが，これまでの研究から，優れたパフォーマンスをしたり，特に前向きだったりした日には，状態ワーク・エンゲイジメントが増大するという可能性も排除できない。おそらく，一方に状態ワーク・エンゲイジメントがあり，他方にパフォーマンスや前向きな行動があり，両者は，より複雑な獲得のスパイラルによって結びつけられているのだろう（Hobfoll, 1998）。

　面白いことに，研究者は，日単位の状態ワーク・エンゲイジメントによって生じうるアウトカムにはあまり注目していない。たとえば，状態ワーク・エンゲイジメントによって生じる感情や，ストレス関連のアウトカムを測定することは特に興味深いし，重要である。エンゲイジメントが高いと仕事は有意義で充実したものとなるので，一日の中で従業員が高い状態ワーク・エンゲイジメントを経験すると，その日のうちにポジティブな感情や職務満足感が高まると考えられる。しかし他方で，仕事に没頭し，多くのエネルギーを費やせば，資源を使い果たし，疲労するとも考えられる。これらの点については今後の研究が必要である。

　さらに，日単位の状態ワーク・エンゲイジメントと日単位の仕事以外の状態エンゲイジメントとの関係については，ほとんど結果が出ていない。Rothbard（2001）は，仕事や家庭でのエンゲイジメントを個人間の比較によって検討した。その結果，仕事への没頭と，家庭への没頭との間に正の相関関係が認められた。つまり，仕事にエンゲイジしている人は，仕事以外の活動にもエンゲイジしているということである（Schaufeli, Taris, Le Blanc, Peeters, Bakker, & De Jonge, 2001）。今までのところ，日単位でこのようなエンゲイジメントのプロセスが生じるかについてはほとんどわかっていない。日単位での研究からは，仕事でのストレスと，帰宅後の家庭での感情や行動とは関連があることが明らかになっている（Ilies et al., 2007; Repetti, 1989）。したがって，日単位の状態ワーク・エンゲイジメントも，家庭での経験や行動に何かしらの影響を与えると考えられるかもしれない。

状態ワーク・エンゲイジメントの包括的モデルの開発

　図3-1は，状態ワーク・エンゲイジメントについて私たちが提案するモデルを図に示したものである。日単位での個人の資源が状態ワーク・エンゲイジメントに対して直接的に影響を与え，中核的役割を果たすというのが，このモデルの提案である。このように状態ワーク・エンゲイジメントに直接的に影響を与える日単位の個人の資源には，状態としての自己効力感，自尊感情，楽観性，ポジティブな感情，エネルギーがある。これらの資源によって，従業員は自身の課題に取り組み，望ましい結果を達成できるという信念を強めることになるので，ワーク・エンゲイジメントが高まると考えられる。このような信念は，人が自分の仕事に完全に熱中し，今なすべき課題に没頭，傾倒するのに役立つ。Fredrickson（2001）が述べるように，ポジティブな情動は自己を啓発し，視野を広げ，行動のレパートリーを増やすよう個人を動機づける。一方，状態としての自己効力感や自尊感情が低く，あまり楽観的ではないときに従業員が課題に没頭，傾倒することは非常に難しい。なぜなら，自己効力感や自尊感情が低下すると自分への疑問が生じ，エンゲイジメントの過程が妨害され，気が散りやすくなるからである。また，日単位の個人資源としてポジティブな感情があると，活力の高揚につながるような興奮や関心が生じるだろう。以上のことから，状態ワーク・エンゲイジメントにとって，エネルギーを提供する資源と経験は必要条件ではあるが十分条件ではないと考えられる。状態ワーク・エンゲイジメントが生じるためには，自己のポジティブな側面（例：自己効力感，状態としての自尊感情）が活性化される状態が特に重要と思われる。
　状態ワーク・エンゲイジメントに直接的に影響を与えるこのような日単位の個人の資源に加え，日単位での要求度も，日単位のワーク・エンゲイジメントを高めると考えられる。その日の要求度が高ければそれだけで，目の前の課題に集中し，多くのエネルギーを使う必要が生じる。高い要求度を前に

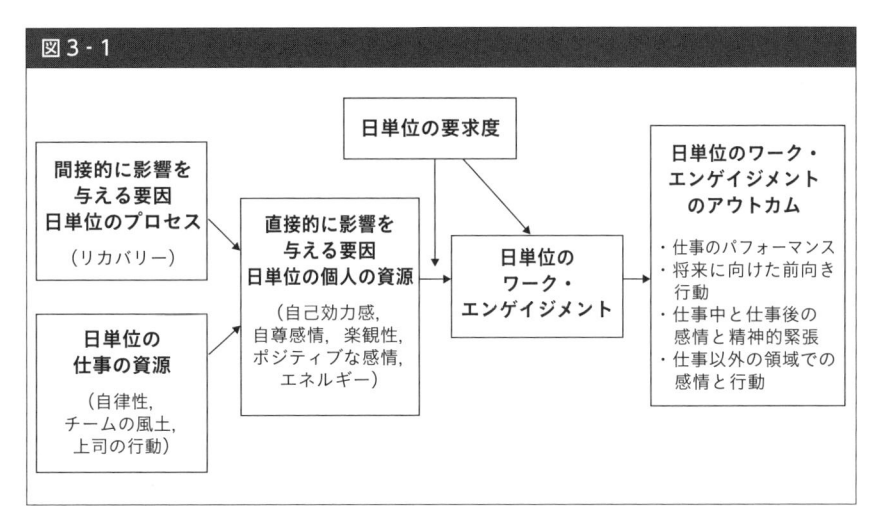

```
図3-1
┌─────────────────────────────────────────────────────────────┐
│                                                             │
│                         日単位の要求度                        │
│                                                             │
│  ┌──────────┐      ┌──────────┐       ┌──────────┐  ┌──────────────┐
│  │間接的に影響を│      │直接的に影響を│       │          │  │日単位のワーク・│
│  │与える要因   │──→  │与える要因   │──→   │日単位の   │  │エンゲイジメント│
│  │日単位のプロセス│    │日単位の個人の│       │ワーク・   │→ │のアウトカム    │
│  │(リカバリー)  │      │資源          │       │エンゲイジ  │  │・仕事のパフォーマンス│
│  └──────────┘      │(自己効力感，  │       │メント     │  │・将来に向けた前向き│
│                    │自尊感情，楽観性，│       │          │  │ 行動          │
│  ┌──────────┐      │ポジティブな感情，│       │          │  │・仕事中と仕事後の│
│  │日単位の    │      │エネルギー)    │       │          │  │ 感情と精神的緊張│
│  │仕事の資源  │──→  └──────────┘       └──────────┘  │・仕事以外の領域での│
│  │(自律性，   │                                          │ 感情と行動     │
│  │チームの風土，│                                         └──────────────┘
│  │上司の行動) │                                                        │
│  └──────────┘                                                         │
└─────────────────────────────────────────────────────────────┘
```

状態ワーク・エンゲイジメントのモデル

すると，人は，無関係なことに気が散りにくくなり，自分の仕事に没頭できる。さらに私たちは，状態ワーク・エンゲイジメントを予測するうえで，日単位の要求度と個人の資源との間に交互作用があると考えている。日単位における高い要求度と高い個人資源とが合致したときに，状態ワーク・エンゲイジメントは特に高いレベルになると思われる。しかし，日単位の要求度が常に高く，時間が経つにつれて疲労が蓄積すれば，人は消耗し，長い目で見ると，仕事にエンゲイジできなくなるだろう。

日単位の個人の資源が状態ワーク・エンゲイジメントに対して直接的に作用する先行要因であるのに対して，日単位のプロセス（特に，リカバリー）と日単位の仕事の資源は，状態ワーク・エンゲイジメントに対して間接的に有益な作用をするだろうと考えられる。それまでの要求度によって消耗の危機にあった個人の資源が，リカバリーの過程で再び蓄えられる。それは，自己効力感，自尊感情，楽観性，ポジティブな感情を増やす役割を果たす。一方，日単位の仕事の資源とは，日単位の自律性，チームに関連する変数，上司の行動といった内容を示す。それらは，ある日の課題達成を助け，仕事の要求

度の悪影響を最小限にする（Demerouti, Bakker, Nachreiner, & Schaufeli, 2001）。したがって，日単位の仕事の資源は，日単位の個人のポジティブな自己評価（つまり，個人の資源）とポジティブな感情を高め，その結果，仕事への熱意とエネルギーを高める。一方，多くの仕事において，客観的に見た仕事の自律性が日によって大きく変わることはおそらくない。しかし，仕事の自律性をどのように個人が評価し，それをどの程度活用しうるかは，日々，大きく変わると考えられる。また，チームに関することや上司の行動に関わることは，社会的支援，ポジティブなフィードバックなどの要因と関連し，結果，自己効力感，自尊感情，楽観性，ポジティブな感情を高める可能性がある。これらの仕事の資源は，日によって変動する可能性が高い。特に，課題遂行にあたってメンバー相互の協力を必要とする活動的な職場環境ではそうである。上司の行動に関しては，変革型リーダーシップを示すような言動が，状態ワーク・エンゲイジメントを高めるうえでは特に重要かもしれない。

　図3-1は，状態ワーク・エンゲイジメントに関わるプロセスを単純に示したものと言えるだろう。双方向のフィードバック・ループや交互作用などの，より複雑な関係を含めれば，関連した概念間の日単位の相互作用をより適切に記述できるかもしれない。たとえば，ある日に活力や熱意を感じることによって，従業員はより多くの課題を引き受けようとするかもしれない（すなわち，仕事の要求度は増える）し，上司から注目されるようになるかもしれない（仕事の資源が増える）。これは，仕事のデザイン，すなわち，個人が自分の労働状況を日々作り上げる過程に，状態ワーク・エンゲイジメントが関与していることを具体的に説明したものである。このほか，仕事の要求度と仕事の資源との交互作用は，特性ワーク・エンゲイジメントを予測することも明らかになっているが（例：Bakker et al., 2007），これらの関係は，状態ワーク・エンゲイジメントにも当てはまるかもしれない。Bakkerら（2007）は，フィンランドの教員を対象とした研究で，仕事の資源の効果は仕事の要求度が高いときに顕著となること，仕事の資源によって，生徒の

問題行為による特性ワーク・エンゲイジメントへの悪影響が緩和されることを見出した。加えて彼らは，教員が生徒の悪質な非行に直面したときにこそ，仕事の資源が特性ワーク・エンゲイジメントに影響することを明らかにしている。

将来の研究への示唆

　状態エンゲイジメントの研究は始まったばかりである。したがって，既存の研究には概念的，方法的な問題がある。しかも，多くの重要で興味深い研究課題がまだ検討されていない。

　第一に，日単位のエンゲイジメントと特性エンゲイジメントとが，全体的な構造（概念間の因果関係や関連性）や個々の性質においてどの程度一致しているかを理解するために，日単位（瞬間的なものまでも含めた）のワーク・エンゲイジメントの概念研究を強化することを提案する。

　第二に，ワーク・エンゲイジメントと，その先行要因，アウトカムとの因果関係を解明するために，研究方法の洗練が必要である。ここで特に重要なのは，資源の測定をワーク・エンゲイジメントの測定からいったん分離すること，ワーク・エンゲイジメントの測定をそのアウトカムの測定からいったん分離することである。因果関係の問題を扱う際は，逆の因果関係も検証すべきである。

　第三に，UWES といった，特性ワーク・エンゲイジメントを測定している尺度の構成概念妥当性は確立されているが（Schaufeli & Bakker［本書の第2章］参照)，これらの尺度が状態ワーク・エンゲイジメントの測定に対しても妥当かどうかは明らかにされていない。たとえば，日単位ではあまり起こりにくい感情や思考を測定するときには，それぞれの項目間相関は低下するだろう（結果，因子分析で抽出される因子数は一般的に増える)。したがって，活力，熱意，没頭という3因子では，状態ワーク・エンゲイジメントを完全に表現するには不十分となる可能性もある。ということは，状態ワーク・

エンゲイジメントをとらえるには特性エンゲイジメントの尺度を修正しても不十分であり，日々変化する状態ワーク・エンゲイジメントを測定するために新しい尺度を開発する必要があるかもしれない。

ワーク・エンゲイジメントについての既存の研究のほとんどは，ワーク・エンゲイジメントに対する資源の主効果を検証している。私たちは，ワーク・エンゲイジメントに対するさまざまな先行要因間の交互作用を調査することも，将来の研究にとって実りが多くなるだろうと考える（このような交互作用を扱った研究としては，Bakker et al., 2008 を参照）。さらに，研究者は，ワーク・エンゲイジメントと仕事の資源との相互作用だけでなく，ワーク・エンゲイジメントとパフォーマンスとの相互作用も扱うべきであろう。ワーク・エンゲイジメントによってパフォーマンスが向上するが，そのパフォーマンス経験と，そのパフォーマンスに対するポジティブなフィードバックを受けた経験によって，より一層仕事にエンゲイジするようになり，おそらく資源も高まると考えられるからである（Salanova et al.［本書の第9章］参照）。

今まで，ワーク・エンゲイジメントの研究では，パーソナリティ変数がほとんど無視されてきた。パーソナリティは個人内のワーク・エンゲイジメントの変動に影響を与える可能性がある。また，パーソナリティは，資源との間で交互作用をもちながら，実際の状態ワーク・エンゲイジメントに影響を与えることも考えられる（状態エンゲイジメントを予測する際の調整変数としてパーソナリティを含めた初の研究としては，Bledow et al., 2008 を参照）。

状態エンゲイジメントというのは従業員において単に「生じる」のではなく，むしろ，従業員はエンゲイジメント経験を能動的に生み出すことができる，と私たちは考えている。したがって，仕事により一層エンゲイジするために従業員自身が日常的に用いている方略について調べることは，とりわけ興味深いことだろう。ポジティブな出来事に焦点を当てて，積極的にフィードバックを求めるような行動を考える人もいるだろう。一方，意識的調整過程（目標実行が困難だったり，努力が必要だったりする際に意識的に方略を用いて実行に至るプロセス）や自己制御過程（利得を求め，利得のな

いことを避ける促進焦点プロセスと，損失を防ぐことを求め，損失を避けようとする予防焦点プロセスという，目標達成に向けた2つの独立したシステムからなる自己の制御プロセス）が関わっていると考える人もいるだろう。私たちは，状態ワーク・エンゲイジメントを自我消耗理論の枠組み（例：Muraven & Baumeister, 2000）や，パフォーマンスをエピソードからとらえる枠組み（Beal et al., 2005）から検討すると特に面白いし，そのような見方でさらに理論的な説明ができると考える。たとえば，自分には完全には合わない仕事上の活動（すなわち，状態ワーク・エンゲイジメントが考慮されないような仕事上の活動）に関わると，自己制御に必要な資源は消耗するだろうと考えられる。一方，自己制御のための資源が利用可能であればあるほど，仕事の要求度を満たすことは容易になり，たとえその職務が本当はやる気を起こすものとは言えなくても，状態ワーク・エンゲイジメントを感じられる可能性は高まるだろう。

　以上，まとめると，状態ワーク・エンゲイジメントの概念には，ワーク・エンゲイジメントに関する既存の理論や研究を豊かにするような，理論的・経験的に興味深い特徴がいくつかある。今後の研究では，特性エンゲイジメントと状態エンゲイジメントとの間の関係についてもより詳しく調べるべきだろう。たとえば，ある一定期間に状態エンゲイジメントの平均水準が増加すれば，特性エンゲイジメントは増加するのか？　もし増加しないなら，特性エンゲイジメントに先行するのは何だろうか？　より一般的なレベルでは，状態と特性エンゲイジメントのモデルを統合することが重要である。ここでの最大の難題のひとつは，ワーク・エンゲイジメントの先行要因とアウトカムは，状態レベルと特性レベルで同一かどうかということである。全体的には，状態ワーク・エンゲイジメントに関連するプロセスを研究すれば，ワーク・エンゲイジメントという現象をより良く理解するのに役立つだろうと私たちは確信している。状態ワーク・エンゲイジメントを向上させるプロセスが仕事における日々のウェルビーイングとパフォーマンスに有益であることは明らかである。したがって，組織は，こうしたワーク・エンゲイジメ

ントに対する知見をもとに，状態ワーク・エンゲイジメントを高めるプロセスを支援し，促進することができるだろう。

実践への示唆

　状態ワーク・エンゲイジメントの研究から，実践に活かせるポイントを見出すことができる。これらの研究によって，ワーク・エンゲイジメントが高いことが特に重要な状況や時期に，どのようにしたらワーク・エンゲイジメントを高めることができるか，その方法を個人や組織は学ぶことができる。このような状況や時期には，新規の非常に難しい職務，厳しい逆境と呼べる状況，関係の深い顧客やその他の利害関係者との会議などが含まれる。その他にも従業員（および自営業者）が自分の平均以上にエンゲイジすることが必要な状況がある。
　まず，状態としての自己効力感，自尊感情，ポジティブ感情，エネルギーといった，状態ワーク・エンゲイジメントに直接的に影響を与える先行要因に注意を払うべきである。たとえば，状態としての自己効力感は，意識的に成功体験を作ろうとする，過去の成功を思い出す，似たような課題で成功したロールモデルを思い描くといった方法によって向上させることが可能である。上司の場合，特定の状況で部下に大いに仕事にエンゲイジしてもらいたいと望むときには，ポジティブなフィードバックに集中する（ネガティブなフィードバックを回避する）ことによって，状態としての自尊感情を高められるかもしれない。さらに，個人は，ポジティブな感情とエネルギーを増大させるため，自分の感情を意識的に調整する必要があるだろう。加えて，エネルギーを枯渇させるような状況や出来事を回避することも同じくらい重要である。
　さらに，状態ワーク・エンゲイジメントに間接的に影響を与える先行要因についても扱うこともできる。ここでは，十分にリカバリーすることが特に関連する。実践的にはたとえば，従業員が仕事から気持ちを切り離したり，新たな資源を獲得できるような活動（スポーツや運動など）をしたり，よく眠ったりして，それ以前の精神的緊張から解きほぐされ，元気を十分リカバリーしていることが非常に重要である。したがって，ある特定の日に，いつも以上に仕事にエンゲイジする必要があるときには，個人が自分の「資源貯

蔵庫」を前もって再補充しておくことが非常に重要である。

　最後に，労働環境に関する要因も，状態ワーク・エンゲイジメントに間接的に影響を与えるものであり，高い状態ワーク・エンゲイジメントをもたらす一因となる。高い自律性がワーク・エンゲイジメントに最も関連することから，上司が従業員に高いワーク・エンゲイジメントを期待する日には，特に，従業員に自律性を認めるようにすべきである。加えて，上司は部下をコーチしたり，長所を強調したりして，状態ワーク・エンゲイジメントをより直接的に高めることもできる。加えて，状態ワーク・エンゲイジメントは，チームの風土が良いときに高まる可能性がある。したがって，チームのメンバーに高いワーク・エンゲイジメントが必要なときには，その前に，チームは未解決の対人間の葛藤を解決することを試みるべきである。チームメンバー同士がざっくばらんに交流できる機会を提供することで，もっと短期間にチームの風土は良くなるかもしれない。

文　献

Bakker, A. B., & Bal, P. M. (2010). Weekly work engagement and performance: A study among starting teachers. *Journal of Occupational and Organizational Psychology, 83,* 189-206.

Bakker, A. B., & Demerouti, E. (2007). The job demands-resources model: State of the art. *Journal of Managerial Psychology, 22,* 309-328.

Bakker, A. B., Hakanen, J. J., Demerouti, E., & Xanthopoulou, D. (2007). Job resources boost work engagement, particularly when job demands are high. *Journal of Educational Psychology, 99,* 274-284.

Bakker, A. B., van Emmerik, I. H., Geurts, S. A. E., & Demerouti, E. (2008). *Recovery turns job demands into challenges: A diary study on work engegement and performance.* Working paper. Erasmus University Rotterdam.

Beal, D. J., Weiss, H. M., Barros, E., & MacDermid, S. M. (2005). An episodic process model of affective influences on performance. *Journal of Applied Psychology, 90,* 1054-1068.

Bledow, R., Schmitt, A., & Frese, M. (2008). *Work engagement as a dynamic process: The interplay of events, emotions and resources.* Poster presented at the 2008 Conference of the Society of Industrial and Organizational Psychology, San Francisco, CA.

Bolger, N., Davis, A., & Rafaeli, E. (2003). Diary methods: Capturing life as it is lived. *Annual Review of Psychology, 54,* 597-616.

Bolger, N., DeLongis, A., Kessler, R. C., & Schilling, E. A. (1989). Effects of daily stress on negative mood. *Journal of Personality and Social Psychology, 57,* 808-818.

Chen, G., Gully, S. M., & Eden, D. (2001). Validation of a new general self-efficacy scale. *Organizational Research Methods, 4*, 62-83.

Dalal, R. S., Brummel, B. J., Wee, S., & Thomas, L. L. (2008). Defining employee engagement for productive research and practice. *Industrial and Organizational Psychology: Perspectives on Science and Practice, 1*, 52-55.

de Jonge, J., & Dormann, C. (2006). Job demands, job resources and psychological well-being: A longitudinal test of the triple match principle. *Journal of Applied Psychology, 91*, 1359-1374.

Demerouti, E., Bakker, A. B., Nachreiner, F., & Schaufeli, W. B. (2001). The Job Demands-Resources model of burnout. *Journal of Applied Psychology, 86*, 499-512.

Fredrickson, B. L. (1998). What good are positive emotions? *Journal of General Psychology, 2*, 300-319.

Fredrickson, B. L. (2001). The role of positive emotions in positive psychology: The broaden-and-build theory of positive emotions. *American Psychologist, 56*, 218-226.

Hakanen, J. J., Perhoniemi, R., & Toppinen-Tammer, S. (2008). Positive gain spirals at work: From job resources to work engagement, personal initiative and work-unit innovativeness. *Journal of Vocational Behavior, 73*, 78-91.

Hobfoll, S. E. (1998). *Stress, culture, and community: The psychology and physiology of stress.* New York: Plenum.

Hofmann, D. A., & Gavin, M. B. (1998). Centering decisions in hierarchical linear models: Implications for research in organizations. *Journal of Management, 24*, 623-641.

Hormuth, S. E. (1986). The sampling of experiences in situ. *Journal of Personality, 54*, 262-293.

Ilies, R., Schwind, K. M., & Hener, D. (2007). Employee well-being: A multilevel model linking work and nonwork domains. *European Journal of Work and Organizational Psychology, 16*, 326-341.

Kahn, W. A. (1990). The psychological conditions of personal engagement and disengagement at work. *Academy of Management Journal, 33*, 692-724.

Luthans, F., Avolio, B. J., Avey, J. B., & Norman, S. M. (2007). Positive psychological capital: Measurement and relationship with performance and satisfaction. *Personal Psychology, 60*, 541-572.

Macey, W. H., & Schneider, B. (2008). The meaning of employee engagement. *Industrial and Organizational Psychology: Perspectives on Science and Practice, 1*, 3-30.

Mauno, S., Kinnunen, U., & Ruokolainen, M. (2007). Job demands and resources as antecedents of work engagement: A longitudinal study. *Journal of Vocational Behavior, 70*, 149-171.

Muraven, M., & Baumeister, R. F. (2000). Self regulation and depletion of limited resources: Does self control resemble a muscle? *Psychological Bulletin, 126*, 247-259.

Niklas, C., & Dormann, C. (2005). The impact of state affect on job satisfaction. *European Journal of Work and Organizational Psychology, 14*, 367-388.

Repetti, R. L. (1989). Effects of daily workload on subsequent behavior during marital interaction: The roles of social withdrawal and spouse support. *Journal of Personality*

and Social Psychology, 57, 651-659.
Rothbard, N. R. (2001). Enriching or depleting? The dynamics of engagement in work and family roles. *Administrative Science Quarterly, 46*, 655-684.
Schaufeli, W. B., & Bakker, A. B. (2004). Job demands, job resources, and their relationship with burnout and engagement: a multi-sample study. *Journal of Organizational Behavior, 25*, 293-315.
Schaufeli, W. B., Salanova, M., González-Romá, V., & Bakker, A. B. (2002). The measurement of engagement and burnout: A two sample confirmatory factor analytic approach. *Journal of Happiness Studies, 3*, 71-92.
Schaufeli, W. B., & Salanova, M. (2007). Work engagement: An emerging psychological concept and its implication for organizations. In S. W. Gilliland, D. D. Steiner & D. P. Skarlicki (Eds.), *Research in social issues in management (Volume 5): Managing social and ethical issues in organizations* (pp. 135-177). Greenwich: CT: Information Age Publishers.
Schaufeli, W., Taris, T., Le Blanc, P., Peeters, M., Bakker, A. B., & De Jonge, J. (2001). Maakt arbeid gezond? Op zoek naar de bevlogen werknemer. [Does work make healthy? The quest for the engaged worker]. *De Psycholoog, 36*, 422-428.
Shirom, A. (2007). Explaining vigor: On the antecedents and consequences of vigor as a positive affect at work. In D. L. Nelson & C. L. Cooper (Eds.), *Positive organizational behavior* (pp. 86-100). London: Sage.
Sonnentag, S. (2003). Recovery, work engagement, and proactive behavior: A new look at the interface between non-work and work. *Journal of Applied Psychology, 88*, 518-528.
Weiss, H. M. & Cropanzano, R. (1996). Affective events theory: A theoretical discussion of the structure, causes and consequences of affective experiences at work. In B. M. Staw & L. L. Cummings (Eds.), *Research in organizational behavior* (Vol.18, pp. 1-74). Stamford, CT: JAI Press.
Xanthopoulou, D., Bakker, A. B., Demerouti, E., & Schaufeli, W. B. (2009). Work engagement and financial returns: A diary study on the role of job and personal resources. *Journal of Occupational and Organizational Psychology, 82*, 183-200.
Xanthopoulou, D., Bakker, A. B., Heuven, E., Demerouti, E., & Schaufeli, W. B. (2008). Working in the sky: A diary study on work engagement among flight attendants. *Journal of Occupational Health Psychology, 13*, 345-356.

4

仕事を楽しむ人と仕事に追われる人：
ワーク・エンゲイジメントとワーカホリズムの違い

Toon W. Taris, Wilmar B. Schaufeli, and Akihito Shimazu

　ワーカホリズムという用語が日常的に使われるようになって，今やほぼ40年になる。今ではあらゆるところでこの用語が使われていることを考えると，科学的理解がまだかなり限られた範囲に留まっているというのは実に驚きである。この概念の正しい概念化をめぐってさえ，いまだに激しく議論されているのである（Burke, 2006）。ワーカホリズムとは，単に多くの時間を仕事に捧げるだけではないのだろうか？　ワーカホリックな人たちは，治療を必要とする深刻な障害に苦しむ人たちとして同情的に扱われるべき存在なのか，それとも，ワーカホリズムは，従業員や雇用者の両方にとってポジティブな結果をもたらす望ましい状態なのか？　そして，この文脈で最も重要な点は，ワーカホリズムはワーク・エンゲイジメントとどのような関係にあるかということである。なぜなら，ワーカホリズムだけでなくワーク・エンゲイジメントにも，一生懸命な働きぶり，仕事への激しいのめり込み，仕事の優れたパフォーマンスといった特徴が見られるからである。

　本章では，はじめにワーカホリズムの起源と概念内容について論じる。次に，ワーカホリズムとワーク・エンゲイジメントとの間の概念的な類似点と相違点を検証した後，これら2つの概念間の差異に関する実証的なエビデン

スを紹介する。最後に，ワーク・エンゲイジメントとワーカホリズムとの区別について結論を述べるとともに，今後の研究で取り組むべき論点をいくつか挙げる。

ワーカホリズムとは何か？

仕事には依存性があり，従業員のウェルビーイングや周りの状況に有害な結果をもたらしかねないという考えは何も新しいものではない。たとえば，1852年4月24日にフランスの小説家，Gustave Flaubert（1821-1880）は愛人のLouise Coletに宛てた手紙で次のように述べている。「私は，熱狂的で異常なまでの愛情をもって私の仕事を愛している」（Unwin, 2004, p.10より引用）。

Flaubertにとって，書くことは彼のすべてだったのである。「私はペンの人である。私はペンと交わり，ペンを通して多くを感じ，考えることができる。私はペンとともにあり，ペンなしに感じ，考えることはできない」。その証拠に，彼は数千ページにおよぶ走り書きや草稿，手帳を残した。しかしながら，その大半は一度も用いられることがなかった。そしてその間，彼の日常生活はおざなりにされていた。Coletに宛てた多数の手紙から，Flaubertは自分の愛人との密会をもちかけながら，自ら延期する習慣があったことがうかがえる。多くの場合，その理由は『ボヴァリー夫人』の一節なり，一章なりを書き終えたいからという理由であった。彼は，自分に起こるすべての出来事を小説の潜在的な題材とみなす傾向があったことから，彼の母親が「おまえは文章に取りつかれて，そのせいで心が干上がってしまったんだよ」と言う始末だった（Unwin, 2004, p.11）。Flaubertにとって仕事とはとても重要なものであり，知人たちとの関係がその犠牲となっていたことは明らかだ。したがって，彼は一度も結婚せず，正常な家庭生活とおぼしきものは一度も送ったことがなかった。つまり，彼はワーカホリックという言葉が存在する**前から**ワーカホリックであったのだろう。また，ドイツの無政府主

義者 Paul Lafargue（1883）も，自身の論文である "Das Recht auf Faulheit"（「怠ける権利」）において，「個人とその子孫の生命力の枯渇」の原因として，"Arbeitssucht"（仕事依存）について述べている。仕事依存による悪影響が昔から知られていたことを示す3つ目の例として，Gigmund Freud の門徒であるハンガリーの精神科医 Sándor Ferenzi が1919年に著した『日曜神経症』という本がある。「日曜神経症」とは，健康な人々が日曜日（ユダヤ教徒では土曜日）に，日々のルーティンワークをしなくてもよくなったことで，抑圧された衝動が爆発してしまうのではないかという恐怖から，不安，頭痛，腹痛，抑うつ，吐き気を繰り返し経験する現象のことをいう。

現在のワーカホリズムという言葉は，Wayne E. Oates 牧師によって提唱された。彼はバプティストの聖職者かつ宗教心理学の教授でもあったうえに，50冊以上もの著書をもつ作家であった。Oates 自身も，5歳の息子が悩みを相談するために，彼の仕事場にアポイントメントを求めるようになってはじめて，無理に働きすぎている自分に気づいたと述べている（Killinger, 2006）。彼はそのような自分の仕事への態度が，彼のクライエントの一人に見られたアルコール依存の状態によく似ていると思った。そこで，仕事への依存を少しユーモラスに示す言葉として，アルコホリズム（alcoholism）をもじってワーカ**ホリズム**（work**aholism**）という言葉を作ったのである（Oates, 1971, p.13）。Oates は1968年に自分自身の「絶え間なく働こうとする統制できない欲求」について *Pastoral Psychology* の一論文で記述した。ワーカホリズムという言葉が世界的に注目を集めたのは，Oates が *Confessions of a workaholic*（1971）を出版してからである。この本は，一般人を含む幅広い読者向けに書かれたもので，彼はワーカホリックを「仕事への欲求があまりに過度となり，健康，幸福，人間関係に著しい障害を来している人」と定義している。それ以降，ワーカホリズムという用語は一般向けの書物で幅広く使われてきており，インターネットで「ワーカホリック」というキーワードを入力すると，270万件以上ヒットするようになった（2008年7月現在）。

興味深いことに，この用語に対する科学的な注目は，一般人の関心に比べて遅れをとってきた。Taris と Schaufeli（2007）が，PsycINFO というデータベースで 1970 年から 1980 年の間にタイトルまたは抄録（あるいはその両方）に **workaholic**, **workaholics**, **workaholism** というキーワードを含む出版物を検索したところ，これらの3つのキーワードの少なくとも1つを含む出版物はわずか3つしかなかった。しかし，1980 年以降このテーマに関する出版物の数は概ね5年ごとに倍増し，2001 から 2006 年の間にはワーカホリズムに関する 88 編もの論文が発表されている。この数字は，職務満足感，コミットメント，バーンアウトといった現象への注目度合と比べれば，まだまだ少ないものではあるが，ワーカホリズムに対する科学的な関心が高まりつつあることを明らかに示している。

ワーカホリズムの概念化と定義

ワーカホリズムへの関心が高まりつつあるにもかかわらず，この現象に対する私たちの理解はまだまだ限られた範囲に留まっている（McMillan, O'Driscoll, & Burke, 2003）。Burke（2001a）によると，「ワーカホリズムについて書かれているものの多くは概念定義が不明確だったり，十分に確立した測定指標を用いていなかったりする」（p.65）という。実際，ワーカホリズムの本質に関する研究者間の意見は基本的には一致していないようだ。たとえば，最近のレビュー論文で McMillan と O'Driscoll（2006）は，「主要な」ワーカホリズムの定義を9つも紹介している（もちろん，ここには他の「マイナーな」定義は含まれていない）。ワーカホリズムはアルコール依存と似た依存性があることを理由にネガティブな側面があるとした Oates（1971）の見解に，多くの研究者は同意している（例：Cherrington, 1980; Killimger, 2006; Robinson, 1989）。また Porter（1996）は，「アルコール依存者がアルコールに溺れて人生の他の側面をないがしろにしてしまうのと同じように，ワーカホリックは仕事に溺れて同じことをする」（pp.70-71）と述べている。

逆に，ワーカホリズムをその人自身と彼らが働く組織の両方にとって**ポジティブな**状態ととらえる研究者もいる（Korn, Pratt, & Lambrou, 1987; Machlowitz, 1980; Peiperl & Jones, 2001）。Cantarow (1979) は，ワーカホリズムの本質は創造性を伴う喜びにあるとして，ワーカホリックなパーソナリティをポジティブなものとしている。ワーカホリックな人は，仕事に情熱的に関わり，仕事を通じた満足感を探求しているからである。同様に，PeiperlとJones (2001) も，ワーカホリズムを「仕事を楽しみ，仕事から多くを得るハードワーカー」としている（p.388）。

一方，ワーカホリズムにはポジティブとネガティブの両側面があるとする研究者もいる。ワーカホリズムについてさまざまなタイプを区別し，ある面はポジティブ，別の面はネガティブと考えるということである。たとえば，Keichel (1989) は，ワーカホリズムを幸福なワーカホリズムと機能不全のワーカホリズムとに区別した。一方，Naughton (1987) は，仕事へのコミットメントと強迫性の観点から，「良い」ワーカホリック（コミットメントの程度は高いが，強迫性は低い）と「悪い」ワーカホリック（コミットメントの程度と強迫性がともに高い）とを比較している。Scottら (1997) は，強迫-依存的なワーカホリック，完璧主義的なワーカホリック，達成志向性のあるワーカホリックに分類した。ちなみに，達成志向性のあるワーカホリックは，Kornら (1987) の言う「ハイパーパフォーマー」と非常によく似ている。

このようなワーカホリズムの分類の中で現在最も幅広く使用されているのは，いわゆる「ワーカホリズムの3要素」を想定し，これらの組み合わせで分類するものだろう（Spence & Robbins, 1992）。つまり，仕事への関与（仕事に強くコミットし，仕事に多大な時間を捧げる），仕事への内的な衝動性（衝動に駆られて，懸命に働かねばならないと感じる），仕事への楽しみ（仕事を好ましく達成感のあるものと感じる）である。これら3次元を組み合わせると，6つの異なるタイプの労働者に分類され，その中には，次の3タイプのワーカホリックが含まれる：(i) **熱狂的でないワーカホリック**（関与，衝動性は強いが，楽しみは弱い），(ii) **熱狂的なワーカホリック**（関与，衝動性，

楽しみのいずれも強い），(iii) **仕事熱狂者**（関与と楽しみは強いが，衝動性は弱い）。BuelensとPoelmans (2004) は，(iii) の仕事熱狂者を「幸せなハードワーカー」とし，「仕事熱心で，面白い人たちに会い，自分の仕事を愛し，家庭や職場での葛藤を回避できる人たちのことである。おそらく，それが可能なのは，彼らがポジティブな態度や高度な社会的知性をもっているからであろう」(p.454) と述べている。

ワーカホリズム VS エンゲイジメント

Schaufeli ら (2006b) が述べているように，仕事熱心な人たちについての上記の描写はワーク・エンゲイジメントの概念と非常によく似ている（例：Maslach, Leiter, & Schaufeli, 2001）。ワーク・エンゲイジメントは，バーンアウトのポジティブな対概念として近年紹介されたものである。エンゲイジしている従業員は，活力に満ち，自分の職務に自信をもって関わり，仕事の要求度にうまく対処できると考えている。具体的に言えば，仕事にエンゲイジしているというのは，ポジティブで，達成感を伴う仕事上の心的状態を意味し，「活力」，「熱意」，「没頭」という特徴からなる（Schaufeli, Salanova, González-Romá, & Bakker, 2002b）。「**活力**」は，エネルギッシュで，精神的なレジリエンスが強く，自分の仕事に進んで努力する意欲をもち，困難に直面した場合にも粘り強く対応している状態を意味する。「**熱意**」は，自分の仕事に深く関わり，仕事において意義，熱中，インスピレーション，誇り，挑戦などを経験をしている状態を意味する。「**没頭**」は，自分の仕事に完全に集中し，幸せで夢中になっているため，時間が速く過ぎ，仕事から自分自身を切り離すのが難しい状態を意味する。

エンゲイジしている従業員は，一生懸命働き（活力），仕事に強く関与し（熱意），自分の仕事に楽しく没頭している（没頭）。この意味で彼らはワーカホリックと似ている。しかしワーカホリックとは違い，エンゲイジしている労働者には，ワーカホリズムを含んだあらゆる中毒の特徴である強迫的衝

動が認められない。たとえば，エンゲイジしている従業員15人を対象とした質的研究から，エンゲイジしている従業員にとって，仕事は楽しみであり，強制的にやらされるものではないと彼らが感じていることが明らかになった(Schaufeli, Taris, Le Blanc, Peeters, Bakker, & De Jonge, 2001)。つまり，彼らが一生懸命働いていたのは，その仕事が好きだからであり，抵抗しがたいほどの強い内的な衝動に駆り立てられていたからではなかったのである。したがって，概念として明確さを期すには，「良い」形態と「悪い」形態のワーカホリズムを区別するのではなく，ワーカホリズム（本質的に悪い）とワーク・エンゲイジメント（本質的に良い）とに区別するのが適切なようである。これは「今後の研究を始めようとするときには，まず，その言葉の起源に立ち返りなさい」という Porter (1996) の助言の通りである。すなわち，ワーカホリズムについては Oates による最初の定義に戻れということである。したがって，最初の定義に基づいて，ワーカホリズムを「悪い」現象としてとらえるこのような見方では，ワーカホリズムを「良い」とみなす視点は排除される（例：Cantarow, 1979; Korn et al., 1987; Machlowizs, 1980; Peiperl & Jones, 2001)。

では，ワーカホリズムの中核的特徴は何だろうか？ Oates の最初の定義では，ワーカホリズムとは「絶え間なく働こうとする衝動または統制できない欲求」であるとしている。この定義には，後のほとんどの定義で触れられている2つの特徴，すなわち，(i) 一生懸命に働きすぎること，(ii) 強力かつ強迫的な内的衝動があること，が含まれている。前者の特徴は，ワーカホリックな人は異常なまでに多くの時間を仕事に費やす傾向があり，組織的あるいは経済的必要性を満たすのに期待される程度以上に働くことを意味する。後者の特徴は，ワーカホリック傾向の者が，働いていないときでさえも頻繁に仕事について考えていて，彼らが仕事に「支配されている」状態であることを意味する。私たちの見方では，ワーカホリックな人たちは，職務上求められる以上に働き，同僚や顧客に期待されるよりもはるかに多くの努力を仕事に投じる。その結果，仕事以外の生活をないがしろにするのである。

一般的に，これらの人々がこれほど一生懸命に働くのは，強迫性，欲求，動因などの内的な要因からであり，金銭的報酬，キャリアの見通し，組織文化，結婚生活がうまくいっていないなどの外的要因からではない。この推論は，McMillanとO'Driscoll (2006) の推論と一致する。彼らは，「ワーカホリズムは，仕事から離れたくないと思うことだと一般的には理解されている」として，ワーカホリックの非常に注目すべき特徴を次の5点にまとめている (p.89)。(a) 周りから見て明らかなほどに情熱をもって働く，(b) 他のほとんどの人が「心理的なスイッチをオフにした」後でも，ワーカホリックな人たちは，そうでない人たちと比べ，仕事について頻繁に考える，(c) 仕事以外の状況でも，仕事のことをよく話す，(d) 職場では，目に見える成果に向かって努力する，(e) 他の人たちよりも長い時間働く。特徴 (b) と (c) は，ワーカホリズムの強迫的要素（すなわち，自分を仕事から切り離すことの困難さ）に言及しているのに対し，特徴 (a)，(d)，(e) は，職場での努力の傾注について述べている。McMillanとO'Driscoll (2006) によれば，ワーカホリズムの強迫的要素は，職場での過度な努力の傾注につながる可能性がある。しかし，努力の傾注には，仕事を楽しんでいる状態とよく似た要素がある (Spence & Robbins, 1992)。仕事を楽しんでいる状態は，Oates (1971) が提唱したワーカホリズムの概念には含まれないことから，ワーカホリズムの測定には含めないほうがよいと考えられる。よって，ワーカホリズムは (i) 懸命に仕事をすることへの強い内的動機と (ii) 過度の努力の傾注，という2つの観点から定義すると最も良いと考えられる。

　一方，エンゲイジしている従業員も，ワーカホリックな労働者と同様に懸命に働き，相当な熱意を示す。しかし，そうするよう駆り立てる強迫的な内的衝動が存在しないという点で，ワーカホリズムは，エンゲイジメントと区別される。つまり，エンゲイジしている従業員は，働くことへの強い内的衝動に逆らえないから一生懸命働くのではなく，単に仕事が好きだから懸命に働くのである。言い換えると，エンゲイジしている従業員は，仕事自体が楽しく魅力を感じるから働くのに対し，ワーカホリズムは，自らの強迫性に負

け，無理矢理働かされているのである。

ワーカホリズム VS エンゲイジメント：実証的なエビデンス

　上述のように，ワーカホリズムとエンゲイジメントとを概念的に区別することは特に難しいことではない。しかし，どんな概念的区別も，その妥当性を実証的に確かめるべきである。したがって本節では，エンゲイジメントとワーカホリズムが，互いに関連があるもののまったく別の概念であるとする，私たちの立場を支持するエビデンスを検討する。そこで，2つの問いについてエビデンスを示すことにする。すなわち，(i) エンゲイジメントとワーカホリズムの各次元間の関連に関する因子分析によるエビデンス，(ii) エンゲイジメントおよびワーカホリズムに関して，理論的に関連のある他の概念（仕事の特性，仕事に関連したアウトカム，健康指標）との相関関係によるエビデンスである。

エンゲイジメントの次元とワーカホリズムの次元との関係

　これまで述べたように，ワーカホリズムに関する研究は比較的少ない。しかも，エンゲイジメントという概念が普及してからさほど時間も経っていない。したがって，ワーカホリズムとエンゲイジメントとの関係を検証した研究がほとんどないとしても驚くことではない。例外として，Schaufeli ら (2006b, 2008) の2つの研究がある。これらの研究について以下に詳しく述べる。

《研究1》
　Schaufeli ら (2006b) は，オランダの一般向け心理学雑誌のウェブサイト上の調査に回答した従業員2164名から得たデータを用いた。ウェブサイトにアクセスした人は，仕事上のウェルビーイングについて学習し，次に，60項目の質問すべてに回答するよう求められた。質問に回答すると，参加者

にはオンラインで即座に自分のエンゲイジメントとワーカホリズムの程度と，これらの得点に関するフィードバックが示された。このサンプルの属性を，オランダの職場全体の属性と比較したところ，インターネットを用いた研究では珍しいことではないが（Taris, Schreurs, & Sepmeijer, 2005b），このサンプルでは男性，若年者（＜24歳），高学歴者が多く含まれていた。本研究では，**ワーカホリズム**は2つの尺度で測定された。ひとつ目はFlowersとRobinson（2002）により作成されたCompulsively Tendencies Scale（強迫性傾向尺度）のオランダ語版（Taris, Schaufeli, & Verhoeven, 2005a）で，9項目で構成される。この研究では，この尺度は「働きすぎ」（Working Excessively）を測定する尺度として用いられた（$a=.84$。項目例：「急いでいて，時間と競争しているようだと感じる」，「同僚が仕事を切り上げた後にも自分が働き続けているのに気づく」）。2つ目はSpenceとRobbins（1992）のWorkBatという衝動性を測定する尺度で，8項目で構成される。こちらは「強迫的な働き方」（Working Compulsively）を測定する尺度として用いられた（$a=.86$。項目例：「楽しくないときでさえ，一生懸命働くことが義務だと感じる」，「仕事を休んでいる時間は，罪悪感を覚える」）。**ワーク・エンゲイジメント**は，ユトレヒト・ワーク・エンゲイジメント尺度（Utrecht Work Engagement Scale［UWES］, Schaufeli, Bakker, & Salanova, 2006a, $a=.93$；UWESの全項目については第2章を参照）の9項目短縮版によって測定された。

《研究2》

Schaufeliら（2008）は，オランダの通信会社に勤務する中間管理職者と役員587名を対象とした（回答率69％）。対象者のほとんどが男性で，配偶者と同居しており，少なくとも大学卒であった。ワーカホリズムは，研究1で使用された尺度と実質的に同じ尺度を用いて測定された。ワーク・エンゲイジメントは，UWESの17項目版（Schaufeli et al., 2002b; Schaufeli & Bakker［本書の第2章］も参照）を用いて測定された。本尺度は，「活力」

図 4-1

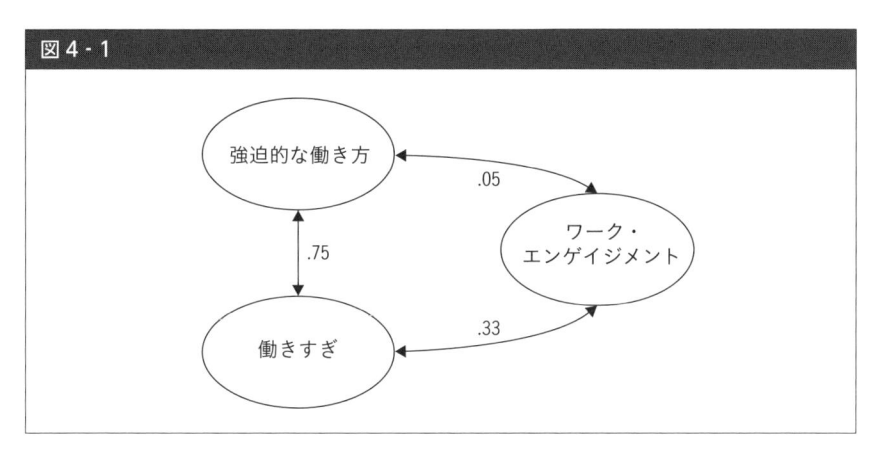

```
        強迫的な働き方
              ↑
              |  .05
              |        ワーク・
        .75   |        エンゲイジメント
              ↓
          働きすぎ  ←  .33
```

エンゲイジメントとワーカホリズムとの関連（研究Ⅰ）

が6項目（a =.88），「熱意」が5項目（a =.93），「没頭」が6項目（a =.80）で構成されている。

《結果》

　図4-1は，ワーカホリズムとワーク・エンゲイジメントとの間の関連について，研究1の結果をまとめたものである。研究1では，確認的因子分析を用い，1因子モデルと3因子モデルを比較した。1因子モデルは，ワーカホリズム17項目とワーク・エンゲイジメント9項目の26項目すべてが，同じ潜在因子に属するモデルである。一方，3因子モデルは，ワーク・エンゲイジメントの項目がひとつの因子を構成し，「働きすぎ」と「強迫的な働き方」の項目がそれぞれの因子を構成するモデルであり，3因子間には相関を認めるものとした。その結果，3因子モデルは1因子モデルよりもデータへの適合度が有意に高かった。図4-1に，3因子間の相関関係を示す。ワーカホリズムの2因子間には強い相関が認められた。しかし，ワーク・エンゲイジメントとワーカホリズム2因子間の相関に関しては，「働きすぎ」とは弱い有意な相関が認められたが，「強迫的な働き方」とは有意な相関は認められなかった。これらの結果から，ワーク・エンゲイジメントとワーカホリズム

は実証的に異なる概念であること，さらに，(i) エンゲイジしている従業員は働きすぎの傾向があるが，(ii) ワーク・エンゲイジメントと強迫的な働き方とには関連が認められないことが明らかになった。

　研究1では，ワーク・エンゲイジメントを下位尺度別に検討していないので，得られた知見の価値はやや限定的なものと言える。そこで研究2では，この点を克服するため，ワーク・エンゲイジメント3尺度，ワーカホリズム2尺度を合わせた5つの下位尺度によって，研究1と同様にモデルの検証を行った。本研究でも5つの下位尺度がひとつの因子に所属する1因子モデルと，ワーク・エンゲイジメント3尺度とワーカホリズム2尺度がそれぞれの因子に所属する2因子モデルが比較された。2因子モデルは1因子モデルよりもモデルの当てはまりが良かったが，許容範囲内の適合度を得るにはモデルの修正が必要であった。特に，ワーカホリズムから没頭に対するパス（負荷）を追加する必要があった（図4-2参照）。図が示すように，エンゲイジメントから「活力」，「熱意」，「没頭」への負荷量は大きく，統計的に有意であった。加えて，ワーカホリズムから「働きすぎ」，「強迫的な働き方」への負荷量も大きかった。しかし，予想外だったのは，ワーカホリズムから「没頭」への負荷（標準化された因子負荷量で.35, $p<.001$）が認められたことであった。これは，ワーカホリックな従業員は自分の仕事に完全に没頭し，仕事から離れることを嫌がるという先行研究の知見を支持している（McMillan & O'Driscoll, 2006）。しかし，理論的には，仕事に没頭する背景にある動機は両者で異なると考えられる。すなわち，エンゲイジしている従業員が仕事に没頭するのは仕事が楽しいからであるのに対し，ワーカホリックな従業員の場合は駆り立てられて仕事をする。つまり，彼らの没頭は強迫的であり，仕事を楽しんでのものではない。言い換えると，エンゲイジしている従業員が内発的に動機づけられ，仕事に惹きつけられているのに対し，ワーカホリックな労働者は，内的な衝動によって駆り立てられ，強迫的に仕事に突き動かされているのである。さらに，ワーク・エンゲイジメントとワーカホリズムの因子間相関が低い（$-.07, ns$）ことも興味深い点である。確かに，ワーカ

図4-2

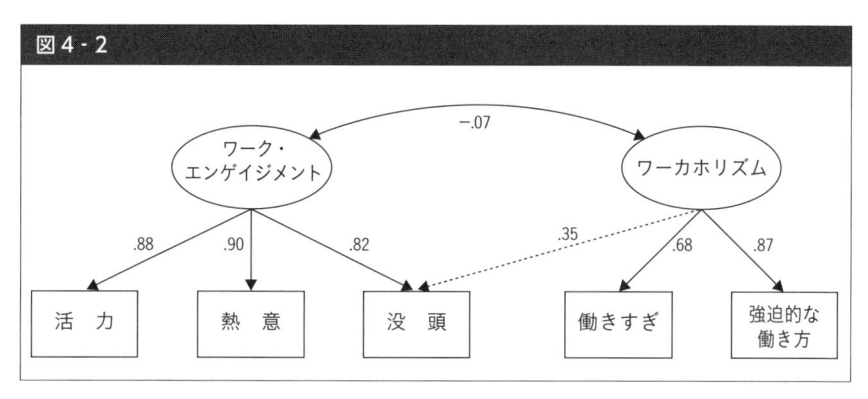

エンゲイジメントとワーカホリズムとの関連（研究2）

ホリックもエンゲイジしている従業員も自身の仕事に没頭しているものの，これらの2つの概念間に実質的に関係があるとは考えにくいことがわかる。

《要約》

まとめると，ここで検討した因子分析のエビデンスは，ワーク・エンゲイジメントとワーカホリズムを概念的に区別できることを支持している。「働きすぎ」，「強迫的な働き方」は，いずれの研究でもエンゲイジメントと弱い関連を示す（研究1での「働きすぎ」とエンゲイジメントの間の相関係数から考えると.33と推定される）か，まったく関連がなかった。これらの結果から，2つの概念間の区別は実証的に確認されたと言える。ただし，ワーク・エンゲイジメントの下位尺度である「没頭」はワーカホリズムの指標と考えられるかもしれない。このことは，ワーカホリックの従業員もエンゲイジしている従業員も，背景の理由は異なるものの，仕事から離れることが難しいという点では同じ，と理論的には考えられることを示している。

以上のエビデンスは，ワーク・エンゲイジメントとワーカホリズムがそれぞれ独立した概念として測定できることを示すには十分であるが，これらの尺度が別々の構成概念を測定していると結論を出すことはできない。というのも，ワーク・エンゲイジメントとワーカホリズムが本当に異なる概念なら

ば，他の概念（仕事の特性，仕事に関連したアウトカム，健康指標）との関係が異なると推測されるからである。この点については，ここで紹介した2つの研究のデータを用いて次節で検討する。

エンゲイジメントおよびワーカホリズムと，その他の変数間との関係

エンゲイジメントとワーカホリズムとの弁別的妥当性を明らかにするため，Schaufeli ら (2006b, 2008) は，エンゲイジメントおよびワーカホリズムと，多くの変数との関連を検証した。本章では関連性を調べた変数を4つの大きなクラスター，すなわち (i) 労働時間関連の変数，(ii) 仕事の特性に関する変数，(iii) 健康とウェルビーイングに関する変数，(iv) 組織行動に関する変数に再分類した。

《労働時間》

ワーカホリックの最も明らかな特徴は，求められる以上に働き，他の人たちよりもはるかに多くの時間を自分の仕事に捧げることである（Buelens & Polemans, 2004; Scott et al., 1997）。Brett と Stroh (2003) は，北米での調査の結果，ワーカホリック傾向の労働者は週平均50〜60時間働いており，特に衝動的で強迫的な働き方の傾向がある人たちが最も長時間働いていると報告している (Spence & Robbins, 1992; Taris et al., 2005a)。当然ながら，仕事にコミットしている時間（時間外や週末の残業，持ち帰り残業など）とワーカホリズムとの間には正の相関関係があることがわかっている (Taris et al., 2005a)。オランダ人労働者の代表サンプルを用いた研究では，ワーク・エンゲイジメントも時間外労働と関連があることが明らかになっている (Beckers, Van der Linden, Smulders, Kompier, Van Veldhoven, & Van Yperen, 2004)。したがって，ワーカホリックも，エンゲイジメントしている従業員も，仕事に長い時間を費やしていると推測できる。

Schaufeli ら (2006b, 2008) の知見からも，この推測が正しいことが確認されている。表4-1を見ると，ワーカホリズムとワーク・エンゲイジメン

表 4-1

ワーカホリズムおよびワーク・エンゲイジメントと各指標間との関連

	働きすぎ	強迫的な働き方	ワーク・エンゲイジメント
労働時間			
時間外労働 [a, c, d]	.40	.29	.27
時間外労働 [b, e]	.24	ns	ns
時間外労働の割合 [b]	.15	.15	ns
労働時間 [c]	.47	.29	.24
仕事の特性			
仕事の要求度 [b]	.24	.23	.13
仕事のコントロール [b]	ns	−.17	.18
同僚の支援 [b]	ns	ns	.12
上司の支援 [b]	ns	−.10	ns
健康とウェルビーイング			
健康度の自己報告 [a]	−.08	−.24	.35
苦痛 [b]	ns	.17	−.23
抑うつ [b]	ns	ns	ns
不安 [b]	ns	ns	ns
心身の不調 [b]	.09	.15	.11
アブセンティーズム [a]	ns	ns	−.09
生活満足感 [a]	ns	−.26	.31
職務満足感 [b]	ns	ns	.24
組織へのコミットメント [b]	.10	.11	.14
組織でのパフォーマンス			
役割内のパフォーマンス [a]	ns	ns	.37
役割外のパフォーマンス [a]	.10	.11	.32
革新性 [a]	.23	ns	.37

注:すべての関連は $p<.05$ で有意である($ns, p>.05$)。

a 研究1 ($N=2,156$) により推定。効果は [c] を除き、標準化偏回帰係数である。
b 研究2 ($N=587$) により推定。効果は標準化された最尤推定値である。エンゲイジメントとの相関係数はSchaufeliら (2008) によるものであり、活力、熱意、没頭との相関係数の平均である。
c 相関係数である。
d 時間外労働は「週末残業」、「持ち帰り残業」、「総労働時間における時間外労働の比率」を組み合わせた変数である。
e 時間外労働は「週末残業」、「持ち帰り残業」を組み合わせた変数である。

トの指標がいずれも労働時間の長さと正の関連があることがわかる。これらの係数は「働きすぎ」に関して最も高い。つまり，「働きすぎ」の傾向がある従業員は，他の人たちよりも労働時間が長く，時間外労働が多い。同様の傾向は，「強迫的な働き方」と「ワーク・エンゲイジメント」についても認められるが，その係数は「働きすぎ」に比べるとかなり低かった。

《仕事の特性》

ワーカホリックな労働者は，仕事をし続けるために，計画を必要以上に難しくしたり，自分で締め切りを課したり，仕事を人に任せるのを拒んだりして，仕事を積極的に作ろうとすることさえある（Machlowitz, 1980; Porter, 1996）。そのため，職場の人間関係が悪くなる可能性がある（Porter, 2001）。さらに，ワーカホリズムと仕事の要求度との間には，強い正の相関があることが明らかとなっている（Taris et al., 2005a）。一方，SchaufeliとBakker（2004）によれば，ワーク・エンゲイジメントは同僚からの社会的な支援などの仕事の資源との間には正の相関があるが，仕事の要求度との間には相関がない。表4-1に示したSchaufeliら（2006b, 2008）のエビデンスは，これらの結果を裏づけている。ワーカホリズムもエンゲイジメントも仕事の要求度とは正の関連があるが，その関連は労働時間に関する変数と同様に「働きすぎ」において最も強い。また，「強迫的な働き方」は，仕事のコントロール度の低さ，上司からの支援の低さと関連していた。一方，エンゲイジしている労働者は，仕事のコントロール度が高く，同僚からの支援が多い傾向にあった。したがって，エンゲイジイジしている従業員もワーカホリックな従業員も，両者とも仕事の要求度は高いと評価するが，エンゲイジしている従業員が仕事に関するその他の特性を肯定的に評価しているのに対して，ワーカホリックな従業員は仕事に関するその他の特性を否定的に評価していることがわかる。

《健康とウェルビーイング》

ワーカホリックな労働者，特に，衝動性や強迫性の要素をもつ者は，仕事の精神的緊張が強く，（精神的な）健康上の不調が多い傾向にある（Buelens & Poelmans, 2004; McMillan & O'Driscoll, 2004; Spence & Robbins, 1992; Taris et al., 2005a）。また，ワーカホリックな従業員は生活満足感も低い（Bonebright, Clay, & Ankenmann, 2000）。一方，Bonebrightら（2000）は，「仕事に熱中している人」（つまり「良い」ワーカホリック，私たちの言葉ではエンゲイジしている従業員）の生活満足感が高いことも明らかにしている。同じような結果は，BuelensとPoelmans（2004）の報告でも明らかになっており，仕事に熱中している人が給与や職場の人間関係に満足しているのに対し，「悪い」ワーカホリックは不満であることが示された。その他の研究によって，ワーク・エンゲイジメントが高いと，心身の不調が少なく（Schaufeli & Bakker, 2004），精神的健康状態が良い（Bakker & Leiterm［本書の第13章］参照）ことが明らかにされている。

表4-1に示すSchaufeliら（2006b, 2008）の結果も，これらの結果に沿うものである。ワーカホリックな労働者は，健康状態が悪く，満足感が低く，苦痛を訴える傾向があるのに対し，エンゲイジしている従業員はその逆，つまり，彼らは幸せを感じ，健康状態が良く，欠勤が少なく，満足感が高く，苦痛が少ない傾向にある。一方で，これも予想通りではあるが，ワーカホリズムおよびエンゲイジメントの両者ともにコミットメントと正の相関があることは面白い。さらに，これら2つの研究においては，両者ともに，心身の不調とも正の相関がわずかながらある。このうち，ワーカホリズムについて，精神的健康の不調と正の相関があるという結果は他の研究でも得られている。たとえば，ワーカホリズムの「働きすぎ」，「強迫的な働き方」の2尺度の短縮版を使用し，オランダと日本の従業員を対象として行った最近の研究では，ワーカホリック傾向のある従業員のバーンアウト傾向が強いことが明らかになっている（相関係数はオランダで.53，日本で.64。Schaufeli, Shimazu, & Taris, 2009）。しかし，エンゲイジメントについては，Schaufeli

ら（2006b, 2008）の示すように，エンゲイジメントが高いと心身の不調が多いという結果は認められていない。たとえば，Schaufeli ら（2009）によれば，ワーク・エンゲイジメントとバーンアウトとの間に負の相関があることが示されているし（相関係数はオランダで－.75, 日本で－.50），Shimazu ら（2008）も，エンゲイジしている労働者の健康状態やウェルビーイングが良いことを明らかにしている。ワーク・エンゲイジメントと心身の不調との関連をはっきりさせるためには，さらなる研究が必要なことは明らかである。

《組織行動》
　ワーカホリックな従業員は仕事の生産性が高いと主張する研究者がいる（例：Korn et al., 1987; Machlowitz, 1980; Peiperl & Jones, 2001）一方，正反対の主張をする者もいる（Oates, 1971; Porter, 2001）。生産性が低いとする者の主張によると，ワーカホリックな従業員は一生懸命働くが，てきぱき仕事をこなすのとは違うので，自分自身にとっても同僚にとっても問題となる可能性がある。彼らは自らの完璧主義に悩まされ，頑固で融通が利かず，他人に仕事を任せられないのである。Burke（2001b）は，ワーカホリックな行動と昇給との間に関連がないなどの例を間接的なエビデンスとして，ワーカホリックな従業員の仕事の業績が特に優れているわけでないと述べている。つまり，ワーカホリックだからといって必ずしも業績が優れているとは限らないし，劣ることさえあるようである。一方，ワーク・エンゲイジメントに関しては，エンゲイジしている従業員の業績が他の人たちよりも優れていることを示す間接的なエビデンスがある。たとえば，Salanova ら（2005a）は，ホテルやレストランの契約社員のワーク・エンゲイジメントのレベルと，顧客によるサービスの質の評価との間に正の相関があることを示している。また，エンゲイジしている学生は，そうでない学生よりも，調査後の学期に行われた試験の合格率が高く（Schaufeli, Martínez, Marques-Pinto, Salanova, & Bakker, 2002a），翌年の成績の平均点も高い（Salanova, Bresó, & Schaufeli, 2005b）ことがわかっている。Demerouti と Cropanzano（本書

の第11章）は，ワーク・エンゲイジメントと仕事のパフォーマンスとの関係について，さらにエビデンスを示して論じている。概して，エンゲイジメントが組織におけるパフォーマンスと正の関連があると思われる一方，ワーカホリズムとパフォーマンスとの関連性については明確なことがまだわかっていない。

表4-1に示されたSchaufeliら（2006b）の結果はこれらの主張を支持している。実際，ワーカホリックとエンゲイジしている従業員との違いは，組織でのパフォーマンスの変数において最も明らかであった。つまり，エンゲイジメントしている従業員は，そうでない者に比べて役割内パフォーマンス，役割外パフォーマンス，革新性が高いことが示されたのに対し，ワーカホリックな従業員では，これらの側面について明確な傾向が見られなかった。つまり，役割内パフォーマンスとワーカホリズムの両指標との間に有意な関連はなく，役割外パフォーマンスについては「働きすぎ」，「強迫的な働き方」の両方に正の関連があったが，その関連の強さはワーク・エンゲイジメントに比べてかなり弱いものであった。

《要約》
前節の因子分析によるエビデンスと同様に，本節で示されたさまざまな変数との相関係数の関係のパターンからも，ワーク・エンゲイジメントとワーカホリズムとが実証的にも別の構成概念であることが示唆された。確かに，両者間で類似点はいくつかある。たとえば，エンゲイジしている従業員も，ワーカホリックな従業員も，仕事に多くの時間を費やし，仕事の要求度が高いと評価し，自分の仕事にコミットし，役割外のパフォーマンスが比較的高い傾向にある。しかし，エンゲイジしている従業員は健康状態やウェルビーイングが良好で，仕事のコントロール度が高く，同僚からの支援が多いのに対し，ワーカホリックな従業員の場合には，このような関係はないか，反対に悪い傾向がある。一般に，エンゲイジしている従業員は，仕事はハードだが，満足し，自分はよくやっていると感じているようである。一方，ワーカ

ホリックな従業員も一生懸命に働くが，仕事やウェルビーイングについて否定的に評価する傾向がある。これらの知見は，私たちの予測とも概して一致するし，「仕事に熱中している人」や「良い」ワーカホリックと，「悪い」ワーカホリックとを比較した先行研究の結果とも一致している。

結　論

　本章では，ワーカホリズムとワーク・エンゲイジメントの類似点と相違点について短く概要を説明した。はじめに，ワーカホリズムの概念について論じた。歴史的には，ワーカホリズムは多くの異なる構成概念に分けることができ，なかには「ポジティブ」とみなされる状態（たとえば，Spence & Robbins, 1992 による「仕事に熱中している人」，Buelens & Poelmans, 2004 を参照）もあれば，「ネガティブ」とみなされる状態（たとえば，Flowers & Robbinson, 2002; Porter, 2001）もある。そのため，ワーカホリズムの概念が明確にならなかった。さらに，ワーカホリズムの先行要因，関連要因，結果要因に関する結果がさまざまに異なっていたのは，ワーカホリズムの概念化や測定方法の違いによる可能性が高い。したがって，ワーカホリズムを定義するにあたり，私たちはこの概念の起源，つまり，Oates（1971）の古典的な考えを用いることにした。Oates はワーカホリックを，「仕事への欲求があまりに過度となり，健康，幸福，人間関係に著しい障害を来している人」とした。この定義では，本人とその環境に対して明らかに**ネガティブな**結果をもたらす概念としてとらえられている。逆に，「ポジティブな」形態のワーカホリズムという考えもあり，これはワーク・エンゲイジメントの概念とかなり似ている。ワーカホリックもエンゲイジしている従業員も，いずれも一生懸命働き，仕事に没頭している。しかし，ワーカホリックな従業員が，自分では抵抗できない，強力かつ強迫的な内的衝動（働くことに突き動かされる状態）ゆえに一生懸命働くのに対し，エンゲイジしている労働者は，彼らが自分の仕事をとても楽しんでいる（仕事に惹きつけられる状態）がゆ

えに一生懸命働くのである。一生懸命働くことの基礎にある動機は，エンゲイジしている従業員とワーカホリックな従業員との間で根本的に異なると推測される。そのことは，たとえば，強化感受性の観点からも説明できるだろう（Van der Linden, Beckers, & Taris, 2007 を参照）。おそらく，エンゲイジしている労働者は報酬の接近への感受性が強い傾向にあり，ポジティブな誘因（例：社会的承認，挑戦，資源に富む仕事）により強化されるのに対し，ワーカホリックな労働者は罰の回避への感受性が強い傾向にあり，ネガティブな誘因（例：社会的否認，失敗の恐怖，働いていないときの罪悪感）により強化される。

このように，理論的にはワーク・エンゲイジメントとワーカホリズムは2つの異なる概念なのである。しかし，実証的にも両者の区別は認められるのだろうか？ オランダで行われた2つの別々の研究から得られたエビデンスからは，「働きすぎ」と「強迫的な働き方」により測定されたワーカホリズムが，「活力」，「熱意」，「没頭」の概念を含むワーク・エンゲイジメントと明確に区別されることが明らかにされた。ここで注目すべきことは，エンゲイジメントの第三の指標である「没頭」が，ワーカホリズムにも十分な負荷量を示すということであった。そのため，Schaufeli ら（2008）は，「没頭」は「おそらく，ワーク・エンゲイジメント独自の特徴ではない」（p.196）と結論づけている。理論的には，「没頭」がワーカホリズムとも重複するというのはもっともだと考えられる。なぜなら，ワーカホリズムの中には，自分の仕事にどっぷり浸かっているという特徴が明らかに含まれているからである。しかし，この「没頭」による重複を除けば，ワーカホリズムとワーク・エンゲイジメントにはほんのわずかな関係しかないと考えられる。

ワーク・エンゲイジメントとワーカホリズムとの概念的な区別は，ワーク・エンゲイジメントやワーカホリズムの2つの概念と，その他のさまざまな概念から構成されるクラスターとの間で，関連のパターンを分析することにより確認された。ワーク・エンゲイジメントおよびワーカホリズムは，労働時間が長く，仕事の要求度も高い傾向があるので，仕事に多大な努力を費

やす点で共通すると言える。しかし，ワーカホリズムの得点が高い場合には，仕事の特性をネガティブに評価し（仕事のコントロール度が低く，社会的支援が少ない），ウェルビーイング（特に，精神的健康）に欠ける傾向にある。さらに，仕事のパフォーマンスについては明確な関連は認められない。一方，エンゲイジしている従業員は，一般的に生活満足感や職務満足感が高く，健康状態が良好であり，仕事がうまくいっていると答える傾向にある。つまり，この結果から，「良い」ワーカホリズムと「悪い」ワーカホリズムの区別が明確になる。「良い」ワーカホリック（すなわち，エンゲイジしている従業員）は，自分の仕事や健康について好ましく感じる傾向があるのに対し，「悪い」ワーカホリックは，本章のはじめに描いたような本当に不幸な従業員であろう。これらの結果は，広く使われているワーカホリズムの3要素について包括的にレビューした最近の論文内容とも一致する（Burke, 2006）。「仕事に熱中している人」や「良い」ワーカホリックは，「仕事に熱中していない人」や「悪い」ワーカホリックと同じ時間働いたとしても，自尊心や安心感をもち，タイプA行動の傾向（我慢できず，イライラする）が少なく，仕事，人生，家庭，地域社会に対する満足感も高いという点で，「本物の」ワーカホリックとは違うのである。さらに，「仕事に熱中している人」は，自分のキャリアについてより明るい見通しをもっていて，離職意思は少なく，心身ともにより健康であり，ウェルビーイングが高いことも明らかになっている（Burke, 2006）。

今後の研究について

これまでの知見から，ワーク・エンゲイジメントをワーカホリズムと区別することは可能である（そうしなければならない，とさえ言える）ことが明らかになった。しかし，ここで示されたエビデンスは，限られた数の研究から得られたものにすぎないという点は認識しておく必要があるだろう。私たちの知るかぎり，ワーク・エンゲイジメントとワーカホリズムを直接比較した研究は2つだけである（Schaufeli et al., 2006b, 2008）。この2つの研究は

十分な一貫性があるし，Burke（2006）によるワーカホリズムの3要素に関するレビューとも結果が一致するが，今後はできればオランダ人以外の従業員も含んだ独自のデータベースを作り，そこから得られた知見を共有し，広げるとよいだろう。なお，オランダ人以外を対象とした研究として，日本人のサンプルが含まれた研究がひとつだけあるが，これは範囲の狭い研究であり，バーンアウトとの関係におけるワーク・エンゲイジメントとワーカホリズムの違いしか検討していない（Schaufeli et al., 2009）。

　さらに，これまでのエビデンスは横断的デザインを用いて集められてきた。横断的デザインでもワーカホリズムとワーク・エンゲイジメントの類似点と相違点に関する知見を得ることはできるかもしれないが，2つの概念間の因果関係の方向性，概念の時間的安定性，その他の変数との間の因果の順序について信頼できる知見を得ることはできない。たとえば理論的には，両タイプの従業員間の主な違いは，ワーカホリックな従業員が強い内的衝動を感じるがゆえに懸命に働くのに対し，エンゲイジしている従業員は自分の仕事がとても好きだから懸命に働くということにある。しかし，懸命に働く動機が時間の経過とともに変化する可能性はないのだろうか？　たとえば，エンゲイジしている従業員が仕事に失望し，他に働く理由がもてないとしたら，同じような行動を続けること（一生懸命働くこと）ができるだろうか？　また，質的研究（Schaufeli et al., 2001）によって，今はエンゲイジしている従業員も過去にバーンアウトの時期を過ごしていた可能性があることが明らかになっている。バーンアウトはワーカホリズムの結果要因になりうる（Taris et al., 2005a）ことから考えると，ワーカホリックな従業員も，状況が整えばエンゲイジしている従業員に変わる可能性があると言えるかもしれない。したがって，ワーカホリズムとワーク・エンゲイジメントの時間的安定性，変化可能性，さらにその変化を促進する要因について研究することが重要だろう。たとえば，エンゲイジしている従業員であっても，家庭の責任が増す状況が生じたときには，仕事が家庭の邪魔だと感じるかもしれない。それは，ワーカホリズムの兆候を意味しているのだ。一方，ワーカホリックな従業員

であっても，仕事で良い変化が起きれば，自分が懸命に働くのは義務ではなくて楽しいからだと，働く理由を考え直すかもしれない。この時点で，その従業員はワーカホリックのグループからエンゲイジしている者のグループに移っているわけである。

最後に，より基本的なレベルの話となるが，ワーク・エンゲイジメントおよびワーカホリズムと，その基にあるさまざまな動機づけのシステムとを結びつけることも考えられるだろう。これまでの2つの概念に関する分析や実証的なエビデンスに基づくと，ワーク・エンゲイジメントは欲求動機づけシステムに，ワーカホリズムは回避動機づけシステムに関係すると考えられる。関連する理論的アプローチとして，報酬の接近への感受性と罰の回避への感受性について述べた強化感受性理論（Gary & McNaughton, 2000），促進焦点と予防焦点という2つの独立した心理システムについて述べた制御焦点理論（Higgins, 2006），熟達目標と達成目標という2つの目標への志向性について述べた目標理論（Dweck, 1999）がある。エンゲイジしている従業員は，報酬（例：仕事の資源）の接近に強化され，促進（例：新しい物事を学ぶ）に焦点があり，熟達目標（例：自己向上）を志向すると考えられる。これは，本章で述べた「仕事に惹きつけられる」という状態に一致する。一方，ワーカホリックな従業員は，罰（例：他者から承認されないこと）の回避に強化され，予防（例：過ちや失敗をしない）に焦点があり，達成目標（例：同僚より良いパフォーマンスを示す）を志向すると考えられる。これは，本章での「仕事に押しやられる」という状態に一致する。

結局，これまで紹介したエビデンスからは，ワーク・エンゲイジメントとワーカホリズムとが理論的にも実証的にも区別できるとは言えるが，2つの概念同士の関係や，2つの概念と他の概念との関連が明らかになったとはまだ到底言い難い。今後は，できれば縦断的なデザインで，2つの概念の関係だけでなく，先行要因，結果要因，さらに基にある動機づけのシステムについて，より包括的なモデルを検討する研究が必要である。そのような研究を行えば，両概念間の類似点，相違点，相互の関係についてもっと多くの理解

が得られるようになるだろう。よって，現時点では，労働者は仕事に惹きつけられ，夢中になることもあれば，仕事に突き動かされ，追われることもあると言うにとどめておこう。

実践への示唆

本章では，ワーカホリズムとワーク・エンゲイジメントの両概念を比較した。ワーク・エンゲイジメント（すなわち「良い」ワーカホリズム）は従業員個人にとっても，また彼（女）らが働く組織にとっても，概してポジティブな結果をもたらす。一方，ワーカホリズム（「働きすぎ」と「強迫的な働き方」によって定義される）は，概してネガティブな結果をもたらす。しかし，たとえば，仕事へのコミットメントが高く，努力を惜しまないなど，両概念はある程度重複した特徴をもっている。主な相違点は，ワーカホリックな従業員が努力を注ぐのは内的衝動に駆られるからであるのに対し，エンゲイジしている従業員が懸命に働くのは仕事をとても楽しんでいるからである，と言えるだろう。また，両者の状態は変わる可能性があるという指摘もある(Schaufeli et al., 2001)。つまり，エンゲイジしている従業員がかつてはワーカホリックであった可能性もあるし，その逆もあるということである。したがって，組織にとって重要なことは，エンゲイジしている従業員を大切にすると同時に，彼（女）らを注意深くモニターすることである。組織が従業員を大切にするのは，組織にとって彼（女）らが価値のある存在だからである。また，組織が彼（女）らをモニターするのは，おそらく，従業員が幸せで，生産的である状態を維持したいと思うからである。従業員の幸せと生産性を維持するためには，組織は従業員に対して必要な仕事の資源を供給するのがよいだろう。なぜなら，資源に富む仕事はワーク・エンゲイジメントを高めるからである(Halbesleben [本書の第8章] と Salanova et al. [本書の第9章]を参照)。

ワーカホリズムが組織あるいは従業員個人にとって利点があるか否かについては明らかになっていない。一方，ワーカホリックな従業員は，たとえば仕事を人に任せることを拒んだり，必要以上に仕事を複雑にしたりするなどして，組織のパフォーマンスにネガティブな影響を与えると考えられる(Machlowitz, 1980; Porter, 2001)。このことは，組織は，最も組織に忠実で，

最もよく働いているように見える従業員こそ心配すべきだということを意味している。

実践の手法はいくつかあるが，特に次のような方法が可能であろう。

- 上司が役割モデルとなり，過度の長時間労働を称賛するような典型的なワーカホリック文化を弱めること。
- 上司は部下に対して仕事の意味，目的，重要性を明確にすべきであり，そのためには上司のトレーニングが必要である。これにより，ワーカホリズム（特に「強迫的な働き方」）を減らし，ワーク・エンゲイジメント（特に「熱意」）を増加させることができる。
- ワーカホリックな従業員の雇用を避ける。たとえば，支配性，執拗さ，几帳面さ，厳密さに対する欲求といった，ワーカホリックの典型的な特性を測定するパーソナリティ検査を採用の際の参考にする（Mudrack, 2006）。
- ワーカホリックな従業員に対して従業支援プログラム（EAP）を提供する（Porter & Herring, 2006）。

残念ながら，ワーカホリズム傾向の低減に特化した個人への介入は少ない。Robinson（2007）は，ワーカホリックな従業員やその家族，彼（女）らを治療する専門家に向けたガイドブックを著している。その他，個人を対象とした介入には次のようなものがあるだろう。

- 認知行動的技法を用いたコーピング・スキルの改善。たとえば，時間管理法や問題解決技法の訓練（過度に働かねばならないという欲求の低減を目的とする）や，論理情動療法（強迫的な働き方への欲求の低減を目的とする）を行う。
- ワーカホリックス・アノニマス（ワーカホリック匿名会 www.workaholics-anonymous.org）といったような，自助団体への参加を促す。

以上をまとめると，ワーカホリズムは個人レベルの介入によって低減される可能性が高いのに対して，ワーク・エンゲイジメントは組織レベルの介入によって高められる可能性が高いと言えるだろう。

文　献

Beckers, D. G. J., Van der Linden, D., Smulders, P. G. W., Kompier, M. A. J., Van Veldhoven, J. P. M., & Van Yperen, N. W. (2004). Working overtime hours: Relations with fatigue, work motivation, and quality of work. *Journal of Occupational and Environmental Medicine, 46*, 1282-1289.

Bonebright, C. A., Clay, D. L., & Ankenmann, R. D. (2000). The relationship of workaholism with work-life conflict, life satisfaction, and purpose in life. *Journal of Counseling Psychology, 47*, 469-477.

Brett, J. M., & Stroh, L. K. (2003). Working 61-plus hours per week: Why do managers do it? *Journal of Applied Psychology, 88*, 67-78.

Buelens, M., & Poelmans, S. A. Y. (2004). Enriching the Spence and Robbins typology of workaholism: Demographic, motivational and organizational corelates. *Organization Change Management, 17*, 459-470.

Burke, R. J. (2001a). Editorial: Workaholism in organizations. *International Journal of Stress Management, 8*, 65-68.

Burke, R. J. (2001b). Workaholism components, job satisfaction, and career progress. *Journal of Applied Social Psychology, 31*, 2339-2356.

Burke, R. J. (2006). Workaholic types: It is not how hard you work but why and how you work hard. In R. J. Burke (Ed.), *Research companion to working time and work addiction* (pp. 173-192). Cheltenham, UK: Edward Elgar.

Cantarow, E. (1979). Women workaholics. *Mother Jones, 6*, 56.

Cherrington, D. J. (1980). *The work ethic.* New York: American Management Association.

Dweck, C. (1999). *Self theories: Their role in motivation, personality and development.* Philadelphia: Psychology Press.

Ferenczi, S. (1919/1950). Sunday neuroses. In J. Rickman (Ed.), *Further contributions to psychoanalysis* (2nd ed., pp.174-177). London: Hogarth Press.

Flowers, C., & Robinson, B. E. (2002). A structural and discriminant analysis of the Work Addiction Risk Test. *Educational and Psychological Measurement, 62*, 517-526.

Gray, J. A., & McNaughton, N. (2000). *The neuropsychology of anxiety* (2nd ed.). New York: Oxford University Press.

Higgins, E. T. (2006). Value for hedonic experience and engagement. *Psychological Review, 113*, 439-460.

Keichel, W. (1989). The workaholic generation. *Fortune, 119*, 50-62.

Killinger, B. (2006). The workaholic breakdown syndrome. In R. J. Burke (Ed.), *Research companion to working time and work addiction* (pp. 61-88). Cheltenham, UK: Edward Elgar.

Korn, E. R., Pratt, G. J., & Lambrou, P. T. (1987). *Hyper-performance: The A. I. M. strategy for releasing your business potential.* New York: John Wiley.

Lafargue, P. (1883). *Das Recht auf Faulheit: Widerlegung des "Recht auf Arbeit" von 1848.*

Retrieved from http://www.wildcat-www.de/material/m003lafa.htm on 23 June, 2008.
Machlowitz, M. (1980). *Workaholics: Living with them, working with them.* New York: Simon & Schuster.
Maslach, C., Leiter, M. P., & Schaufeli, W. B. (2001). Job burnout. *Annual Review of Psychology, 52*, 397-422.
McMillan, L. H. W. & O'Driscoll, M. P. (2004). Workaholism and health: Implications for organizations. *Organizational Change Management, 17*, 509-519.
McMillan, L. H. W., & O'Driscoll, M. P. (2006). Exploring new frontiers to generate an integrated definition of workaholism. In R. J. Burke (Ed.), *Rsearch companion to working time and work addiction* (pp. 89-107). Cheltenham, UK: Edward Elgar.
McMillan, L. H. W., O'Driscoll, M. P., & Burke, R. J. (2003). Workaholism: A review of theory, research, and future directions. In C. L. Cooper & I. T. Robertson (Eds), *International review of industrial and organizational psychology* (Vol. 18, pp. 167-189). New York: Wiley.
Mudrack, P. E. (2006). Understanding workaholism: The case for behavioral tendencies. In R. J. Burke (Ed.), *Research companion to working time and work addiction* (pp. 108-128). Northampton, MA: Edward Elgar.
Naughton, T. J. (1987). A Conceptual view of workaholism and implications for career counseling and research. *Career Development Quarterly, 35*, 180-187.
Oates, W. E. (1968). On being a "workaholic" (a serious jest), *Pastoral Psychology, 19*, 16-20.
Oates, W. E. (1971). *Confessions of a workaholic.* Nashville: Abingdon.
Peiperl, M., & Jones, B. (2001). Workaholics and overworkers: Productivity or pathology? *Group and Organization Management, 26*, 269-393.
Porter, G. (1996). Organizational impact of workaholism: Suggestions for research the negative outcomes of excessive work. *Journal of Occupational Health Psychology, 1*, 70-84.
Porter, G. (2001). Workaholic tendencies and the high potential for stress among co-workers. *International Journal of Stress Management, 8*, 147-164.
Porter, G., & Herring, R. A. (2006). The unlikely referral of workaholics to an employee assistance program. In R. J. Burke (Ed.), *Research companion to working time and work addiction* (pp. 242-269). Northampton, MA: Edward Elgar.
Robinson, B. E. (1989). *Work addiction.* Dearfield Beach, FL: Health Communications.
Robinson, B. E. (2007). *Chained to the desk; A guidebook for workaholics, their partners and children, and the clinicians who treat them* (2nd ed.). New York: New York University Press.
Salanova, M., Agut, S., & Peiró, J. M. (2005a). Linking organizational resources and work engagement to employee performance and customer loyalty: The mediation of service climate. *Journal of Applied Psychology, 90*, 1217-1227.
Salanova, M., Bresó, E., & Schaufeli, W. B. (2005b). Hacia un modelo espiral de la autoeficacia en el estudio del burnout y Engagement [Towards a spiral model of

self-efficacy in burnout and engagement research] *Ansiedad y Estrés, 11*, 215-231.
Schaufeli, W. B., & Bakker, A. B. (2004). Job demands, job resources and their relationship with burnout and engagement: A multi-sample study. *Journal of Organizational Behaviour, 25*, 293-315.
Schaufeli, W. B., Bakker, A. B., & Salanova, M. (2006a). The measurement of work engagement with a short questionnaire: A cross-national study. *Educational and Psychological Measurement, 66*, 701-716.
Schaufeli, W. B., Martínez, I., Marques-Pinto, A., Salanova, M., & Bakker, A. B. (2002a). Burnout and engagement in university students: A cross-national study. *Journal of Cross-Cultural Psychology, 33*, 464-481.
Schaufeli, W. B., Salanova, M., González-Romá, V., & Bakker, A. B. (2002b). The measurement of engagement and burnout: A Confirmative factor analytic approach. *Journal of Happiness Studies, 3*, 71-92.
Schaufeli, W. B., Shimazu, A., & Taris, T. (2009). Being driven to work exceptionally hard. The evaluation of a two-factor measure of workaholism in the Netherlands and Japan. *Cross-Cultural Research: The Journal of Comparative Social Science, 43*, 320-348.
Schaufeli, W. B., Taris, T. W., & Bakker, A. B. (2006b). Dr Jekyll or Mr Hyde? On the differences between work engagement and workaholism. In R. J. Burke (Ed.), *Research companion to working time and work addiction* (pp.193-217). Cheltenham, UK: Edward Elgar.
Schaufeli, W., Taris, T., Le Blanc, P., Peeters, M., Bakker, A. B., & De Jonge, J. (2001). Maakt arbeid gezond? Op zoek naar de bevlogen werknemer (Can work produce health? The quest for the engaged worker). *De Psycholoog, 36*, 422-428.
Schaufeli, W. B., Taris, T. W., & Van Rhenen, W. (2008). Workaholism, burnout, and work engagement: Three of a kind or three different kinds of employee well-being? *Applied Psychology: An International Review, 57*, 173-203.
Scott, K. S., Moore, K. S., & Miceli, M. R. (1997). An exploration of the meaning and consequences of workaholism. *Human Relations, 50*, 187-314.
Shimazu, A., Schaufeli, W. B., Kosugi, S., Suzuki, A., Nashiwa, A., et al. (2008). Work engagement in Japan: Validation of the Japanese version of the Utrecht Work Engagement Scale. *Applied Psychology: An International Review, 57*, 510-523.
Spence, J. T., & Robbins, A. S. (1992). Workaholism: Definition, measurement, and preliminary results. *Journal of Personality Assessment, 58*, 160-178.
Taris, T., & Schaufeli, W. (2007). Workaholisme [workaholism]. In W. Schaufeli and A. Bakker (Eds), *De psychologie van arbeid en gezondheid* (2nd ed., pp. 359-372). Houten, The Netherlands: Bohn Stafleu van Loghum.
Taris, T. W., Schaufeli, W. B., & Verhoeven, L. C. (2005a). Workaholism in the Netherlands: Measurement and implications for job strain and work-nonwork conflict. *Applied Psychology: An International Review, 54*, 37-60.
Taris, T., Schreurs, R., & Sepmeijer, K. J. (2005b). Web-based data collection in occupational health psychology. In J. Houdmont and S. McIntyre (Eds), *Occpational*

Health Psychology: Key papers of the European Academy of Occupational Health Psychology (pp. 398-406). Oporto: Publishmai.

Unwin, T. (2004). Gustave Flaubert, the hermit of Croisset. In T. Unwin (Ed.), *The Cambridge companion to Flaubert* (pp.1-24). Cambridge: Cambridge University Press.

Van der Linden, D., Beckers, D. G. J., & Taris, T. W. (2007). Reinforcement sensitivity theory at work: Punishment sensitivity as dispositional source of job-related stress. *European Journal of Personality, 21*, 889-909.

5

ポジティブ心理学の力：
心理的資本とワーク・エンゲイジメント

David Sweetman and Fred Luthans

　職場においてポジティブな姿勢が果たす役割と同様に，エンゲイジしている従業員の重要性についても以前から認識されており，それはパフォーマンスにも大きな影響を与えると考えられてきた。しかし，これはポジティブな姿勢全般に言えることであるが，根拠に基づいたマネジメントが行われるようになるのに伴い，エンゲイジメントと，エンゲイジメントが与える影響をより良く理解するための科学的な理論構築と実証的分析に注目が集まるようになったのは，つい最近のことである。しかし，エンゲイジメントの重要性が認識されるようになってきたにもかかわらず，ギャラップ社の調査では，世界中のさまざまな組織の従業員のほとんどが，自分の仕事に対し，十分にエンゲイジしているわけではない，という結果が一貫して報告されている（例：Avolio & Luthans, 2006; Harter, Schmidt, & Hayes, 2002）。

　組織のダウンサイジングや，急速に高度化する技術の進歩・革新など，現代の波乱に満ちた環境に直面するなかで，従業員には，仕事の要求度が高く，資源が少ない，新しい環境への適応が求められている。ギャラップ社のデータが示しているように，従業員のエンゲイジメントは，現代の組織において深刻な課題となっている。本書の各章は，ワーク・エンゲイジメントに

関するこれらの課題について理解を深めるとともに，これらの課題に対応するための代替案を提示している。本章の目的は，現代の組織における従業員のエンゲイジメントのプロセスを理解し，その課題に対応するために，私たちが近年実施している，ポジティブ組織行動学（positive organizational behavior［POB］），特に，心理的資本（psychological capital［PsyCap］）に関する研究を適用することである。具体的には，まず，心理的資本とワーク・エンゲイジメントが意味するものを簡潔に要約した後，これら2つの構成概念を関連づける概念モデルと，ポジティブな情動が果たす役割を提案する。そして，全般的な心理的資本，ポジティブな情動だけでなく，心理的資本を構成する4つの心理的資源（効力感，楽観性，希望，レジリエンス）が，従業員のエンゲイジメントにおいてどのような役割を果たすのかについて，特に注目する。その後，ワーク・エンゲイジメントが有する課題に対応するために，心理的資本とポジティブな情動が有する実践上の示唆について述べ，本章を締めくくることにする。

組織行動に関するポジティブ・アプローチ

　一般向けのビジネス書の分析から，近年，ネガティブな意味の用語（例：疲れ果てた，ストレス）の使用が，ポジティブな意味の用語（例：思いやり，美徳）の使用と比較して4倍に増えたことが明らかになっている（Walsh, Weber, & Margolis, 2003）。同時に，ビジネス専門書におけるポジティブ志向の自己啓発本も大盛況である。学問の世界では，心理学は明らかにネガティブなものによって支配されてきた（Seligman & Csikszentmihalyi, 2000）。しかし，LuthansとAvolio（2009）が近年述べているように，組織行動学では，おそらく長年にわたって，ネガティブなものよりもポジティブなものにより多くの関心が寄せられてきた。しかしながら，「組織行動学の領域では，希望，楽観性，レジリエンスなどのポジティブな概念はまだ十分に研究されていない。そのため，今後はもっと積極的に研究を進めることが重要である。なぜ

なら，実務家たちは否が応でもポジティブな概念を扱わざるを得ず，しかも非常に多くの場合，何らその妥当性を検証しないまま，概念，方法，介入を提唱しているからである」(Luthans & Avolio, 2009)。

　Frederick W. Taylor の先駆的な研究で示されているように，産業革命時代の組織が，機械的なマネジメントと効率性の原理に大きく依存していたのに対し，現代の組織は，人的資本のマネジメントにより重点を置いている。自分の能力に自信をもち，成功に対して楽観的で，目標達成のための意志力や方法に意識を向け，逆境やつまずきに直面しても立ち直れるような従業員の必要性が，ほとんどの組織で認識され始めている。別の言い方をするなら，今日では，単に従業員の機能不全に対するマネジメント，すなわちバーンアウトの回避をマネジメントするだけでなく，その対極にあるポジティブな側面に着眼点を移し，心理的資本を育成し，従業員が職場で仕事にエンゲイジできるようにする必要性が認識されるようになってきているのである。

　私たちは具体的に，ポジティブ組織行動学を，「現代の職場におけるパフォーマンスを向上させるために，測定，育成，および，効果的なマネジメントが可能な，ポジティブに方向づけられた人材の強みと心理的資本に関する研究と応用」と定義している (Luthans, 2002b, p.59)。先にも述べたように，このポジティブ組織行動学のアプローチは，職場におけるポジティブな姿勢の重要性を見出した，と主張しているわけではなく，むしろ，パフォーマンに影響を及ぼす，ポジティブで，一時的な心理的資源に注意を向けるように求めているだけである (Luthans, 2002a, 2002b 参照)。ポジティブ志向の一般向けの自己啓発書や，比較的時間的に安定した，特性的な (trait-like) ポジティブ志向の組織行動学を扱った文献と区別するために，私たちは，ポジティブ組織行動学に対し，具体的に次のような選択基準を用いている：(1) 理論と研究に基づいていること，(2) 妥当性のある測定方法を有していること，(3) 一時的な (state-like) 状態であり，成長する可能性があること，(4) 職場でのパフォーマンスに影響を及ぼすこと (Luthans, 2002b, p.59 Luthans, 2002a; Luthans, Youssef, & Avolio, 2007b 参照)。

ポジティブ組織行動学のこのような概念化は，従業員のウェルビーイングを考慮しない，功利主義的なマネジメント主導の考え方（Wright, 2003）とみなされかねないが，実際にはそうではない。それどころか，ZwetslootとPot（2004）が論じているように，従業員の健康とウェルビーイングには戦略的な価値が存在する。なぜなら，従業員の健康と成長に投資することは，職場でのパフォーマンスに大きな影響を及ぼし，結果的に，従業員が仕事にエンゲイジすることへとつながるからである。BakkerとSchaufeli（2008）が述べているように，これは，組織と従業員がもっているさまざまな形の資本を通じて達成することができる。それらの資本には，経済的資本（組織の有形資産など），人的資本（従業員の知識，経験，専門知識など），社会的資本（人間関係のネットワークなど），そして，私たちが心理的資本と同定したもの（Luthans & Youssef, 2004; Luthans et al., 2007b）が含まれる。本章では，ワーク・エンゲイジメントに関連する，この心理的資本に焦点を当てることにする。

心 理 的 資 本

心理的資本は，ポジティブ組織行動学の延長線上にあるものであり，次のように定義されている。

　　(1) 困難な課題を達成するために，必要な努力ができる自信をもっていること（自己効力感），(2) 現在と未来の成功について，ポジティブに考えること（楽観性），(3) 目標に向かって粘り強く取り組み，必要があれば，成功するために，目標達成までの道のりを軌道修正すること（希望），(4) 問題や逆境に悩まされたときも，成功するために，屈せず，立ち直り，乗り越えること（レジリエンス）。これらによって特徴づけられる，個人の成長におけるポジティブな心理状態。

(Luthans et al., 2007b, p.3)

4つのポジティブな心理的資源（効力感，楽観性，希望，レジリエンス）の根底にある共通のテーマは，個人がいかなる状況においても持ち合わせ，繁栄と成功へ導くことができる，ポジティブで何かを強力に推し進めていくような資源である。これら4つの心理的資源は，日常用語として一般的に用いられているが，私たちは，ポジティブ心理学（Seligman & Csikszentmihalyi, 2000; Snyder & Lopez, 2002）とポジティブ組織行動学（Luthans et al., 2007b）に裏づけられた理論，測定，調査研究に基づいて，これらの用語を非常に正確な意味で用いることにする。組み合わせると，これら4つのポジティブな資源は，心理的資本と呼ばれる2次的な中核因子を表している（Luthans, Avolio, Avey, & Norman, 2007a; Luthans et al., 2007b）。心理的資本の構成概念に関する研究が幅広くなったことで，中核的な構成概念そのものだけでなく，パフォーマンスや満足感といった，多数の望ましいアウトカムとの関連についても，その妥当性を支持する知見が見出されている（Luthans et al., 2007a 参照）。

研究により，心理的資本の中核的な構成概念は，その構成要素となっている個々の概念よりも，望ましいアウトカムとの関連が強いことが実証されている（Luthans et al., 2007a）。この結果は，構成要素を個別に見た場合よりも，その構成要素を組み合わせた場合のほうが，より幅広く，大きな動機づけ効果があるということで概念的に説明することができる。たとえば，ある従業員が，逆境から元気に立ち直ることができるだけでなく，自己効力感をもち，楽観的で，希望に満ちているとしたら，その従業員は，粘り強く，逆境に立たされる前の自分を超えてでも成功するよう，より強く動機づけられるであろう。Luthans ら（2007a）が，さまざまな測定モデルの因子負荷量を実証的に比較したところ，最も良好な適合を示したのは2因子モデルであった。これは，4つの構成要素はそれぞれ明確に区別される特性を共有する一方で，心理的資本と呼ばれる，根底に共通してある心理的資源を表すものとして最もよく理解されることを示している（Luthans et al., 2007a）。

心理的資本は，心理的資本尺度（PsyCap Questionnaire［PCQ］；尺度

の全容に関しては Luthans et al., 2007b を参照。妥当性分析に関してはLutahns et al., 2007a を参照)で測定される。PCQ は, 4つの構成要素である,効力感, 楽観性, 希望, レジリエンスのそれぞれに関して6つの質問項目で構成されており, 各項目は6件法のリッカート尺度で測定される。項目には次のようなものが含まれている。

「私は, 自分の職場において, その達成目標／目的を設定することに貢献できる自信がある」(効力感)

「仕事において状況が不確かな場合, いつも一番良い結果を期待する」(楽観性)

「万が一, 仕事で窮地に立たされていると感じたときでも, そこから抜け出すための多くの手段を考えることができる」(希望)

「私は通常, 職場でのストレスになることをうまく切り抜けている」(レジリエンス)

これら4つの構成要素のひとつひとつは, ポジティブ心理学では広く認識されているが, 心理的資本, あるいは心理的資本の中核的な構成概念についてはようやく概念化が始まり, 実証的にも支持されるようになってきたところであり (Luthans & Avolio, 2009; Luthans et al., 2007a, 2007b; Luthans & Youssef, 2007 参照), ワーク・エンゲイジメントと概念的に関連づけられるまでには至っていない。本章において私たちは, 心理的資本がワーク・エンゲイジメント全体の重要性についてのより良い理解とその裏づけに役立つ可能性があること, そして, ワーク・エンゲイジメントを構成している活力, 熱意, 没頭という要素と特に関連している可能性があることを提案する (Schaufeli, Bakker, & Salanova, 2006)。

ワーク・エンゲイジメント

Kahn (1990, p.3) が定義したように, 従業員のワーク・エンゲイジメントは,「仕事と, 仕事の文脈を心理的にどのように経験するかによって, 人が課題

を遂行するなかで，自分を表出したり，隠したりするプロセスが形成されていく様子」と関連している。これは，人が自らの課題や他者との関わりの中で「より好ましい自己」を表現し，取り入れること，また，自ら参加し，能動的に役割を遂行することを通じて成し遂げられる（Kahn, 1990）。この定義を出発点とし，ワーク・エンゲイジメントに関する研究の現状に目を向けていくことにする。本書はこのテーマ（ワーク・エンゲイジメント）を専門に取り扱っていることから，ここでは，私たちが提案する心理的資本とワーク・エンゲイジメントとの関連についての背景的な情報を提示するために，簡単に概略だけを述べることにする。ワーク・エンゲイジメントのより包括的な議論については，本書の他の章をご参照いただきたい。

　今回の目的のため，仕事の要求度-資源（job demands-resources［JD-R］）モデル（Bakker & Demerouti, 2007; Schaufeli & Bakker, 2004）を用いることにする。仕事の要求度-資源モデルは，ワーク・エンゲイジメントをバーンアウトの対概念として位置づけることにより，バーンアウトとワーク・エンゲイジメントに関するこれまでの研究の流れを統合するものである（Maslach, Schaufeli, & Leiter, 2001）。ワーク・エンゲイジメントに対するこのアプローチでは，エンゲイジメントを測定するために，ユトレヒト・ワーク・エンゲイジメント尺度（Utrecht Work Engagement Scale［UWES］）をよく用いる（Schaufeli & Bakker［本書の第2章］; Schaufeli, Salanova, González-Romá, & Bakker, 2002）。重要なことは，エンゲイジメントは心理的資本と同様に，「一時的な」現象としてとらえられるということである。これは気分のような一過性の状態ではない。また，ビッグファイブ人格特性といった比較的変化することのない，固定した特徴でもない。エンゲイジメントは，感情-認知機能の一時的な状態として記述されているが,特定の個人，対象，出来事，行動には着目していない（Schaufeli, Bakker, & Salanova, 2006）。仕事の要求度-資源モデルの実証研究から，仕事の資源がワーク・エンゲイジメントに与える影響は，仕事の要求度（例：仕事の負荷，劣悪な物理的環境）が高い場合に最も大きくなるという考えを支持する根拠が得ら

れている (Bakker & Demerouti, 2007)。心理的資本と類似した，もうひとつの重要な点は，このエンゲイジメントの形態は，相互に関連する3つの要素（活力，熱意，没頭）から構成された，より高次の中核因子として理論化されているということである (Schaufeli et al, 2006)。

活力は，目の前の仕事にエネルギーを投じようとする高い意欲と，困難な状況でもやり続ける精神的なレジリエンスから構成される，と定義されている (Schaufeli et al., 2006)。エネルギーには対極的な次元が存在する。一方は活力，そして，もう一方は情緒的疲弊感（emotional exhaustion）である (González-Romá, Schaufeli, Bakker, & Lloret, 2006)。私たちはこの活力が，「努力を動機づける効力感」，「意志力を与え，達成へ向けて別の道を切り拓く希望」，「将来の成功を期待する楽観性」，そして，「目標を継続的に追及していくレジリエンス」という，心理的資本に関する能力と直接関連していると考えている。

仕事の要求度 - 資源モデルの文脈における**熱意**は，「自分の仕事に強く関与し，有意義性，意欲，創造性，誇り，挑戦の感覚を経験すること」として記述されている (Schaufeli et al., 2006, p.3)。同一化には，対極的な次元が存在する。一方は熱意，そしてもう一方はシニシズムである (González-Romá et al., 2006)。ここでも私たちは，心理的資本の4つの構成要素，すなわち，「自分の仕事への関与に関連した効力感」，「仕事の有意義性と仕事への誇りを生み出す楽観性」，「ひたむきに目標を達成するための方法を見出す希望」，「困難な課題や逆境に直面しても継続するレジリエンス」と直接関連していると考えている。

没頭は，エンゲイジメントの第三の側面である。自分の仕事に没頭している人は，完全に夢中になっており，その仕事に全面的に集中できる心理的態度（mindset）にあると考えられている (Schaufeli et al., 2006)。人は，没頭スペクトラムの極限に達すると，フロー（flow）と呼ばれる状態，すなわち，時間が速く過ぎて，自分自身を仕事から切り離すことができなくなる状態を経験する (Csikszentmihalyi, 1990)。私たちは，ワーク・エンゲイジメント

の没頭という構成要素が，没頭していることへの自信を介した効力感，良い結果が起きるという個人的な期待を介した楽観性，そして，持続的に課題に没頭するレジリエンスと直接関連していると考えている。

　仕事の要求度-資源モデルは，これら3つの側面が，(1) 仕事の資源と (2) 仕事の要求度，の2つの因子から影響を受けていると仮定している（Bakker & Demerouti, 2007; Schaufeli & Bakker, 2004）。仕事の資源とは，心理的，社会的，組織的，物理的資源であり，(a) 目標の達成を可能にし，(b) 仕事の要求度を軽減,もしくは緩和し,(c)成長と発達を可能にするものである。一方，仕事の要求度とは，心理的エネルギーと身体的エネルギーを消耗させるものである。その例として，仕事の過剰な負荷や劣悪な労働条件などが挙げられる。この枠組みでは，心理的資本の個々の構成要素であるポジティブな能力はもちろんのこと，高次の心理的資本の構成概念も仕事の資源と考えられ，目標の達成を可能にし，仕事の要求度の影響を軽減するとともに，個人の成長と発達を可能にすることができると考えられている。

　私たちは，心理的資本を構成する4つの能力と，それらがワーク・エンゲイジメントの3つの構成要素とどのように関連しているかについて理解する必要がある。そのためここでは，私たちが提案した心理的資本の個々の構成要素とワーク・エンゲイジメントとの関連について，それぞれ別個に検討していくことにする。図5-1は，これらの関連を図式化して説明したものであるが，この図の中には，心理的資本がポジティブな情動を介してワーク・エンゲイジメントに間接的に影響を及ぼす際に果たす役割についても示されている。そのうえで私たちは，4つの構成要素のそれぞれよりも，心理的資本としてのまとまりのほうが，ワーク・エンゲイジメントに対し，より大きな予測力をもつと結論づけることにする。

効力感とワーク・エンゲイジメント

　おそらく，心理的資本に含まれる基準に最も適しているのは効力感であろ

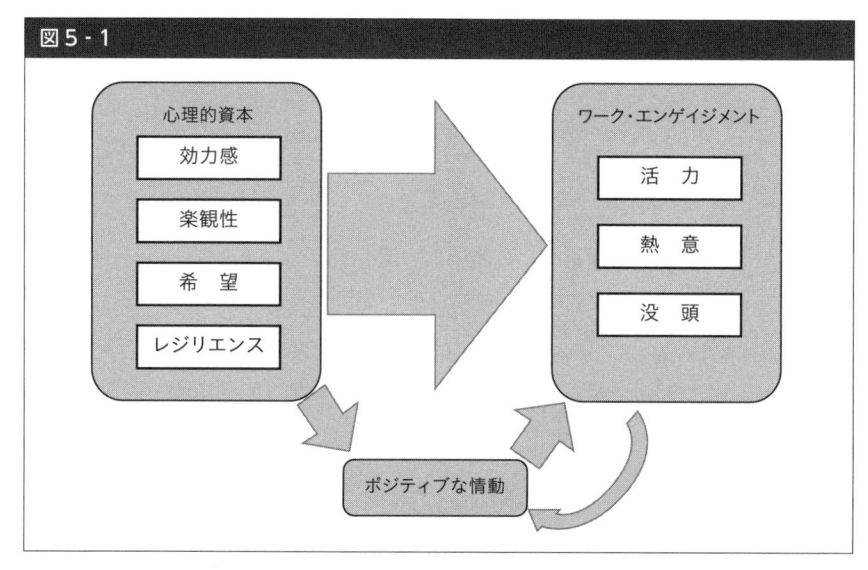

```
┌─────────────────────────────────────────────────────┐
│  図5-1                                              │
│                                                     │
│    ┌─ 心理的資本 ─┐          ┌ ワーク・エンゲイジメント ┐ │
│    │   効力感    │            │    活 力    │        │
│    │   楽観性    │   ━━▶      │    熱 意    │        │
│    │   希 望    │             │    没 頭    │        │
│    │  レジリエンス │            └─────────────┘        │
│    └────────────┘                                   │
│              ↘   ポジティブな情動  ↗                 │
│                                                     │
└─────────────────────────────────────────────────────┘

心理的資本→ポジティブな情動→ワーク・エンゲイジメントの関連についての概念モデル案

う（Luthans et al., 2007b）。Albert Bandura（1997）の広範囲にわたる理論と研究に基づくと，効力感というのは簡単に言うと，特定の文脈で，特定の課題に成功する自分の能力に対する自信，もしくは信念と言えるだろう。効力感は，StajkovicとLuthans（1998b, p.66）によって職場に応用され，「特定の文脈の中で特定の課題の遂行に成功するために必要とされる，動機，認知的資源，行動指針を集結させる自分の能力について，従業員が抱く確信もしくは自信」と定義されている。

　効力感は4つの主な要因から生み出されると広く認識されているが（Bandura, 1997），これら4つの要因のすべてがワーク・エンゲイジメントに関連していると私たちは考えている。第一に，遂行可能感（task-mastery）（つまり，特定の課題の達成に成功する能力）は，効力感を生み出す主な要因であり，将来，成功を再現できるという信念につながるものである（Bandura, 1997）。ワーク・エンゲイジメントにおける仕事の要求度 - 資源モデルを考察する際に，遂行可能感は，没頭の重要な構成要素となるであろ
```

う。すなわち，特定の課題をうまく達成できる人は，課題の達成を全体的な視点でとらえて没頭することができ，課題の達成に必要な詳細なステップのすべてを把握しようとして気が散ってしまうということがない。また，遂行可能感によって，課題に対し，より多くのエネルギーを投じられるようになるため，活力も増すことになるはずである。

　効力感を生み出す第二の要因として（Bandura, 1997），自分と類似した立場にある誰かを介した代理学習（vicarious learning），またはモデリング（modeling）が挙げられる。つまり，「あの人にできるのであれば，私にもできる」という考え方である。効力感を生み出す第三の要因は，コーチ，メンター，その他，尊敬すべき手本となる人からの言語的説得，ポジティブなフィードバック，あるいは，励ましである。代理学習と励ましはともに，熱意を通じてエンゲイジメントに影響を及ぼすようである。別の言い方をするなら，モデリングや励ましを通じて自信が増す人は，自分には課題を達成する能力があるととらえる一方で，自らのシニシズムを減らすこともできるであろう（例：Avey, Wernsing & Luthans, 2008b 参照）。第四の要因として，Bandura（1997）は，情動的または身体的な覚醒をもたらす動機づけを通じて効力感を高められることを明らかにしている。ワーク・エンゲイジメントの観点から見れば，このことが活力とエネルギーの増加をもたらしているようである。

　高い効力感をもつ人たちをしばしば特徴づけるのは，その粘り強さと持続性であり，その要因となっているのが，未来の成功を信じて疑わない彼らの信念である。逆に，効力感が低い場合には，ワーク・エンゲイジメントの対概念であるバーンアウトを予測することが明らかになっている（González-Romá et al., 2006）。また，バーンアウトは効力感を低下させ，脱エンゲイジメント（disengagement）という下向きのスパイラルを生じさせることも明らかになっている（Schaufeli & Bakker, 2004）。Bandura（1997）は，より高い効力感をもっている人は，課題に対して没頭するとともに，より高いレベルのエネルギーと努力を費やすことを明らかにしている。効力感は，仕

事に関連したポジティブなアウトカムを生み出すための最も重要な心理的メカニズムである,と言うことができるだろう（例：Stajkovic & Luthans, 1998a によるメタ分析を参照）。総じて,私たちは,心理的資本の構成要素としての効力感は,ワーク・エンゲイジメントの3つの構成要素である活力,熱意,没頭のそれぞれに直接関連していると考えている。

楽観性とワーク・エンゲイジメント

　心理的資本に含まれる基準を満たす,もうひとつの鍵となるポジティブな資源は楽観性である。簡単に言うと,「楽観的な人々とは,自分に良いことが起きると予期する人たちであり,悲観的な人々とは,自分に悪いことが起きると予期する人たちである」(Carver & Scheier, 2002, p.231)。この予期の枠組みを通じて,楽観性は,仕事に対するアプローチの方法に影響を与える。楽観性の高い人は,困難な課題を与えられたときに成功することを予期するのである。しかし,楽観性というのは,あくまで個人レベルの属性であることに留意すべきであろう。すなわち,楽観性の高い人は,自分の個人的な成功に対しては強く確信しているものの,集団レベルあるいは組織レベルの結果に対しては必ずしも成功を強く確信しているとは言えないのである(Avey et al., 2008b)。

　類似する点はあるものの,楽観性と効力感が,概念的(Luthans et al., 2007b)にも実証的(Luthans et al., 2007a)にも区別されることを裏づける根拠がある。たとえば,楽観性の高い人たちは,自分の能力に関係なく自分は成功すると信じている(Avey et al., 2008b)。したがって,楽観性がうまく機能するためには現実的でなければならない(Seligman & Csikszentmihalyi, 2000)。

　将来の成功を予期するということに加え,Seligman (1998) は,物事の原因や結果に対する個人の説明（または帰属）の仕方が,その人の楽観性のレベルに関連することを明らかにしている。別の言い方をするなら,楽観性

の高い人たちは，失敗の原因を外的な要因，制御不能な要因，あるいは状況特有の要因に帰属させる一方で，成功については，自己と全般的な要因に帰属させる傾向があるため，成功を自分が再現しコントロールできるものであると結論づけるのである。それとは対照的に，悲観的な人たちは成功を，自分にはほとんどあるいは全くコントロールできない外的な要因に帰属させる一方で，失敗の原因を自分自身と全般的な要因に帰属させる傾向がある。しかも悲観的な人たちは，将来，ある課題を試みれば，失敗という烙印を押されることになりかねない，不慣れでストレスフルな出来事を招くことになると結論づけるのである。

　効力感と楽観性は全く別のものであるが，物事に対しポジティブな説明スタイルをとると，将来の課題に対する効力感が増す。また，楽観性は，人が「逆境をやりがいのある課題ととらえ，問題をチャンスに変え（希望），時間をかけて技能を磨き，途中で諦めることなく障壁や困難な課題に対する解決策を見出し（レジリエンス），自信を維持し（効力感），失敗しても素早く立ち直ってやり遂げる（レジリエンス）」(Schulman, 1999, p.32) のに役立つという点で，他の心理的資本の構成要素とも関連している。要するに，非常に楽観的な従業員は，これまでの経験に関係なく，自分のポジティブな潜在力を信じ続けるのである（Avey et al., 2008b）。

　仕事の要求度が高い状態は，コントロール感の低下とシニシズムの増加を通じてエンゲイジメントを低下させるが，これは楽観性という資源によって緩和することができる。人は，楽観的であると，すぐ目の前にある要求に対し個人的にコントロールできる気持ちになることでシニシズムが減少し，より一層仕事に熱意をもつようになるからである（Karasek, 1979）。この点で，コントロール感に関連した楽観性は，ストレスフルな仕事の要求度に対する一種の緩衝剤となる（Kahn & Byosiere, 1992）。楽観的な説明スタイルは，ストレス要因による悪影響を軽減し，ストレス要因をより理解可能なものにする（Bakker & Demerouti, 2007）。このような事例は，ストレスフルな状況の原因を楽観的に，外的な要因に帰属させ，自分自身の個人的な能力不足，

すなわち内的な要因によるものとは感じない場合に見られるだろう。加えて,人は楽観的であることによって良い結果を期待し,それによって心理的に余裕をもてるようになる。すなわち,良い結果が予期されている場合,楽観的な人は目の前にある課題を引き受ける可能性が高くなるということである。このように,心理的に余裕をもつことは,没頭を通じてエンゲイジメントを高めるのである (Kahn, 1990)。要するに私たちは,心理的資本の楽観性という構成要素が,ワーク・エンゲイジメントの熱意と没頭という構成要素と直接関連していると考えている。

希望とワーク・エンゲイジメント

心理的資本の第三の構成要素は希望である。希望は,Snyder ら (1991, p.287) によって,「成功するための (1) 力（目標に向けて方向づけられたエネルギー）と (2) 方向性（目標を達成するための計画）の相互作用によって引き出された感覚によって,ポジティブに動機づけられた状態」と定義されている。社会的認知理論の枠組みで説明されるように,希望は,より広範囲にわたる認知的複雑性 (cognitive complexity) から,いかに適切な意思を引き出すかを説明するのに役立つ。強い希望をもっている人は,自分の目標を達成するための方法を決められるだけでなく,複数の選択肢を作り出し,必要に応じ,計画を変更する能力ももっている。このような人たちは,新たな課題に直面しても,目標達成に向けて希望をもち続けるのである。

希望を楽観性と混同すべきではない。楽観性には,良い結果を見通す力と期待が含まれているのに対し,希望には,特定の望ましい目標や結果に到達するという,実行可能な行動 (pragmatic execution) が含まれている。加えて,強い希望をもつ人は,その課題を達成するために必要な内発的な動機づけによって,課題の枠組みを構築することができる (Avery et al., 2008b)。

効力感との関連から考えると,希望というのは, (a) 目標に向けた,可能性のある方法を生み出し, (b) 目標の達成に向けて行動を起こし, (c) 目

標の達成に成功する，という自分の能力に対する自信である。高い意志力（つまり，動機）と，方法を見出す力（waypower）（つまり，目標を達成するために必要な多くの代替方法を見出す能力）があれば，人は，より多くの方法を精神的な方略（mental strategy）に統合することができる。そうすることで，人は，適切な見通しを立てる能力をさらに高めることができるようになるだろう。希望を構成する「意志力」と「方法を見出す力」は，ひとつの構成要素がもうひとつの構成要素の上に積み重なり，ポジティブな上向きのスパイラルを形成する（Luthans et al., 2007b）。これはワーク・エンゲイジメントに直接的に影響を与える資源のスパイラル（Salanova, Schaufeli, Xanthopoulou, & Bakker［本書の第9章］参照）に類似している。さらに希望は，目標を達成するための力（エネルギー）や計画を立てる能力を高めると同時に，レジリエンス，楽観性，効力感をも高めるのである。

　希望は，動機づけされた，絶え間なく目標を追求する力であり，また，将来を見越した目標を達成するための方法を見出す力でもある。希望は，ワーク・エンゲイジメントの構成要素である活力の心理的な先行要因になると考えられる。つまり私たちは，希望をもつことで，目標に向かって精力的にエネルギーを注ぐことができるようになる，と考えている。これは，バーンアウトに関連した，エネルギーの消耗感や枯渇感とは対照的なものである。Snyder（2002, p.258）が述べているように，「希望は人々が困難に遭遇したときに特に重要なものとなる。このような困難に遭遇しているときに，人が自分自身に対して必要な動機づけを行い，最善の方法を選択できることを助ける働きが，希望にはある」。このように，希望をもつことによって人は，自分の目標の達成に向けて絶えず熱意をもち続けるようになるのである。

　希望は，ワーク・エンゲイジメントにポジティブに働くだけでなく，不可欠な要素でさえあるかもしれない。希望の欠如はバーンアウトと関連している。希望がないと，人は，新しい課題を受け入れるための意志力も，成功するための方法を見出す力ももてなくなるからである（Maslac et al., 2001）。総じて，私たちは，心理的資源の構成要素である希望が，ワーク・エンゲイ

ジメントの活力と熱意という構成要素に直接関連していると考えている。

レジリエンスとワーク・エンゲイジメント

　心理的資本の第四の構成要素はレジリエンスである。レジリエンスは,「逆境，不確実性，葛藤，失敗，あるいはポジティブな変化，発達，責任の増加からさえも立ち直る，または『跳ね返る』ポジティブな心理的能力」と定義されている（Luthans, 2002a, p.702）。このレジリエンスの中心となるのが，重大な変化にポジティブに適応し，乗り越える能力である。MastenとReed（2002）が述べているように，レジリエンスのある人は，逆境に対し，ただ生き残るだけでなく，ポジティブに順応することによって力強く成長していく。レジリエンスのある人はまた，自分にとって快適な空間以外の場所でも，自分の気持ちが安らいでいることに気づくことがある。このことによって，人は，自分自身の思い込みに対して疑問を投げかけ，困難な状況にポジティブに適応していくことで，さらにレジリエンスを高めていけるようになる（Luthans et al., 2007b）。楽観性と同様に，物事をポジティブにとらえる説明スタイルをとることによっても，レジリエンスを高めることができるかもしれない。なぜなら，ネガティブな出来事の原因を外部に帰属させることで，予想外の出来事に対してもうまく対処し，それを乗り越えることができるからである。
　仕事の要求度 - 資源モデルと心理的資本は，いずれもレジリエンスを組み込んではいるが，構成概念の概念化の仕方が両者の間で幾分異なっている点には留意すべきである。両者とも，レジリエンスの同一のアウトカム——すなわち，目標の追求に向けて継続していくこと——について明確に述べているが，そのレジリエンスを達成するメカニズムには違いがある。エンゲイジメントの観点から見ると，レジリエンスは，持続性（persistence）と同等に扱われている。仕事の要求度 - 資源モデルの活力の次元においては特にそうである。しかし，心理的資本においては，レジリエンスは逆境から「跳ね

返り」，未来の不確実性にもためらうことなく向き合っていく心理的能力として概念化されている部分が大きい。とはいえ，このような違いは，心理的資本とワーク・エンゲイジメントとの関連を潜在的に混乱させるものでもなければ，類語の反復という単純な問題でもなく，むしろ私たちが提案した，心理的資本とワーク・エンゲイジメントとの関連を理論的に支持するものとなる。とりわけ，心理的資本とは，心理的資源の全般的な「貯水池」や「銀行」のようなものであり，人は，数々の困難な状況に直面したときでも，そこから資源を引き出すことができると考えられる（Avolio & Luthans, 2006）。この関連は，ワーク・エンゲイジメントの文献においても，効力感と楽観性に関する Xanthopoulou ら（2007）の研究によって支持されている。それとは対照的に，ワーク・エンゲイジメントは，そのようなポジティブな心理的資源の銀行貯蓄を活用することで出てくるアウトカムである。

レジリエンスの場合，個人は，まずは目の前にある仕事にエンゲイジするという動機づけを通じ，レジリエントな行動を起こすために，心理的資源をその貯水池（貯蓄）から引き出す。そして，それにより，持続的な活力を示す。これらの心理的資源を用いることが，労働環境における，潜在的にストレスフルな側面に対処するうえでの個人差へとつながる。これは，状況に対する反応に個人差があるのは，生まれつきの，あるいは気質的な，比較的固定された特性によるものではなく，このようなストレスフルな状況に対処し，ウェルビーイングを元の水準に戻したり，決して元の水準よりも悪化させなかったり，あるいは水準を高めることさえあるような，育成可能な能力によるものである，とする知見と一致している（Bakker, Van Der Zee, Lewig, & Dollard, 2006a）。

レジリエンスという資源は緩衝効果を生み出すことから，バーンアウトを誘発するような仕事の要求度があったとしても，ワーク・エンゲイジメントを維持することができる（Bakker, Demerouti, & Euwema, 2005）。この緩衝仮説は，Kahn（1992）の見解と一致しており，レジリエンスのある人は，潜在的にストレスフルな仕事の要求度を経験しても，その影響を緩

和することができる，としている。資源の枯渇に関する研究（Edwards & Rothbarad, 2000）によると，人がレジリエントをもつ能力は育成可能であるが，「レジリエンスの緩衝効果」そのものは，もっと一時的な状態とみなすことができ，とりわけ要求度の高い仕事を終えた後には，「再充電」する必要がある。このような緩衝効果は，潜在的にストレスが誘発される可能性のある活動を行う際に，その可能性を低下させ，潜在的なストレス要因に対する知覚と認知を変えるだけでなく，健康に悪影響を及ぼす結果さえも軽減することができるのである。もっと簡単な言い方をするなら，脱エンゲイジメントを低減させるということである（Kahn & Byosiere, 1992, p.622）。しかし，もし，個人のレジリエンスによる緩衝効果が小さく，他の仕事の資源がほとんどなければ，同じように潜在的にストレスが誘発される可能性のある活動を行った際に，より高いレベルのストレスが誘発され，より重大な脱エンゲイジメントを導くことにもなりかねない（Bakker et al., 2005）。

　レジリエンスの緩衝効果は急速に変動する可能性がある。レジリエンスによる緩衝効果が日々どの程度回復するかは，翌日，その人がどの程度，仕事にエンゲイジするかに関連する可能性がある（Sonnentag, 2003）。このレジリエンスの回復と育成は，エネルギーに対して直接的でポジティブな効果を与え，活力，さらにはエンゲイジメントを高めることになる（Marks, 1977; Sonnentag, 2003）。Mastenらは，このようなレジリエンスを育成する方法のひとつが，個人の資産や資源（例：認知能力，ポジティブな自己認知と自己制御，そして，特に人間関係に基づく資産，Masten & Reed, 2002参照）の向上を通じたものである，と示唆している。したがって，このようなレジリエンスにつながる個人資源を構築することで，ワーク・エンゲイジメントを高められるかもしれないのである。HobfollとShirom（2001）は，希少な個人資源を出し惜しみしない従業員は，その資源を目の前の課題に投入することができるだろう，と主張している。人は，これらの資源を出し惜しみするというよりも，自分の仕事に投入することでエンゲイジできるようになるのである（Maslach et al., 2001）。

レジリエンスは，ストレスを誘発する仕事の要求度による悪影響を和らげるだけでなく，過去のストレスによるネガティブな影響を打ち消すうえでも役に立つ。拡張‐形成理論によれば，レジリエンスのようなポジティブな心理状態は，未来に向けて長期間継続する能力を形成する一方で，仕事の要求度による（悪）影響を打ち消すことができる，としている（Fredrickson, 2003）。仕事の要求度による（悪）影響は，認知方略の拡張と，現在の環境を理解し，その環境と相互作用するための思考‐行動レパートリーの拡張とを通じて打ち消すことができる。そしてこれが，将来体験しうる仕事の要求度による悪影響を打ち消すための資源を恒久的に構築することへとつながるのである。このようにレジリエンスは，仕事の要求度に対処するための個人資源の増加を通じて，また過去の仕事の要求度によるネガティブな影響を打ち消すための資源としてワーク・エンゲイジメントに関連している。総じて，私たちは，心理的資源の構成要素であるレジリエンスは，ワーク・エンゲイジメントの3つのすべての構成要素，つまり，活力，熱意，没頭に直接的に関連していると考えている。

心理的資本とワーク・エンゲイジメント

個人の心理的資本を構成している4つの心理的資源——効力感，希望，楽観性，レジリエンス——はワーク・エンゲイジメントの3つの構成要素——活力，熱意，没頭——とそれぞれ直接的に関連している。しかし一方で，私たちは，4つの心理的資源を心理的資本という高次の因子でまとめたほうが，ワーク・エンゲイジメントへの予測力がより大きくなると考えている。たとえば，心理的資本全般と従業員の熱意に関して言えば，近年の研究から，心理的資本が増加するとシニシズムが低減するという直接効果だけでなく，両者の間にポジティブな情動を通じた間接効果も生じることが明らかになっている（Avey et al., 2008）。心理的資本全般と没頭に関しては，心理的資本が豊富なほどフローに必要な状態を作り出せることが，理論的にも示

されている。人はフローの状態にあるとき，自分の仕事に没頭するようになる（Luthans et al., 2007b）。前述のように，心理的資本は，4つの心理的資源を個別に取り上げたときよりも全体として取り上げたときのほうが，資源としてより重要な役割を果たすことが研究によって明らかになっている（Luthans et al., 2007a）。この知見は，心理的資本全般のほうが，個々の構成要素よりもバーンアウトに対する強力な緩衝効果があり，ただ単に仕事の要求度を低減するだけでなく，それ以上の役割を果たす可能性があるという考え方を支持している（Bakker et al., 2005）。

心理的資本の4つの資源は，弁別的妥当性（discriminant validity）をもつことが明らかになっている（Luthans et al., 2007a）が，それでもなお，ある程度相互に関連している（つまり，収束的妥当性［convergent validity］をもっている；Luthans et al., 2007a）。これら4つの心理的資源は，互いに積み重なることで上向きのスパイラルを形成し，従業員のエンゲイジメントにつながる，と考えられる。この上向きのスパイラルは，その後，個人の心理的態度を広げる可能性もある（Fredriskson, 2003; 併せて Dweck, 2006 の「成長的心理的態度（growth mindset）」という概念も参照。これは，人は時間とともに自分の行動を変容させ，発達させることができるという概念である）。心理的資本の豊かさが，心理的態度の広がりと成長を促し，より多くのエネルギーとエンゲイジメントにつながる可能性がある。すなわち，心理的資本の豊かさによって，認知プロセスやメタ認知プロセスが拡張し，個人の成長につながるだけでなく，行動レパートリーも広がるのである（Fredrickson, 2003; Dweck, 2006）。しかも，ポジティブな心理的資源が豊富にあると，その資源を増やすための行動を思い切って起こし，さらなる獲得のスパイラルにつながる可能性が高まってくる。

私たちが提案した心理的資本とワーク・エンゲイジメントとの関連は，他の既存の理論によっても支持される，と考えている。たとえば，心理的資本とワーク・エンゲイジメントとの関連は，Hobfoll（2001）の資源保存（conservation of resources［COR］）理論によって支持されるであろう。資

源保存理論では，心理的資本は，個人によって価値づけられ，保護されており，エンゲイジメントの向上に必要な資源の蓄積を可能にする，としている。まとめると，心理的資本を構成する効力感，希望，楽観性，レジリエンスは，それらの相乗効果として，活力，熱意，没頭（相互に関連したワーク・エンゲイジメントの構成要素）を強く予測できそうである。心理的資本とワーク・エンゲイジメントとの間に強い関連がありそうなことを考慮すると，ワーク・エンゲイジメントを高める鍵は，心理的資本を高めることにありそうである。

心理的資本：育成可能な資源

　心理的資本の一時的で育成可能な性質や（Lutahns, Avey, & Patera, 2008; Luthans et al., 2007b），ワーク・エンゲイジメントの一時的な性質（Sonnentag, Dormann, & Demerouti［本書の第3章］），そして，本章で提案した心理的資本とワーク・エンゲイジメントとの関連を考慮すると，ワーク・エンゲイジメントは，心理的資本によってポジティブな影響を受けるだけでなく，心理的資本を育成することによっても高めることができるだろう。心理的資本の育成は，心理的資本のマイクロ介入（PsyCap Micro-Interventions［PMI］）によって実証されている。これは1〜3時間の短いトレーニング形式のワークショップで，遂行可能感の経験，ポジティブな役割モデル，目標設定，緊急時の対応，社会的支援活動などの，発達メカニズムを活用するものである（Luthans, Avey, Avolio, Norman, & Combs, 2006; Luthans et al., 2007b; 2008）。これらのPMIトレーニングのモジュールは，4つの資源すべての育成を目的とし，全般的な心理的資本を育成するように統合されている。PMIは，心理的資本とその構成要素を育成するだけでなく，個人の強みに対する，より強い気づきと感受性を生み出すうえで役に立つ。そしてこれは，個人がこれらの資源の利用可能性を認識することを通じて，エンゲイジメントを高めることにつながるだろう，と私たちは考えている（Kahn, 1990）。さらに，PMIにより個人は，自分の役割の中に「確実に存在する」（つまりエンゲイ

ジする）ことができるようになる可能性がある。そして，このことによって，多様な環境の中で変化に対して効果的に対応し，成長することができるようになるのである。このような「確実な存在」は，(1) 特定の状況にうまく貢献できるという，自分自身の個人的な力と自信（効力感）をより強く自覚すること，(2) 目標とその目標を達成するための方針を定めること（希望），(3) 成功についてのポジティブな期待と説明スタイルをもつこと（楽観性），そして，(4) つまずきから立ち直り，乗り越えるための資源をもつこと（レジリエンス）を通じて，生み出される可能性がある。重要なことに，この心理的資本の育成は，PMI ワークショップ（Luthans et al., 2006）やオンライン（Luthans et al., 2008）によって行われている。

ワーク・エンゲイジメントが時間に伴って変化するということは，心理的資本やワーク・エンゲイジメントが育成可能であることを意味している（Fisher, 2000; Kahn, 1990）。つまり，ワーク・エンゲイジメントは，心理的資本の育成を通じて，また，直接的に高めることができるのである（Leiter & Maslach [本書の第 12 章] 参照）。心理的資本とワーク・エンゲイジメントの双方が，一時的な状態としての性質を有していることは，心理的資本の育成が実際に可能であると同時に，心理的資本の育成によってワーク・エンゲイジメントの向上が期待できることを示唆している。

心理的資本以外の資源も，ワーク・エンゲイジメントの育成に関連している。これらの資源は，心理的資本とワーク・エンゲイジメントとの関連を媒介している可能性がある。図 5-1 に示したように，心理的資本とワーク・エンゲイジメントとの関連において，ポジティブな情動による部分的な媒介効果を私たちが提案しているのは，このような理由からである。

ポジティブな情動の役割

心理的資本は，ワーク・エンゲイジメントに対して直接的な影響を及ぼしているだけではない。ポジティブな情動を通じて媒介効果をもつことを示唆

する予備的な研究がある（Avey et al., 2008b）。この研究では，心理的資本がポジティブな情動を高め，従業員のエンゲイジメントの向上へとつながることが明らかにされている。こうした実証的に得られた関連は，職場における情動の認知的媒介理論によっても理論的に支持されている（概括については，Lazarus, 1993 を参照，また Weiss & Cropanzano, 1996 も参照）。この理論では，従業員の心理的信念，期待，評価（例：効力感，楽観性，希望，レジリエンス，および全般的な心理的資本）が，ポジティブな情動と，それに続く従業員の態度と行動（例：ワーク・エンゲイジメント）の源になる，と仮定している。

　このような実証的に支持されている関連については，いくつかの視点から説明することができる。そのうちのひとつの説明として，ある出来事を体験した際，心理的資本は，その出来事の解釈を通じてポジティブな情動につながる，というものがある。たとえば，同じ出来事が，ある人にとってはストレスフルな情動を引き起こすのに対し，別の人にとっては引き起こさないことがある。別の言い方をするなら，従業員の中には，組織での出来事を脱エンゲイジさせる（シニシズムやバーンアウトなどの）原因として自動的に解釈する者がいるのである。このような自動的な解釈は，個人が思考と情動との間のつながりを意識しないまま生じることが多い（Lazarus, 1993）。他方，別の従業員は，効力感，楽観性，希望，レジリエンス（つまり，心理的資本）のメカニズムを通じて，出来事をポジティブに解釈する可能性もある。たとえば，Tugade と Fredrickson（2004）は，「レジリエンスの高い人は，ストレスのさなかにあってもポジティブな情動を経験する傾向がある」（p.331）とし，レジリエンスなどの認知状態と能力はポジティブな情動の先行要因であるとする概念を支持する根拠を見出している。このような心理的能力のある人は，同僚がストレスであるととらえるような出来事を体験しているときでさえも，ポジティブな情動を経験する可能性が高い（Avey et al., 2008b）。この理論と研究は，心理的資本がポジティブな情動の源である可能性があるとする私たちの考えを支持している。

ポジティブな情動が望ましいアウトカムに影響を与えるメカニズムについては，いくつかの可能性が先行研究で示唆されている。これらの（望ましいアウトカムの）中には，成功やウェルビーイングを示す数々の指標だけでなく（Lyubomirsky, King, & Diener, 2005），良好な意思決定（Chuang, 2007）も含まれている。加えて，Fredrickson（2003）の拡張 - 形成理論は，ポジティブな情動が人々の瞬間的な思考 - 行動レパートリーを**拡張し**，持続的な個人資源を**形成する**，としている。このことは，いくらか瞬間的に変化する情動状態が，その人の思考 - 行動レパートリーの拡張を通じて，ワーク・エンゲイジメントにつながる状態を生み出すだけでなく，効力感，楽観性，希望，レジリエンスといった心理的能力の形成にも寄与することを示唆している。なお，これらの心理的能力は，瞬間的な情動状態ではなく，比較的持続性のある状態である。たとえば，FredricksonとLosada（2005）は，ポジティブな情動がダイナミックなプロセスの引き金となり，そのプロセスの影響がめぐりめぐって，やがては，成長とレジリエンスへと至ることを明らかにしている。この点において私たちは，これらのポジティブな情動が，心理的資本ともあいまって，アウトカムへとつながる自己強化的な上向きのスパイラルを生み出し，ワーク・エンゲイジメントの向上へとつながると考えている（Salanova et al. ［本書の第9章］も参照）。

　ポジティブな情動は，しばしば社会との一体感を高め，より高いレベルのエンゲイジメントにつながることが明らかにされている（Wright & Staw, 1999; Salanova, Agut, & Peiró, 2005; Giardini & Frese, 2008）。また，ポジティブな情動は，エネルギーと活力を高め（Marks, 1977），役割に対して，よりエンゲイジできるようにもしてくれる（Rothbard, 2001）。さらに，脱エンゲイジメントの低減に関しては，ポジティブな情動はネガティブな情動による悪影響を「打ち消す」ことができるかもしれない（Fredrcikson, 2003）。これらのネガティブな情動は，バーンアウトや仕事の要求度と関連している（メタ分析については，Lee & Ashforth, 1996を参照）。逆に，心理的資本の乏しい人は，ポジィディブな情動のレベルが低く，それがワーク・エンゲイジ

メントの低下につながることが予備研究によって明らかにされている（Avey et al., 2008b）。しかし，何事も過剰になれば問題が生じるものであり，ポジティブな情動もその例外ではない。

「昼」の恩恵が「夜」という概念を抜きにして考えられないように，ポジティブな情動による利益も，ネガティブな情動の存在を抜きにして考えることはできない。Fredrickson ら（Fredrickson & Losada, 2005; Losada, 1999, Losada & Heaphy, 2004）は，職場において健康的で生産的な関係をもたらすための，ポジティブな情動とネガティブな情動の「バランス」に関する研究を行い，両者の理想的な比率は，3：1であることを明らかにした。この「ポジティブ：ネガティブ＝3：1」の理想的な配分のとき，エンゲイジ機能とウェルビーイングは最高の状態に達する。この状態は，繁栄している（flourishing），スライヴしている（thriving）と言われることが多い（Keyes, 2002；繁栄，スライヴィングについては Spreitzer, Lam, & Fritz ［本書の第10章］を参照）。このように，ポジティブな情動とネガティブな情動のバランスを考えることは，エンゲイジメントの育成を複雑にしているように思われるかもしれないが，反対に，両者のバランスを考えることは，従業員の心理的資本を育成することの重要性を強調しているようにも思われる。なぜなら，従業員の心理的資本は，ワーク・エンゲイジメントを直接的に高めるだけでなく，ポジティブな情動とネガティブな情動の双方を効果的にマネジメントするための，重要な個人資源になるからである。

結　論

本章では，ワーク・エンゲイジメントという課題に対応するための一助となるよう，心理的資本を，潜在的な価値のあるポジティブな心理的資源として提案し，支持した。心理的資本は，現代の職場で働く従業員のエンゲイジメントと関連しており，心理的資本を育成することは，従業員のエンゲイジメントを高めることへとつながる可能性がある。こうしたプロセスの中で，

私たちは，この高次の中核的な構成概念を直接的に論じ，構成要素となる4種類の資源を個別に論じるとともに，心理的資本がポジティブな情動を通じてワーク・エンゲイジメントに与える付加的な影響についても論じた。現代の組織が求めている人材とは，もう何年も前に，Van MaanenとSchein(1979)が，「元気のない管理人（static castodians）」に対立するものとして，「エンゲイジしている役割革新者（role innovators）」と呼んだような人たちである。エンゲイジメントの過程が有効に機能するには，自分の能力への自信，ポジティブなアウトカムへの期待，目標を達成するための意志力と筋道，仕事の要求度や困難に直面しても立ち直り，乗り越えていく能力など，心理的資本と関連した多くのメカニズムが有効に機能する必要があると思われる。

　下記の「実践への示唆」の欄では，ワーク・エンゲイジメントを高めてくれる心理的資本が，組織の人的側面に関する現代の課題に取り組むうえで，どのようにすれば有益な効果をもたらすことができるのか，その具体的なあり方を示している。次のステップとして必要なことは，さらなる研究を促進し，本章で紹介した概念モデルを用いながら，心理的資本とエンゲイジメントとの関連を実証的に検討することである。心理的資本とワーク・エンゲイジメントの双方に見られる「一時的な性質」を考慮すると，時間の経過に伴って変化する両者の関連について理解を深めるために，今後は縦断研究を行うべきである（Avey et al., 2008a）。このような縦断的デザインは，（心理的資本とワーク・エンゲイジメントとの関連が）単純な直線的な関連なのか，それとも，最適な関連が達成されるような，ある一点が存在するのか（つまり，逆U字型の関連なのか），あるいは，これとは全く異なる関連が存在するのか，という疑問に答えるうえで役立つであろう。今後の研究では，心理的資本とワーク・エンゲイジメントの構成要素について，また，それぞれの構成概念に新たな次元を追加すべきかどうかについて理解を深めるために，高次の次元でとらえた両者の関連を用いることができるだろう。最後に，今後の研究では，心理的資本，ポジティブな情動，ワーク・エンゲイジメントの間の因果関係について，十分に検討していく必要がある。

現在進行中の研究からは，心理的資本とワーク・エンゲイジメントが相互に強化し合いながらスパイラルを形成していることが示唆されている。このスパイラルは，ポジティブな資源を豊富にもっている人ほど資源を喪失しにくいという複合的な効果を伴っている（Hobfoll & Shirom, 2001）。Kahn (1992) が述べているように，エンゲイジするというのは，組織と完全に一体化したときに，心理的資源を通じて，自分自身を役割に没入させることである。本章が，個々の従業員にも，組織にも，そして，究極的には社会全体にも成功をもたらしながら，仕事におけるエンゲイジメントの実現に寄与することを望んでやまない。

実践への示唆

現代の組織が求めているのは，活力とエネルギーがあり，熱意をもって仕事と同一化し，仕事に没頭するような従業員である。別の言い方をするなら，このような波乱に満ちた時代に，組織が力強く成長し，生き残っていくために必要なのは，すべてのレベルにおいてエンゲイジしている従業員である，ということである（Bakker & Schaufeli, 2008）。ワーク・エンゲイジメントがもたらす直接的な利益と間接的な利益として，ワーク・エンゲイジメントという経験そのもののポジティブさ（Schaufeli et al., 2002），良い健康状態（Rothbard, 2001），離職意思の低下（Schaufeli & Bakker, 2004），個人のパフォーマンスの向上（Kahn, 1990），事業体のパフォーマンスの向上（Harter et al., 2002），そして，マネジメント効果の向上（Luthans & Peterson, 2002）が挙げられる。本章では，従業員の心理的資本（効力感，希望，楽観性，レジリエンスで構成される）を育成することで，価値のあるポジティブな心理的資源が増加し，それがエンゲイジメントの向上につながることを示した。実践的に言うなら，心理的資本とエンゲイジメントは両方とも，一時的な性質をもった構成概念であることから，ともに育成することが可能である。そのため，心理的資本を育成することによって，ワーク・エンゲイジメントを高めることができるのである。

本章では，心理的資本とポジティブな情動がワーク・エンゲイジメントを高めるという個人内の影響について明らかにし，理解を深めたが，個人間

の影響についても重要な意味がある。ワーク・エンゲイジメントを高めるために心理的資本を育成するという明確な意義とは別に,「伝播効果」という,効果の大きさはわずかであるものの非常に重要な意義も見出されている。具体的には,エンゲイジしているというポジティブな情動を通じて,上向き(部下から上司へ),下向き(上司から部下へ),横向き(同僚から同僚へ)の動機づけと情動が生み出され(つまり360度の影響),結果的に,組織全体のワーク・エンゲイジメントを高める可能性があるのである。このような実践的な伝播効果については,チームレベルのエンゲイジメントが,個々のメンバーのエンゲイジメントを予測していることを示すマルチレベル分析によって支持されている (Bakker, Van Emmerik, & Euwema, 2006b)。

ポジティブなスパイラル効果とは別に,ネガティブな情動を軽減し,ポジティブな情動に置き換えること(すなわち「打ち消し」)にも,実践的な利益があるはずである。バーンアウトは,社会的文脈,つまり,個人が他人の行動を解釈するプロセスを通じて生み出される。現代の仕事の多くの場面で経験される,ネガティブな情緒的負担を考慮すると,ポジティブな伝播効果は,組織全体にわたるバーンアウトを低減させるという点においても価値があるだろう。具体的には,組織におけるすべてのレベルにおいて,効果的な社会的支援を提供できるように個人を育成することで,仕事の要求度,そして,バーンアウトに対する緩衝効果が生み出されるだろう (Bakker et al., 2005)。

文　献

Avey, J. B., Luthans, F. & Mhatre, K. H. (2008a). A call for longitudinal designs in positive organizational behaviour. *Journal of Organizational Behaviour, 29*, 705-711.

Avey, J. B., Wernsing, T. S., & Luthans, F. (2008b). Can positive employees help positive organizational change? Impact of psychological capital and emotions on relevant attitudes and behaviors. *Journal of Applied Behavioral Science, 44*, 48-70.

Avolio, B. J., & Luthans, F. (2006). *The high impact leader*. New York: McGraw-Hill.

Bakker, A. B., & Demerouti, E. (2007). The job demands-resources model: State of the art. *Journal of Managerial Psychology, 22*, 309-328.

Bakker, A. B., Demerouti, E., & Euwema, M. C. (2005). Job resources buffer the impact of job demands on burnout. *Journal of Occupational Health Psychology, 10*, 170-180.

Bakker, A. B., & Schaufeli, W. B. (2008). Positive organizational behavior: Engaged employees in flourishing organizations. *Journal of Organizational Behavior, 29*,

147-154.
Bakker, A. B., Van Der Zee, K. I., Lewig, K. A., & Dollard, M. F. (2006a). The relationship between the Big Five personality factors and burnout: A study among volunteer counselors. *Journal of Social Psychology, 146*, 31-50.
Bakker, A. B., Van Emmerik, I. J. H., & Euwema, M. C. (2006b). Crossover of burnout and engagement in work teams. *Work and Occupations, 33*, 464-489.
Bandura, A. (1997). *Self-efficacy: The exercise of control.* New York: Freeman.
Carver, C. S., & Scheier, M. S. (2002). Optimism. In C. R. Snyder & S. J. Lopez (Eds.), *Handbook of positive psychology* (pp. 231-243). Oxford: Oxford University Press.
Chuang, S. C. (2007). Sadder but wiser or happier and smarter? A demonstration of judgment and decision-making. *Journal of Psychology, 141*, 63-76.
Csikszentmihalyi, M. (1990). *Flow: The psychology of optimal experience.* New York: Harper.
Dweck, C. S. (2006). *Mindset: The new psychology of success.* New York: Random House.
Edwards, J. R., & Rothbard, N. P. (2000). Mechanisms linking work and family: Clarifying the relationship between work and family constructs. *Academy of Management Review, 25*, 178-199.
Fisher, C. D. (2000). Mood and emotions while working: Missing pieces of job satisfaction? *Journal of Organizational Behavior, 21*, 185-202.
Fredrickson, B. L. (2003). Positive emotions and upward spirals in organizations. In K. S. Cameron, J. Dutton, & R. Quinn (Eds.), *Positive organizational scholarship* (pp. 164-175). San Francisco: Berrett-Koehler.
Fredrickson, B. L., & Losada, M. F. (2005). Positive affect and the complex dynamics of human flourishing. *American Psychologist, 60*, 678-686.
Giardini, A., & Frese, M. (2008). Linking service employees, emotional competence to customer satisfaction: A multilevel approach. *Journal of Organizational Behavior, 29*, 155-170.
González-Romá, V., Schaufeli, W. B., Bakker, A. B., & Lloret, S. (2006). Burnout and work engagement: Independent factors or opposite poles? *Journal of Vocational Behavior, 68*, 165-174.
Harter, J. K., Schmidt, F. L., & Hayes, T. L. (2002). Business-unit-level relationship between employee satisfaction, employee engagement, and business outcomes: A meta-analysis. *Journal of Applied Psychology, 87*, 268-279.
Hobfoll, S. E. (2001). The influence of culture, community, and the nested-self in the stress process: Advancing conservation of resources theory. *Applied Psychology: An International Review, 50*, 337-370.
Hobfoll, S. E., & Shirom, A. (2001). Conservation of resources theory: Applications to stress and management in the workplace. In R. T. Golembiewski (Ed.), *Handbook of organizational behavior* (pp. 57-81). New York: Dekker.
Kahn, W. A. (1990). The psychological conditions of personal engagement and disengagement at work. *Academy of Management Journal, 33*, 692-724.
Kahn, W. A. (1992). To be fully there: Psychological presence at work. *Human Relations,*

45, 321-349.
Kahn, R. L., & Byosiere, R. (1992). Stress in organizations. In M. D. Dunnette & L. M. Hough (Eds.), *Handbook of industrial and organizational psychology* (Vol. 3, 2nd ed., pp. 571-650). Palo Alto, CA: Consulting Psychologists Press.
Karasek, R. A. (1979). Job demands, job decision latitude, and mental strain: Implications for job redesign. *Administrative Science Quarterly, 24*, 285-308.
Keyes, C. L. M. (2002). The mental health continuum: From languishing to flourishing in life. *Journal of Health and Social Behavior, 43*, 207-222.
Lazarus, R. S. (1993). From psychological stress to the emotions: A history of changing outlooks. *Annual Review of Psychology, 44*, 1-21.
Lee, R. T., & Ashforth, B. E. (1996). A meta-analytic examination of the three dimensions of burnout. *Journal of Applied Psychology, 81*, 123-133.
Losada, M. (1999). The complex dynamics of high performance teams. *Mathematical and Computer Modeling, 30*, 179-192.
Losada, M., & Heaphy, E. (2004). The role of positivity and connectivity in the performance of business teams. *American Behavioral Scientist, 47*, 740-765.
Luthans, F (2002a). The need for and meaning of positive organizational behavior. *Journal of Organizational Behavior, 23*, 695-706.
Luthans, F. (2002b). Positive organizational behavior: Developing and managing psychological strengths. *Academy of Management Executive, 16*, 57-72.
Luthans, F., Avey, J. B., Avolio, B. J., Norman, S. M., & Combs, G. M. (2006). Psychological capital development: Toward a micro-intervention. *Journal of Organizational Behavior, 27*, 387-393.
Luthans, F, Avey, J. B. & Patera, J. L. (2008). Experimental analysis of a web-based intervention to develop positive psychological capital. *Academy of Management Learning and Education, 7*, 209-221.
Luthans, F., & Avolio, B. J. (2009). The "point" of positive organizational behavior. *Journal of Organizational Behavior, 30*, 291-307.
Luthans, F., Avolio, B. J., Avey, J. B., & Norman, S. M. (2007a). Psychological capital: Measurement and relationship with performance and job satisfaction. *Personnel Psychology, 60*, 541-572.
Luthans, F., & Peterson, S. (2002). Employee engagement and manager self-efficacy. *Journal of Management Development, 21*, 376-387.
Luthans, F., & Youssef, C. M. (2004). Human, social, and now positive psychological capital management. *Organizational Dynamics, 33*, 143-160.
Luthans, F., & Youssef, C. M. (2007). Emerging positive organizational behavior. *Journal of Management, 33*, 321-349.
Luthans, F., Youssef, C. M., & Avolio, B. J. (2007b). *Psychological capital: Developing the human competitive edge.* Oxford: Oxford University Press.
Lyubomirsky, S., King, L., & Diener, E. (2005). The benefits of frequent positive affect: Does happiness lead to success. *Psychological Bulletin, 131*, 803-855.
Marks, S. R. (1977). Multiple roles and role strain: Some notes on human energy, time,

and commitment. *American Sociological Review, 42,* 921-936.

Maslach, C., Schanfeli, W. B., & Leiter, M. P. (2001). Job burnout. *Annual Review of Psychology, 52,* 397-422.

Masten, A. S., & Reed, M. G. J. (2002). Resilience in development. In C. R. Snyder & S. Lopez (Eds.), *Handbook of positive psychology* (pp. 74-88). Oxford: Oxford University Press.

Rothbard, N. P. (2001). Enriching or depleting? The dynamics of engagement in work and family roles. *Administrative Science Quarterly, 46,* 655-684.

Salanova, M., Agut, S., & Peiró, J. M. (2005). Linking organizational resources and work engagement to employee performance and customer loyalty: The mediation of service climate. *Journal of Applied Psychology, 90,* 1217-1227.

Schaufeli, W. B. & Bakker, A. B. (2004). Job demands, job resources, and their relationship with burnout and engagement: A multi-sample study. *Journal of Organizational Behavior, 25,* 293-315.

Schaufeli, W. B., & Bakker, A. B. (2009). Defining and measuring work engagement: Bringing clarity to the concept. In A. B. Bakker & M. P. Leiter (Eds.), *Work engagement: A handbook of essential theory and research.* New York: Psychology Press.

Schaufeli, W. B., Bakker, A. B., & Salanova, M. (2006). The measurement of work engagement with a short questionnaire: A cross-national study. *Educational and Psychological Measurement, 66,* 701-716.

Schaufeli, W. B., Salanova, M., González-Romá, V., & Bakker, A. B. (2002). The measurement of engagement and burnout: A two sample confirmatory factor analytic approach. *Journal of Happiness Studies, 3,* 71-92.

Schulman, P. (1999). Applying learned optimism to increase sales productivity. *Journal of Personal Selling and Sales Management, 19,* 31-37.

Seligman, M. E. P. (1998). *Learned optimism.* New York: Pocket Books.

Seligman, M. E. P., & Csikszentmihalyi, M. (2000). Positive psychology. *American Psychologist, 55,* 5-14.

Snyder, C. R. (2002). Hope theory: Rainbows in the mind. *Psychological Inquiry, 13,* 249-276.

Snyder, C. R., Irving, L. M., & Anderson, J. R. (1991). Hope and health. In C. R. Snyder (Ed.), *Handbook of social and clinical psychology* (pp. 295-305). Oxford: Oxford University Press.

Snyder, S. R., & Lopez, S. J. (Eds.). (2002). *Handbook of positive psychology.* New York: Oxford University Press.

Sonnentag, S. (2003). Recovery, work engagement, and proactive behavior: A new look at the interface between non-work and work. *Journal of Applied Psychology, 88,* 518-528.

Stajkovic, A. D., & Luthans, F. (1998a). Self-efficacy and work-related performance: A meta-analysis. *Psychological Bulletin, 124,* 240-261.

Stajkovic, A. D., & Luthans, F. (1998b). Social cognitive theory and self-efficacy: Going beyond traditional motivational and behavioral approaches. *Organizational Dynamics, Spring*, 61-74.

Tugade, M. M., & Fredrickson, B. L. (2004). Resilient individuals use positive emotions to bounce back from negative emotional experiences. *Journal of Personality and Social Psychology, 86*, 320-333.

Van Maanen, J., & Schein, E. H. (1979). Toward a theory of organizational socialization. In B. Shaw (Ed.), *Research in organizational behavior* (Vol. 1, pp. 209-264). Greenwich, CT: JAI Press.

Walsh, J. P., Weber, K., & Margolis, J. D. (2003). Social issues in management: Our lost case found. *Journal of Management, 29*, 859-881.

Weiss, H. M., & Cropanzano, R. (1996). An affective events approach to job satisfaction. *Research in Organizational Behavior, 18*, 1-74.

Wright, T. A. (2003). Positive organizational behavior: An idea whose time has truly come. *Journal of Organizational Behavior, 24*, 437-442.

Wright, T. A., & Staw, B. M. (1999). Affect and favorable work outcomes: Two longitudinal tests of the happy-productive worker thesis. *Journal of Organizational Behavior, 20*, 1-23.

Xanthopoulou, D., Bakker, A. B., Demerouti, E., Schaufeli, W. B. (2007). The role of personal resources in the job demands-resources model. *International Journal of Stress Management, 14*, 121-141.

Zwetsloot, G., & Pot, F. (2004). The business value of health management. *Journal of Business Ethics, 55*, 115-124.

6

職場で生き生きとする：
活力の先行要因[1,2]

Arie Shirom

　身体が健康で，気持ちも生き生きとしていて，認知活動も活発で，それらが作用し合っていい感じであるという感覚，それを活力という。活力は，従業員の健康と先取的な行動を予測する要因であることが明らかになっている。本章では，その活力の先行要因を探り，組織的に機能することを可能にする方法について焦点を置きたい。まず，活力を概念的に述べ，活力に関するこれまでの研究をレビューする。次に，私が構築した理論モデルを紹介する。このモデルは，資源保存理論（conservation of resources [COR] theory）に基づいている。資源保存理論では，活力が職場における予測要因であると仮定されているからである。その後の考察セクションでは，活力に関する理論化に対して動的な視点で述べていく。最後に，職場での活力の先行要因を検討する研究におけるいくつかの課題を示して，本章を締めくくる。

　活力があるという感覚は，生き生きとしている（エネルギーバランスがいい）という感じと，喜びまたは満ち足りているという感じを併せもつもの

---

[1] イスラエル科学財団の財政的支援に対して，謝辞を述べたい。
[2] 活力を測定する尺度は，英語を含めて数カ国語に翻訳されており，ワード形式でダウンロードできる。サイトは www.shirom.org あるいは www.tau.ac.il/~ashirom である。

である。緊張している，怒っている，不安で落ち着かない人も，このエネルギッシュという感覚を覚えるかもしれないが，活力を感じるときとは異なり，不愉快と不機嫌という感覚を併せもっている。活力に焦点を置くという本章の試みは，人の強さ（ストレングス）とポジティブな心理的能力への研究にシフトしている最近の流れに合っている（Peterson & Seligman, 2004; Seligman, Steen, Park, & Peterson, 2005）。これはまた，組織内の従業員のポジティブな特性，状態，行動を強調するポジティブな組織行動の出現とも同調している（Bakker & Schaufeli, 2008）。しかしながら，活力は，その先行要因やアウトカムに関する理論的なモデル化にまで至っていない（例外はあり，Shirom, 2004 参照）。

　活力という概念は古くからあり，別の呼び名で言及されることもあるが，身体的にエネルギッシュである（身体的な強さをもっている），精神的にエネルギッシュである（認知活動が活発である），人間関係にエネルギッシュである（重要な他者との関係をつくることができる）という，その人の体験を基本的に表現したものと言うことができる。東洋医学の理論によれば，人の身体は自然なエネルギーの流れをもっており「qi（チィ）」（日本では「氣」）と呼ばれている。このエネルギーは経絡と呼ばれるルートを通って身体を循環する。東洋哲学によれば，身体の中のエネルギーの流れは陰と陽（あるいは，天と地）の相互作用の結果である。陰と陽はどの現象にも見られ，相反関係であると同時に相補的であるという2つの側面がある。さらに，古代日本の伝統文化では，精神的エネルギーと身体的エネルギーを動員できるという感覚を表すものとして，氣の概念を用いている（Peterson & Seligman, 2004, pp.274-277）。精神分析的な考え方においては，Freud, Jung, Pearls が行った貢献も含め，心的エネルギーという概念を強調している。ある人がその心的エネルギーをどのように使うかによって，それは失われたり（例：防衛や葛藤に使用），獲得されたりすると論じている。このような東洋哲学や精神分析的思考とは対照的であるが，科学的なアプローチであるポジティブ主義に基づいて考えると，活力は本質的に測定可能な概念であると私はとらえて

いる。

　活力はなぜ，感情状態とみなされるのだろうか？　情動と気分は相対的に2つに区分された感情のタイプであるというこれまでの研究（例：Elfenbein, 2007; Fisher, 2000）に従い，ここでは情動と気分の双方に言及している感情という用語を用いる。気分はその持続時間も安定の度合いもたいていの場合明白に定義されていないため，その概念は曖昧になりがちである（Russell, 2003）。たとえば，Reisenzein と Schimmack (1999) は，典型的な気分測定尺度によって測定されている情動体験とそれに関連した感覚を網羅する言葉として，「感情」を定義している。多くの気分測定尺度が活力を構成要素としており，主には身体的な強さ，場合によっては認知活動の活発さにも焦点を当てている。私は，一時的な情動よりも長く続くという点において，活力は気分の状態により近いものと考えている。その一方で，活力は仕事という背景の中で考えられており，職場における特定の促進要因と関連しているという理由から，活力を感情とみなしている。私のように，気分と気分に類似する状態を感情として検討することは，他の研究報告においても見受けられる（例：Fisher & Ashkanasy, 2000; Tsenkova, Dienberg Love, Singer, & Ryff, 2008）。

　本章は4つの節から構成されている。最初の節では，活力を研究する理由について述べる。その後，活力に関する過去の概念的アプローチと活力を測定する尺度について，簡単にまとめてみる。さらにその次の節では，職場における活力の促進要因を特定している資源保存理論に基づいた理論モデルを紹介する。最後の節では，この理論モデルをさらに発展させていくための方向性を示し，活力の研究における今後の課題を指摘して，本章を締めくくる。

なぜ活力を研究するのか？　活力と健康，組織の生産性

　活力について科学的に研究することが，なぜ重要なのだろうか？　多くの人が生き生きとしていたいと思っており，生き生きとしていることは感情体

験の大切なひとつであるとみなされている。たとえば，身体的活動に参加するのは，活力を経験することがその主な理由であることが明らかとなっている（Hansen, Stevens, & Coast, 2001; Reed & Ones, 2006）。さらに言うなら，活力はポジティブな感情の構成要素であることから，ポジティブな感情状態を研究する理由として文献で論じられていること（例：Lyubomirsky, King, & Diener, 2005）は，活力に関しても，同様に当てはめることができる。次に述べたいと思うが，活力は非常に重要な個人の健康上のアウトカムと関連していることが明らかとなっており，組織の生産性とも結びついているのではないかと期待されている。以下のセクションで，これらの議論を支持しているエビデンスを紹介する。まず，活力と職場でやる気を起こすプロセスとの関連から始めていくことにする。

活力と動機づけ

活力は，個人が職場において保っているエネルギー貯蔵レベルに関する本人の感覚を反映している。活力は職場で動機づけを高めるプロセスと密接に関係しているため，仕事のパフォーマンスと組織の生産性を予測するものとして期待されている。職場での動機づけは，個人の内部に生じている活力，物事のやり方や方向性を決定する力，そして行動する力の集合体としてとらえられることが多い（Latham & Pinder, 2005）。

したがって，組織内で動機づけを始動するプロセスは，自分がもっている資源からもたらされるエネルギーをさまざまな活動に対していかにして分配していくかという，個人の時間をかけた決断プロセスということになる。こう考えると，活力は職場における動機づけの前兆と見ることができよう（Forgas & George, 2001; George & Brief, 1996）。

あるレベル以上の活力は，職場で動機づけを始動するプロセスを考えるうえで欠くことのできない必要要件と言うこともできる。この考え方を支持すると，自分が行動目標とするものが心の中で描写され，ポジティブな感情と関連づけられると，その目標は望んだものであり，追求に値するという信

号となり，目標達成のために必要なやる気ある活動を促進すると考えることができる（Custers & Aarts, 2005）。活力は，他のポジティブな感情と同様に，目標志向行動や（Carver & Scheier, 1990），接近行動（Fredrickson & Joiner, 2002; Watson, 2002）を促進する。したがって，個人が仕事や職場環境でエンゲイジすることを促すと期待できる。エンゲイジしている従業員と言ったとき，その定義はさまざまであるが，いずれにせよ高いエネルギーレベルにあることが，質的研究と量的研究の両方から示されている（Bakker & Demerouti, 2008 参照）。

活力と仕事のパフォーマンス，組織の生産性

なぜ活力が組織の生産性と個人の仕事のパフォーマンスにポジティブに関連していると考えるのか，説明したい。ある種の感情状態は特定の行動傾向と関連していると考えている情動理論家がいる（例：Frijda, Kuipers, & Ter Schure, 1989; Lazarus & Cohen-Charash, 2001）。そのため，活力はポジティブな行動傾向と関連しているという期待がもてるのである。Fredrickson（2002）は，自身が提唱したポジティブな情動の拡張‐形成モデルの中で，ポジティブな情動は思考‐行動レパートリーを増やしたり，ある一定の方向性の中で考えたり行動したりしようとする推進力をもつと論じている。こう考えると，活力を感じることによって，活動を広げるある特定の思考‐行動レパートリーが生み出され，選択肢が広がり，職場で起こる問題への解決策を創造的に考え出すことができるということになる（Fredrickson & Losada, 2005 参照）。これに加えて，活力が動機づけと結びつき，仕事のパフォーマンスと組織の生産性にポジティブに関係してくるのではないかと期待することができる。もうひとつの理由は，次に述べるように，活力が身体的な健康の増進とポジティブに関連しているという議論や，このようなつながりを支持するエビデンスと関係している。身体的により健康であるとき，活力が仕事のパフォーマンスレベルの向上に関連する可能性がより高くなると考えることができる（Côté, 1999）。

理論的な議論では，活力がパフォーマンスと組織の生産性に対してポジティブな影響をもたらすことが強く支持されている。が，その一方で，この考え方を実際の職場で検討した研究は少ない。とはいうものの，最近多くの研究（Boehm & Lyubomirsky, 2008; Tsai, Chen, & Liu, 2007）がレビューされ，非常にポジティブな感情を有する従業員は素晴らしいパフォーマンスを示し，他者を助けるといった向社会的な行動をとり，一般的により良い組織人であることが示唆されている。また，チームメンバーの間でポジティブな気分が共有されると，メンバー間の協力が強まり，チームのパフォーマンスの向上につながることを示すエビデンスも認められている（Barsade, 2002）。BohemとLyubomirsky（2008）は，幸福であることがしばしばキャリアにおける成功レベルと仕事のパフォーマンスレベルの向上に先行する要因であることを示す縦断的な研究と，ポジティブな感情を引き出すことが職場により良い成果をもたらすことを示唆する実証的研究が認められると報告している。さらに，最近のメタ分析では，職務満足感がそれに続く仕事のパフォーマンスを予測し，その逆よりも予測率が高いことを見出しており（Riketta, 2008），活力が高レベルの仕事のパフォーマンスや生産性の先行要因であるとする仮説を間接的とはいえ，支持している。

　私は，ポジティブな感情とパフォーマンスとの間の関連に関する知見の多くが，活力の問題と関連しているのではないかと考えている。私のこのような考えは，活力がスポーツの成績（Beedie, Terry, & Lane, 2000）や学業成績（Lane, Whyte, Terry, & Nevill, 2005; Thelwell, Lane, & Weston, 2007）を予測できることを認めた一連の研究によって支持されている。これらの研究では，活力はPOMS（Profile of Mood States：気分プロフィール）やPOMSに基づいている気分測定尺度の下位尺度である活力［訳注：ただし，日本版POMSでは，vigorは活気と訳されている］によって測定されている。最近の研究（Salanova, Agut, & Peiró, 2005）でも，ユトレヒト・ワーク・エンゲイジメント尺度（Utrecht Work Engagement Scale［UWES］）の他の下位尺度に比べて，活力の下位尺度のみが114カ所のサービス部署で顧客が評価し

た従業員のパフォーマンスと有意な正の関連があった（r=.15）ことがわかっている。しかし，この効果量は単独のデータによるものでなく，いくつかのデータをまとめて分析したものであり，慎重でなければならない。仕事のパフォーマンスの領域を文脈的なパフォーマンス——向社会行動や組織市民行動を含むと定義される——にまで広げてみよう。すると，ポジティブな感情は職場で同僚を助け，善意を広め，創造的で革新的な行動をとることと関連していることを報告している研究をいくつか見つけることができる（これらの研究のレビューについては，George & Brief, 1992 参照）。その一例は，221 名の販売員を対象とした研究（George, 1991）である。その研究では，ポジティブな気分を先に挙げた活力の身体的な強さの側面（例：活動的，強く，生き生きと，意気盛んに感じる）から定義した項目に基づいて測定し，それが役割外および役割通りの向社会的・組織的な行動の両方を有意に予測できたことが示されている。活力がパフォーマンスに及ぼすこのような効果は，人の自己効力感やコーピング能力といった変数で媒介される可能性がある。最近の研究は，活力を含むポジティブな気分の状態が，社会的支援，自己効力感，課題への粘り強さを通して，課題達成パフォーマンスを間接的に予測すると報告している（Tsai, Chen, & Liu, 2007）。あるいは，ある行動はそれが活力の感覚を生み出すという理由で選ばれることから，行動から活力への影響も考えることができる。

身体的健康と精神的健康

ポジティブな情動における拡張 - 形成モデルは，ポジティブな感情と健康に関する研究領域でよく用いられている。このモデルは，幸福，喜び，誇り，愛といったポジティブな情動には健康を守る生理的な効果があると提唱している（Fredrickson, 2002; Tugade, Fredrickson, & Feldman Barrett, 2004）。ポジティブな感覚が身体的な健康と長寿に与える向上効果は，多くの研究でそのエビデンスが蓄積されている（Pressman & Cohen, 2005; Rozanski, Blumenthal, Davidson, Saab, & Kubzansky, 2005）。

個人レベルの活力は，本人の最適な心理機能を示す指標と考えられる。実際，多くの研究者が健康に関連するQOL（Quality of Life：生活の質）の概念の中に，活力を含めて定義している。その良い例を，ワーク・エンゲイジメントの構成概念において見ることができる。ワーク・エンゲイジメントは活力，熱意，没頭によって特徴づけられており，仕事に関係したポジティブでやりがいを感じる心の状態として定義されている（Bakker & Demerouti, 2008）。活力はUWESの3つの構成要素のひとつで，「活力がみなぎるように感じる」，「職場では，元気が出て精力的に感じる」といった項目が見られる。本書の他の章で述べられているように，UWESは数カ国で使用されている。もうひとつの例は，WHO（World Health Organization：世界保健機関）によるウェルビーイングの操作的な定義に見られる（WHOQOL Group, 1994）。この質問紙では，「元気である」，「活動的である」，「精力的である」，「朝起きたとき気分爽快である」といった質問項目があり，別の質問紙の中で使用されている項目の一部が用いられている（Shirom, 2004）。同様のものとして，健康に関係したQOL測定尺度（Stewart & Ware, 1992）がある。これはよく用いられている測定尺度のひとつであるが（例：Stewart, King, Killen, & Ritter, 1995），生命力という下位尺度が含まれており，4項目で測定されている：疲れを感じる（逆転項目），望むことをするために十分なエネルギーがある，消耗しきっている（逆転項目），気力に満ちている。ウェルビーイングに関して最も頻繁に引用され用いられているモデルは，Ryffの6因子モデル（Ryff & Singer, 2006参照）であるが，このモデルには活力が構成要素として含まれていないことに注意しておいたほうがよい。このように，活力が精神的なウェルビーイングに与える影響は理解しやすいが，身体的なウェルビーイングに与える影響となるともっと複雑である（Edwards & Cooper, 1988参照）。

　活力が，後に測定される身体的健康の状態を予測することがいくつかの研究から明らかにされている。Shiromら（2008a）の研究により，男性と女性の従業員の主観的健康感（self-rated health［SRH］）が時間とともにど

ように変化するかを予測するうえで，活力を感じることと客観的に身体的に健康であること（機能的能力に基づいて測定）が相互作用していることが明らかとなっている。つまり，身体的健康の程度が高いほど，初期の活力レベルが主観的健康感の変化に与える影響が顕著であったのである。Shiromら（2008b）のもうひとつの研究では，フィンランド（6188名）とスウェーデン（3345名）の2つの国の従業員というかなり大きなサンプルから得たデータを共分散構造分析している。その結果，対象の社会人口統計学的な予測因子を調整すると，活力は自己評価による健康と主観的な仕事能力の双方に正の相関があることが認められた。他方，情緒的疲弊感は活力のネガティブな対立軸の上に位置するものであるが，同じモデルの中で，同じ変数に対してネガティブに影響することが認められた。この結果は2つの国において検証されたものであるが，活力と情緒的疲弊感（Maslach Burnout Inventory［MBI］によって測定されたバーンアウトの中核的な構成要素である。Taris, Le Blanc, Schaufeli, & Schreurs, 2005 参照）が主観的な健康指標に対して，それぞれ独立して影響するという見解を強く支持している（Bakker & Schaufeli, 2008 参照）。

　大規模なメタ分析による数件の研究においては，多様なリスク要因を調整した後でも，自己評価による健康がその後の生存と死亡の確かな予測要因であることが明らかにされている（Shirom, Toker, Berliner, Shapira, & Melamed, 2008a 参照）。そのため，上述の2つの研究（Shirom et al., 2008a; 2008b）では，いずれも健康の自己評価を用いている。では，どのような生物学的なメカニズムによって，活力が自己評価された健康に影響を及ぼすのであろうか？　これらのメカニズムはいまだわかっていない。しかし，免疫試験に効果的に反応する免疫組織の能力の向上と，健康的な生活習慣に対して，ポジティブな感情である活力がもたらす効果がこのメカニズムに含まれている可能性が高い（Rozanski & Kubzansky, 2005; Ryff, Singer, & Dienberg Love, 2004 参照）。最近，2つの研究により，活力とその人の健康状態を結びつけるルートがあることが実証的に支持されている。つまり，活

力がいくつかの炎症マーカーとネガティブに相関していることが明らかになり (Shirom, Toker, Berliner, Shapira, & Melamed, 2006)，これらのマーカーが活力と身体的な健康とを結びつけるルートを反映している可能性を示唆している。別の研究 (Toker, 2008) では，活力の状態を知れば，男性と女性ともに，運動習慣の程度が後に上昇するかどうかを予測できることが示されている。

　活力に焦点を置く理由をめぐるこのような議論では，活力が組織的な，また個人的なアウトカムに与える一方向的な影響に注目が向いている。「なぜ活力を研究するのか？」という疑問に対し，それに答える形で，これらの理由が提供されている。本章は，活力によるアウトカムよりも，むしろ活力の先行要因に焦点を当てている。そのため，このアウトカムについては，簡単に述べるにとどめる。さて，先に述べた一方向的な影響を媒介，あるいは調整する要因に対してはさほど関心が払われていない。これらの一方向的な影響は，活力に伴う認知的再評価，自己規制のプロセス (Elfenbein, 2007)，対処方略 (Folkman, 2008)，生理的プロセスを含む他の変数によって媒介や調整を受ける可能性があるということのみ述べておく。

感情としての活力の概念化

　これまでの研究（例：Elfenbein, 2007; Fisher, 2000）に従い，相対的にはっきりと区別される2つの現象としての情動と気分の双方に言及するために，感情という用語を用いることにする。気分はより長く続くが，多くの場合程度が軽く，変化も少なく，原因が特定されない感情の状態である。他方，情動はより激しいが，長続きせず，はっきりとした対象や原因をもつ (Brief & Weiss, 2002; Kelly & Barsade, 2001; Scherer, 2000)。活力は，瞬間的な情動よりもかなり長く続くものとして概念化されており，その点においては気分の状態に比較的近い。しかし，活力は職場の中で文脈化される必要があるため，私はそれを感情として述べていきたい。

Lazarus と Folkman による認知的評価理論（1984, pp.273-274, 284-285）に基づき，元気があるという個人の認知的評価は，活力があるという感覚とは理論的に区別されたものとして考えている。自然の状態では，これらの評価と活力があるという感覚はおそらく結びついて現れ，時間的な経過とともに相互に影響し合うだろう。活力を感情として焦点を当てるのは，Lazarus ら（Lazarus, 2001; Smith & Lazarus, 1993）によって開発された認知 - 動機 - 関係理論に従ってのことである。この理論は感情に対する離散的カテゴリーアプローチを意味しており，ひとつひとつのカテゴリーがそれ自身の核となる関係的テーマとコーピングを伴っている。さらに，この理論は各感情状態の弁別的な特徴，先行要因，結果を概念化することによって，職場環境下で生き残り，活躍しようとする従業員の試みに対する私たちの理解を深め，広げると考えることができる（Lazarus & Cohen-Charash, 2001）。

　資源保存理論（Hobfoll, 1989, 2002）は，個人の資源を次の4種類に分類している：物（例：家），条件（例：年功，在職権，婚姻関係），個人的特徴（例：自己効力感，楽観性），エネルギー（例：金，専門家としての知識）。ではなぜ，活力の概念化においては，資源の3つの側面に関する人の感覚に焦点を置くのだろうか？

　活力を構成する3つの側面として，身体的強さ，認知活動の活発さ，情緒的エネルギーという感情経験に焦点を置くのには，いくつかの理論的な理由がある。第一の理由は，これら3つの側面が個人的なものであるからである。職場では他の資源として権威や自律性などがあるが，これらは明らかに他者に依存するものである。第二の理由は，資源保存理論は過去の実証的なエビデンスに基づいて構築されているが（Hobfoll, 1989, 2002），ある資源が自身に近接しているほど，自身から遠く離れている資源と比べ，その重要性が高くなると仮定している点にある。この資源保存理論に沿って考えていくと，活力の3つの側面はおそらく，銀行に貯金があるといった他のタイプの資源に比べて，人が所有する最も重要なエネルギー領域，つまり身体的，情緒的，認知的なエネルギーを象徴的に示していると言うことができる。第三

の理由は，再度資源保存理論に基づいて考えると，活力の3つの側面が他の資源の開発を促進し，それらの獲得を可能にすると仮定しているからである。たとえば，情緒的なエネルギーはおそらく社会的支援の獲得を促し，身体的強さはおそらく増進された健康状態を維持する手段になるだろう（Hobfoll, 2002）。第四の理由は，活力の3つの側面は次に記されているように，ほとんどの人にとって，それ自体本質的に価値があるタイプの感情状態を象徴しているからである。それに比べ，資源としての金銭の所有は，価値ある目的を獲得するための手段という意味として評価されることがほとんどである（Hobfoll, 1998, 2002）。第五の理由は，活力の3つの側面は一貫性をもってまとまっており，レジリエンス，エンゲイジメント，コミットメント，潜在能力といったすでに確立されているどの行動科学の概念とも，また，自尊心や自己効力感といった自己概念のどの側面とも重複していないからである。さらに言うなら，活力を概念化することにより，組織へのコミットメントや仕事への関与といった，おそらく活力のアウトカムと考えられるものと区別することができるからである。このような活力の3つの側面に関する定義は，実証的研究においてもまた支持されている（Shirom et al., 2008a）。例を挙げると，ShragaとShirom（2009）による質的研究では，従業員は自分が経験した活力の構成要素として，活力の3つの側面を実際に叙述したと報告されている。

その他の活力の概念化および他の感情状態との関係

バーンアウトや不安とは対照的に，活力はアプローチ志向の行動促進システムにおける一構成要素である。Watson（2002）によれば，このシステムは人を喜びと報酬を生み出す可能性のある状況や経験に向かわせ，食べ物，住まい，パートナーなど，個人と種の双方にとって必須の資源の確保を促す。

感情を表す言葉として，活力を感じるという言い方は，多くの気分測定尺度の中に取り入れられている。また，ポジティブなエネルギーや，エネルギーに満ちた覚醒として言及されるクラスター（集合体）と同じ位置づけがされ

ることが多い（Burke, George, Brief, Roberson, & Webster, 1989; Thayer, 1989; Yik, Russell, & Barrett, 1999）。ある研究によると，多次元尺度分析を用いて，情動状態に関する48の記述をカテゴリー化したところ，活力は，近接する喜びや覚醒といったクラスターとはまったく異なる位置づけができるという結果が得られた。そのため，活力は独自のクラスターとして同定された（Russell & Steiger, 1982）。このように独自のクラスターとして位置づけされた活力は，POMSでは独自の下位尺度として測定されている（McNair, Lorr, & Droppleman, 1971）。このPOMSの活力尺度は，妥当であることがその後も再確認されている（Cranford, Shrout, Iida, Rafaeli, Yip, & Bolger, 2006）。しかし，私は2つの大きな理由から，POMSの活力尺度で示されている概念には賛成していない。第一の理由は，POMSで用いられている質問項目（例：生き生きとした，エネルギーに満ちた，気力に満ちた，活力ある）が，私たちが提唱している活力の概念化における認知的（認知活動の活発さ）および対人的 - 情緒的（情緒的エネルギー）な側面を反映していないからである。第二の理由は，POMSは実証主義的に構築されているため，幸福（例：陽気に感じる），喜び（例：心配を感じない）に見られるように，ポジティブな感情状態を反映している他の形容詞を取り入れているからである。これらの形容詞はこれまでの研究（Russell & Steiger, 1982参照）から，喜びの次元でのみ負荷が高くなることがわかっている。そのため，活力を構成している概念としての妥当性に疑念を抱くからである。

　POMSを用いた研究で，活力尺度に関する結果が報告されている。スポーツ心理学分野では，POMSを運動成績あるいは運動パフォーマンスと関連させて用いたメタ分析を行い（Beedie, Terry, & Lane, 2000），POMSの活力尺度と成績とは中程度の効果量があることが報告されている。また，POMSの活力尺度を生理学的アウトカムの予測要因として検討した多くの研究が見られる。たとえば，活力尺度は睡眠の質（Bardwell, Berry, Ancoli-Israel, & Dimsdale, 1999）や，負傷からの回復期間の短縮（Quinn & Fallon, 1999）を予測しているという報告がある。さらに，POMSの構成概念妥当

性は，かなり広範囲にわたって検討されている。しかし，Payne（2001）が指摘しているように，それらの研究では，がん患者，薬物乱用者，精神療法患者といった臨床患者が主な対象となっており，職場の従業員を対象として検討した研究は見られない。

　活力とある程度重複している概念として，**生命力**がある。この生命力は，エネルギーにあふれているという感覚と生きているという感覚の主観的な体験の組み合わせとして概念化されている（生命力測定尺度については Ryan & Frederick, 1997 参照）。生命力は，生きているという要素のほか，目覚めていて機敏に動けるという感じの要素も含んでおり，この点では活力は生命力と異なっている。もうひとつ，関連のある概念が見られる。職場におけるスライヴィング（Shreitzer, Sutcliffe, Dutton, Sonenshein, & Grant, 2005; Spreitzer, Lam, & Fritz［本書の第10章］も参照）である。スライヴィングは，学習（より深い理解）と生命力（生きているという感覚）を組み合わせた主観的な体験として定義することができる。したがって，先に定義した活力の概念の中核的な内容はほとんど含まれていない。

　こうした活力の概念化とは別の取り上げ方としてよく見られるのは，活力をエンゲイジメントの構成要素とみなしたものである。そこでは活力は，高レベルのエネルギー，職場でのやる気，そしてレジリエンスから構成されるものとして定義されている（例：Hakanen, Bakker, & Schaufeli, 2006; Schaufeli, Salanova, González-Romá, & Bakker, 2002b）。しかし，私は活力のこのような概念化には反論したい。高レベルのエネルギーを，その結果と考えられる動機づけやレジリエンスと混同していると考えているからである（Shirom, 2004 参照）。ワーク・エンゲイジメントを測定する UWES は，活力をエンゲイジメントの構成要素としている（例：Schaufeli, Martínez, Marques Pinto, Salanova, & Bakker, 2002a; Schaufeli & Bakker［本書の第2章］も参照）。活力は6つの質問項目からなるが，2つはレジリエンスに，1つはやる気に言及している。しかし，9項目からなる UWES 短縮版では，レジリエンスとやる気に関する上記の3項目は含まれていない（Schaufeli,

Bakker, & Salanova, 2006)。先に述べた私たちの活力の概念に基づけば，この特定の感情（活力）は，不利な出来事に遭遇した際に個人が起こす行動，つまりレジリエンスに関わらず経験されるものと考えることができる (Jackson, Firtko, & Edenborough, 2007; Luthar & Brown, 2007)。活力は職場で頑張ろうとする動機づけをもつための必要条件と考えることはできる。しかし，感情としての活力と動機づけとは異なる概念領域に属していると考える。

　上記のように概念化された活力と，ワーク・エンゲイジメントの概念を構成する他の2つの要素（熱意と没頭）との間の関係はどのようになっているだろうか？ Kahn (1992) は，従業員が熱意をもって自分の仕事をしていくためには，身体的なエネルギーと情緒的なエネルギーを感じる必要があると述べている。活力を感じるということが，UWESによって操作的に定義された「熱意」をもって仕事をするための先行要因であるということになる。しかし，これらの関係はある特定の前後関係をなす要因次第であるとも言える。たとえば，Kahn (1990) が示唆したように，活力のある従業員が自分の仕事に全面的に熱中し，仕事に没頭するようになるのは，従業員が精神的に安定しており，自分の上司を信頼し，公正な手続きが保証されている職場で働いている場合にのみ起こることであると考えられる。

　気分状態としての活力を測定する尺度は，活力 - 疲弊，バーンアウト，疲労というように一対化し，同じ次元上にあって同時に経験することが不可能な両極端にある感情状態を象徴的に示しているという理論的立場に基づいて開発されている。この理論的立場によって，活力尺度の中の疲労や疲弊項目は逆点化され，尺度得点は活力というポジティブな気分を反映しているものとみなされる。このようなやり方はこれまで幾人かの研究者によって実践されており，研究者たちは活力を仕事に関係した感情面でのウェルビーイングの構成要素として (Payne, 2001; Daniels, 2000)，あるいはストレス反応として (William & Cooper, 1998)，または同じ次元上にある疲弊の対極にあるエネルギーを表すものとして (Maslach & Leiter, 2008)，それぞれに評価

している。しかしながら，私はこのような立場をとっていない。活力とバーンアウトは斜めの関係にあり，極めて高いレベルのストレスで特徴づけられるような状況においてはおそらく例外になるであろうが（Reich & Zautra, 2002），両者は同じ次元上にある連続体としての両極端を表してはいない。これが私の理論的立場である。この理論的立場が第一に依拠するのは，接近と回避の活性化をなす生物学的体系は，基本的にそれぞれ独立していることが明らかになっているという事実である（Cacioppo, Gardner, & Bernston, 1999）。第二として，ポジティブな感情状態とネガティブな感情状態は，生理学的に異なった体系をとるからである（Davidson, 2000）。第三として，ポジティブな感情状態とネガティブな感情状態は，先行要因が異なっていることが知られており（Baumeister, Bratslavsky, Finkenauer, & Vohs, 2001），比較的独立して機能する可能性があり（Davis, Zautra, & Smith, 2004），それぞれ異なる形で人の行動に表れているからである（Gendolla, 2000）。このような理論的根拠に基づき，ポジティブな感情状態とネガティブな感情状態の間の関係は双極的なものでなく，二変量的な関係にあると結論することができると考える。この見解は，次に述べる研究によってかなりの支持を得ている。すなわち，ポジティブな感情とネガティブな感情には異なる時間的変動があることを見出した研究（Yasuda, Lawrenz, Whitlock, Lubin, & Lei, 2004 参照），緊張とエネルギーの自己採点の間の関係が双極的なものではないとした研究（Vautier, Steyer, Jmel, & Raufaste, 2005），一次元的な構成概念を表すために双極的な質問項目を取り入れるやり方は方法論的にも解釈的にも問題があることを示唆した研究（Herche & Engelland, 1996）などである。

活力の先行要因を示した理論モデル

活力の先行要因を示した次に述べるモデルは，資源保存理論（Hobfoll, 1989, 2002）に準じて考えることができる。資源保存理論における中心的な

主張は，人は高い価値を置くものを獲得し，維持し，守ろうとする基本的な意欲をもっているというものである。人が価値ありとするものは，資源と呼ばれる。資源にはいくつかのタイプがあり，物質的，社会的，そしてエネルギー的な資源がある。Hobfoll (1989, 2002) は，資源とは，個人的なエネルギーと，個人的に価値を置いていたり，あるいは他の物，個人の特性，状態，エネルギーを獲得するための手段として役に立ったりする特性，物，状態であるとしている。資源とみなされる個人の内的要因の例として，楽観性，自尊心，自己効力感が挙げられる。外的資源の例としては，雇用，社会的支援，経済的地位が挙げられる。

鍵となる仮説

私が提唱したモデルは，鍵となるいくつかの仮説に基づいている。第一として，活力を職場における最も基本的な資源として予測しているということである。この仮説は，活力が職場領域の中で文脈化されており，概念的に定義され，測定されているという事実に基づいている。そうはいっても，遺伝的素因，社会的な属性変数，人格特性が個人の活力のレベルに影響を与える可能性が排除されるわけではない。しかし，これらによる影響はおそらく，職場における活力の促進要因によって，部分的にしか左右されないであろうと考えている。同様に，ある特定の個人特性により，他の人より活力をより感じやすくなるという可能性も出てくる。感情状態に対する気質的な影響についての研究からは，外向的（あるいはポジティブな感情性）な人格特性がある人は，神経症的傾向のある人と比べて，活力を経験する機会がより多いという予測ができる (Brief & Weiss, 2002 参照)。しかし，提案したモデルは，可能性が与えられれば，ほとんどの人は職場において活力を感じることができる能力をもっているという仮説に基づいている。

第二の仮説は，活力の3つの側面の概念に関係したものである。人は，自分の中にある身体的，認知的，情緒的エネルギーのレベルが変化するのを感じるものであり，これらの変化はその人の職場環境にあるポジティブな特徴

や仕事の特徴に関係しているという仮定である。私は，身体的，情緒的，認知的なエネルギーの変化は相互に作用していると仮定している。なぜかというと，個人的な資源は互いに影響し合い，資源の貯蔵庫となっているからである。ひとつの資源が増えると，多くの場合，それに関連して他の資源も増えていく（Hobfoll, 1999, 2002）。したがって，活力の先行要因に関する次の議論では，総合的な活力に焦点を置くことにする。

　第三の仮説は先の議論から直接続くものであるが，活力とそのネガティブな対立項であるバーンアウトの間の関係についてのものである。先ほど述べたように，活力と疲弊感（バーンアウト）は斜めにのみ関係しており，感情状態の多次元領域のうちの2次元によって表されるものと考えることができる。したがって，過剰な仕事量といったバーンアウトの予測要因（Shirom, 2003）を減らしたからといって，その結果，従業員が感じる活力が必ずしも増大するとは限らないのである。

仕事に関係した活力の予測要因

　従業員の仕事に関係した感情状態は，自分の仕事上の経験に関する本人の評価を反映する傾向にある。組織そのものがその従業員から特定の感情反応を引き出す直接的な方法をもっているわけではない。これは，活力の促進要因を作用させることを介してのみ達成可能なのである。以下で，従業員が活力を感じる可能性を高くする仕事の特徴について述べる。

《仕事の特徴》

　活力の先行要因に関する質的研究（Shraga & Shirom, 2009）により，36名の回答者によって活力の促進要因として描写された107の状況や出来事が，職務特性モデル（Job Characteristics Model ［JCM］；Hackman & Oldham, 1974, 1980）の構成要因と一致するかどうかが検討されている。この職務特性モデルの構成要因とは，仕事の重要性，仕事のアイデンティティ，技能の多様性，仕事の自律性／コントロール，上司からのフィードバック

である（Hackman & Oldham, 1974, 1980）。仕事の重要性とは，その仕事が組織の内外で，他者にあるいは組織そのものにどのような影響を与えているかを意味している。促進要因の多く（46%）がこのカテゴリーに属していた。この質的研究で私たちが得た主な知見は，量的研究においても支持されている。たとえば，UWESによって測定された活力の予測要因は，仕事上での自尊心であることが見出されている。この自尊心を測定する項目のほとんどは，仕事の重要性を反映するものであった（Mauno, Kinnunen, & Ruokolainen, 2007）。仕事の重要性は，仕事感情尺度（Job Affect Scale）（Brief, Burke, George, Robinson, & Webster, 1988）によって測定された好ましい感情に対する最も強い予測要因であることも明らかになっている（Saavedra & Kwun, 2000）。

　上司からのフィードバックとは，ある人が自分が行った努力の結果に関する情報を，自分の上司からどの程度受け取るかを意味している。促進要因の27%がこのカテゴリーに入った。また，仕事上の成功は，従業員がエネルギッシュに感じているかどうかと関連があることが他の研究で明らかにされている（Brown & Ryan, 2003; Ryan & Frederick, 1997）。仕事のアイデンティティとは，その仕事がどの程度，最初から最後まで達成可能で，一貫したまとまりになっているかという意味である。活力の促進要因の23%がこのカテゴリーに属していた。技能の多様性（その仕事で多くの異なる技能と能力の使用が従業員に求められているかの程度），仕事の自律性（従業員がもつ仕事上の自由裁量レベル），コントロール（職場環境に影響を及ぼす力）のカテゴリーについては，回答者は促進要因として言及しなかった。仕事の自律性は従業員自身の仕事に限定された中でのコントロールである一方，コントロールはある人の仕事に直接的には関係のないかもしれない組織的な側面も含んだより幅広い用語である（Spector, 1997, pp.43-44参照）。私たちが行った質的研究から得たこれらの知見から，次のことが示唆される。従業員が一貫性のある重要な仕事を直接集中して行うことができること，手がけた仕事が成功裏に完了したときに上司からポジティブなフィードバックを受ける見

込みがあること，これらが活力を最も促進する要因である。ある一連の実験研究において，一般的によく見られる仕事状況を仮想し，そこで成功体験を味わわせたところ，活力を含むポジティブな感情状態が結果として得られている（Nummenmaa & Niemi, 2004）。これは私たちの研究結果を支持するものである。さらに，私たちの研究を支持する報告が，日記法による研究からも得られている。仕事における日々の目標達成が，仕事の終わりに生まれる喜ばしい感情を活性化していることがわかったのである（Harris, Daniels, & Briner, 2003）。このことが量的な分析でも確認できれば，このような一連の知見は，異なる組み合わせの仕事の特徴が他の感情的，態度的，行動的な結果と関連して活力を予測することを示すことになる。

《職場における他者との相互作用》

相手の気分状態に影響を及ぼし合う経路に関しては，気分の結合（Totterdell, Wall, Holman, Diamond, & Epitropaki, 2004），情動伝播（Neumann & Strack, 2000），情動の交差と流出（Song, Foo, & Uy, 2008）といった研究があるが，それらは相互に概念的に重複している。それらの研究からは，従業員の互いの気分が影響し合っていることがわかっている。この影響は，共有された仕事上の出来事や環境からは独立しているが，従業員が職場で互いにどれほど相互に作用し合っているかの程度によることが明らかになっている。したがって，職場である期間にわたって作用する対人プロセスにより，従業員の気分が互いに結びつくことになる。たとえば，チームレベルの活力と個人レベルの活力との結びつきに焦点を当てた研究では，前者が後者に影響を及ぼしていることが明らかになっている（この研究では，活力はエンゲイジメントの構成概念のひとつとして測定されている；Bakker, Van Emmerik, & Euwema, 2006 参照）。

《リーダーシップ》

これまでの研究を調べてみると，エネルギーに満ちていると感じている

リーダーは，自分に従う者たち（フォロアー）にエネルギーを与える可能性が高いことを示唆しているものがある（Brief & Weiss, 2002 参照）。活力を表出するということが管理的な立場にいる従業員に期待されているためであろう（Church & Waclawski, 1998）。同様に，リーダーシップに関する研究では，変革型のリーダーはフォロアーとの間に類似の情動状態を喚起するために，エネルギーを与えるような情動を表出することがよくあると論じている（Abolio, 1999）。変革型のリーダーはフォロアーに対して創造的に考えるように促しており，この知的刺激はリーダーとしての一構成要素となっている。Abolio（1999）の研究は，知的刺激が活力の一構成要素である認知活動の活発さに直接的でポジティブな効果を与えている可能性が高いことを示唆している。

《グループレベルの資源》

職場でのグループは共通の社会化経験をもち，情動表現，課題の相互依存性，情動伝播現象を左右する組織の特徴，基準や規制も共通していることから，情動を共有する傾向がある（Brief & Weiss, 2002）。相互の信頼と強い社会的支援を特徴とする仕事チームはより結束し，目標志向的である傾向がある。これらの特徴が従業員の士気を高め，職場に良い状態をもたらす（Karasek & Theorell, 1990）。特に，仕事グループの結束は，気分の状態として測定された活力を予測することが明らかになっている（Terry et al., 2000）。

《組織的な資源》

従業員は意思決定に参加することによって，より多くの情報源に触れるようになる可能性が高い。これにより，従業員はさまざまな役割要求に対して，より柔軟に対応できるようになるとともに，さまざまな物の見方を統合する創造的な解決策を見つけ出すといった認知的スキルを発達させる能力も得られる（Spector, 1986）。

今後の研究の方向性

　活力に焦点を置くという提案は，ポジティブ心理学分野の新たな展開や（Seligamn et al., 2005），ポジティブな組織行動の出現とも（Luthans, 2002; Luthans & Youssef, 2007）一致している。職場で活力に満ちた感覚をもつことで，従業員は仕事の要求度に対して効果的に対処できるようになる可能性をもつことになる。さらにもっと重要なことは，そうした感覚は，従業員のウェルビーイングにポジティブな影響を及ぼす可能性が高いということである。職場における活力の先行要因と因果関係論に関して，私たちの理解を深めてくれると考えられる有望な研究への道を以下に示す。

活力の先行要因を検討する際の動的な研究視点

　活力の先行要因について提案されたモデルの限界は，主にその静的な特徴にある。動的な視点に基づいたモデルへと転換していくことが，おそらく将来の研究への最も有望な道であると言いたい。他の感情と同様に，活力は進行していくプロセスととらえるべきである。このプロセスは，状況や状態に対する知覚，そこに見出す意味，そこで経験する感情や付随する生理的変化から始まる。次に，活力を経験し，その後，態度，認知，行動の変化が生じるのである。このようなプロセスの各段階で，従業員は自己規制プロセスを経験することもできるし，個人内，個人間，個人-グループ，個人-組織の分析レベルでフィードバックのサイクルが働いていると構想することも可能となる。今述べたモデルはまだほんの初期段階にすぎず，もっと複雑で動的な視点にほんの少し近づいただけのものである（このモデルを感情状態に対して構築しようとする試みは，Elfenbein, 2007 参照）。

　先に提案した私たちのモデルをこのようなダイナミックな形に作り替えるためには，いくつかの理論的な流れが役に立つ。資源保存理論（Hobfoll, 2002）では，資源のより多い（例：活力レベルがより高い，満足感レベルが

より高い）人は，さらなる資源を獲得する能力もより高いと仮定している。逆に，資源の乏しい（例：高レベルのバーンアウト）人は，さらなる喪失に対してもより脆弱で，資源を獲得する能力が低い。このような喪失と獲得のサイクルは，時間の経過の中で起こる（Hobfoll, 2001 参照）。Fredrickson (2001) のポジティブな感情の拡張 - 形成理論は，このサイクルが時間とともに繰り返されるとき，人のコーピング資源を改善すると仮定している。人の思考 - 行動のレパートリーを拡張することによって，つまり，身体的資源（良い健康状態と長寿），社会的資源，心理的資源（例：レジリエンス）を含む広範囲の個人的資源を形成できるように導くことによって，人のコーピング資源を改善するということである。このようなポジティブな感情を引き金とした上向きの資源獲得スパイラルをめぐる理論的な提言を支持するエビデンスもある (Fredrickson & Losada, 2005)。Fredrickson と Joiner (2002) は，ポジティブな情動が注意と認知の範囲を拡大して上向きスパイラルを始動させ，結果的に情動的に良い状態へと導くことを明らかにしている。このようにして増大した個人的資源は，本人の仕事から出てくるさまざまな要求度に対処していく際に引き出して使うことができる。残念ながら，個人の上向き資源獲得スパイラル理論は，職場組織の中ではまだほとんど知られていない。

活力と目標志向行動

職場における活力の研究は，目標志向行動へのプロセスに関して，新たな洞察を与えてくれる可能性がある。あるいは，時間や環境の変化とは関係なく，従業員自身が課題達成のために必要な行動に着手し，自らの行動を規制し，維持していくプロセスに関しても新たな洞察が加えられる可能性がある。DeShon と Gillepsie (2005) は，目標志向行動を，自己規制の努力が具体的な形となって現れたものとしてとらえることを提案している。先に述べたように，人はかなりの程度，自分の感覚に基づいて自らの行動を規制しようとする。活力が目標志向行動に対する必要条件であることを証明するために，時間をかけてこの関連を検証していく必要がある。このような研究を縦断的

に行えば，活力を高めていくことで仕事に関係した要求度に対してより効果的に対処できるという主張もまた検証できるだろう。

　実際の研究で活力を調べていくためにはいくつかの未解決の課題があり，以下のような点を実証的に検討していく必要がある。すなわち，自らの行動を導き，維持していく手段として活力を「かしこく」活用していく能力には，個人差があるのだろうか？　感覚（感じること）は，従業員の仕事の経験に意味を与える。心の知能指数に関する最近の考え方に沿うと，感覚を同定し，規制し，感覚から得た情報を用いる能力は，社会的な適応行動にとって重要とみなされる（Salovey, Mayer, Goldman, Turvey, & Palfai, 1995）。このような能力の相違が明らかにされたとしたら，それは先に述べたスキルにおける差異を反映したものなのだろうか？　また，それらのスキルは学習可能なものなのだろうか（Salovey, Bedell, Detweiler, & Mayer, 2000）？　心の知能指数は確かに重要ではあるが，活力と反応としての行動との関係を調整しうる要因のひとつにすぎないとも言える。

　もうひとつ答えが出ていない疑問は，職場における活力あふれる感覚が組織に与える効果に関するものである。本章では，従業員個人の活力を増大させる仕事の特徴と，従業員の活力が仕事のパフォーマンスに与える影響を強調している。では，この従業員の活力は組織全体にどのように影響するのであろうか？　活力がある組織は存在するのだろうか？　もし存在するのであれば，その本質的な特徴は何であろうか？　活力ある組織とは，その管理職のトップが組織全体にわたって従業員の活力を生み出し，醸成し，維持するような状態を効果的に創造し，組織の有効性を追求しながら，これらの資源を結集していく組織であると言うことができよう。情動的，認知的な伝播プロセスに基づいて考えると（Barsade, 2002），組織の活力とはおそらく，従業員個人の活力レベルが相乗的に蓄積されたものを表しているだろう。活力ある組織は極めて革新的で，環境の変化にも先取的に適応していて，その製品や労働市場といった点においても際立っているだろう（Bruch & Ghoshal, 2003; Cross, Baker, & Parker, 2003）。

活力は個人が仕事以外で遭遇する出来事や状況に対する感情反応として体験されることもある。職場でもたらされた活力が，家庭やその他の領域へと流れ出ていくこともあるだろう。そして，その逆もありうるだろう。今後の研究において，検証していく必要のある課題である。活力と仕事のパフォーマンス，組織での前向き行動との関連についても，同じことが言える。

活力は職場で経験される感情を象徴している。職場での活力に関する研究はまだ始まったばかりであり，初期の段階にある。しかし，これまでの気分状態の中での活力に関する研究からは，活力が個人のウェルビーイングと健康に強く関係しているということは言えるだろう。これまでに述べてきた活力と身体的健康とのつながりは，ポジティブな情動-身体的健康の関係を検討した多くの研究によって，間接的ではあるが支持されている。今後，職場での活力に関する研究を引き続き行っていくことにより，欠勤者あるいは健康保険にかかる費用を削減していくための有効な方法を組織に提案できる可能性が出てくる。このような研究を今後行っていく理由が，ここにある。

文　献

Avolio, B. J. (1999). *Full leadership development*. London: Sage.
Bakker, A. B., & Demerouti, E. (2008). Towards a model of work engagement. *Career Development International, 13*, 209-223.
Bakker, A. B., & Schaufeli, W. B. (2008). Positive organizational behavior: Engaged employees in flourishing organizations. *Journal of organizational Behavior, 29*, 147-154.
Bakker, A. B., Van Emmerik, H., & Euwema, M. C. (2006). Crossover of burnout and engagement in work teams. *Work and Occupations, 33*, 464-489.
Bardwell, W. A., Berry, C. C., Ancoli-Israel, S., & Dimsdale, J. E. (1999). Psychological correlates of sleep apnea. *Journal of Psychosomatic Research, 47*, 583-596.
Barsade, S. G. (2002). The ripple effect: Emotional contagion and its influence on group behavior. *Administrative Science Quarterly, 47*, 644-677.
Baumeister, R. F., Bratslavsky, E., Finkenauer, C., & Vohs, K. D. (2001). Bad is stronger than good. *Review of General Psychology, 5*, 323-370.
Beedie, C. J., Terry, P C., & Lane, A. M. (2000). The profile of mood states and athletic performance: Two meta-analyses. *Journal of Applied Sport Psychology, 12*, 49-68.
Boehm, J. K., & Lyubomirsky, S. (2008). Does happiness promote career success? *Journal*

of Career Assessment, 16, 101-116.
Brief, A. P., Burke, M. J., George, J. M., Robinson, B. S., & Webster, J. (1988). Should negative affectivity remain an unmeasured variable in the study of job stress? *Journal of Applied Psychology, 73,* 193-198.
Brief, A. P., & Weiss, H. M. (2002). Organizational behavior: Affect in the workplace. *Annual Review of Psychology, 53,* 279-307.
Brown, K. W., & Ryan, R. M. (2003). The benefits of being present: Mindfulness and its role in psychological well-being. *Journal of Personality and Social Psychology, 84,* 822-848.
Bruch, H., & Ghoshal, S. (2003). Unleashing organizational energy. *MIT Sloan Management Review, 44,* 45-51.
Burke, M. J., George, J. M., Brief, A. P., Roberson, L., & Webster, J. (1989). Measuring affect at work: Confirmatory factor analysis of competing mood structure with conceptual linkage to cortical regulatory systems. *Journal of Personality and Social Psychology, 57,* 1091-1102.
Cacioppo, J. T., Gardner, W. L., & Brenston, G. G. (1999). The affect system has parallel and integrative components: Form follows function. *Journal of Personality and Social Psychology, 76,* 839-854.
Carver, C. S., & Scheier, M. F. (1990). Origins and functions of positive and negative affect: A control-process view. *Psychological Review, 97,* 19-35.
Church, A., & Waclawski, J. (1998). The relationship between individual orientation and executive leadership behavior. *Journal of Occupational and Organizational Psychology, 71,* 99-127.
Cote, S. (1999). Affect and performance in organizational settings. *Current Directions in Psychological Science, 8,* 65-68.
Cranford, J. A., Shrout, P. E., Iida, M., Rafaeli, E., Yip, T., & Bolger, N. (2006). A procedure for evaluating sensitivity to within-person change: Can mood measures in diary studies detect change reliably? *Personality and Social Psychology Bulletin, 32,* 917-929.
Cross, R., Baker, W., & Parker, A. (2003). What creates energy in organizations? *MIT Sloan Management Review, 44,* 51-56.
Custers, R., & Aarts, H. (2005). Positive affect as implicit motivator: On the nonconscious operation of behavioral goals. *Journal of Personality and Social Psychology, 89,* 129-142.
Daniels, K. (2000). Measures of five-aspects of affective well-being at work. *Human Relations, 53,* 275-294.
Davidson, R. J. (2000). Affective style, psycho-pathology, and resilience: Brain mechanisms and plasticity. *American Psychologist, 55,* 1196-1214.
Davis, M. C., Zautra, A. J., & Smith, B. W. (2004). Chronic pain, stress, and the dynamics of affective differentiation. *Journal of Personality, 72,* 1133-1160.
DeShon, R. P., & Gillespie, J. Z. (2005). A motivated action theory account of goal orientation. *Journal of Applied Psychology, 90,* 1096-1127.

Edwards, J. R., & Cooper, C. L. (1988). The impact of positive psychological states on physical health: A review and theoretical framework. *Social Science and Medicine, 27,* 1447-1459.

Elfenbein, H. A. (2007). Emotions in organizations. *The Academy of Management Annals, 1,* 315-386.

Fishef, C. D. (2000). Mood and emotions while working: Missing pieces of job satisfaction? *Journal of Organizational Behavior, 21,* 185-202.

Fisher, C. D., & Ashkanasy, N. M. (2000). The emerging role of emotions in work life: An introduction. *Journal of Organizational Behavior, 21,* 123-129.

Folkman, S. (2008). The case for positive emotions in the stress process. *Anxiety, Stress and Coping, 21,* 3-14.

Forgas, J. P., & George, J. M. (2001). Affective influences on judgments and behavior in organizations: An information processing perspective. *Organizational Behavior and Human Decistin Processes, 86,* 3-34.

Fredrickson, B. L. (2001). The role of positive emotions in positive psychology: The broaden-and-build theory of positive emotions. *American Psychologist, 56,* 218-226.

Fredrickson, B. L. (2002). Positive emotions. In C. R. Snyder & S. J. Lopez (Eds.), *Handbook of positive psychology* (pp. 120-134). New York: Oxford University Press.

Fredrickson, B. L., & Joiner, T. (2002). Positive emotions trigger upward spirals toward emotional well-being. *Psychological Science, 13,* 172-175.

Fredrickson, B. L., & Losada, M. F. (2005). Positive affect and the complex dynamics of human flourishing. *American Psychologist, 60,* 678-686.

Frijda, N. H., Kuipers, P., & Ter Schure, E. (1989). Relations among emotion, appraisal, and emotional action readiness. *Journal of Personality and Social Psychology, 57,* 212-228.

Gendolla, G. H. E. (2000). On the impact of mood on behavior: An integrative theory and a review. *Review of General Psychology, 4,* 378-408.

George, J. M. (1991). State or trait: Effects of positive mood on prosocial behaviors at work. *Journal of Applied Psychology, 76,* 229-307.

George, J. M., & Brief, A. P. (1992). Feeling good-doing good: A conceptual analysis of the mood at work-organizational spontaneity relationship. *Psychological Bulletin, 112,* 310-329.

George, J. M., & Brief, A. P. (1996). Motivational agendas in the workplace: The effects of feelings on focus of attention and work motivation. In B. M. Staw & L. L. Cummings (Eds.), *Research in organizational behavior* (Vol. 18, pp. 75-109). Greenwich, CT: JAI Press.

Hackman, J. R., & Oldham, G. R. (1974). *The job diagnostic survey: An instrument for the diagnosis of jobs and evaluation of job redesign projects.* New Haven, CN: Department of Administrative Sciences, Yale University.

Hackman, J. R., & Oldham, G. R. (1980). *Work redesign.* Reading, MA: Addison-Wesley.

Hakanen, J. J., Bakker, A. B., & Schaufeli, W. B. (2006). Burnout and work engagement among teachers. *Journal of School Psychology, 43,* 495-513.

Hansen, C. J., Stevens, L. C., & Coast, J. R. (2001). Exercise duration and mood state: How much is enough to feel better? *Health Psychology, 20*, 267-275.

Harris, C., Daniels, K., & Briner, R. B. (2003). A daily diary study of goals and affective well-being at work. *Journal of Occupational and Organizational Psychology, 76*, 401-410.

Herche, J., & Engelland, B. (1996). Reversed-polarity items and scale unidimensionality. *Journal of the Academy of Marketing Science, 24*, 366-374.

Hobfoll, S. E. (1989). Conservation of resources: A new attempt at conceptualizing stress. *American Psychologist, 44*, 513-524.

Hobfoll, S. E. (1998). *The psychology and philosophy of stress, culture, and community*. New York: Plenum.

Hobfoll, S. E. (2002). Social and psychological resources and adaptation. *Review of General Psychology, 6*, 307-324.

Jackson, D., Firtko, A., & Edenborough, M. (2007). Personal resilience as a strategy for surviving and thriving in the face of workplace adversity: A literature review. *Journal of Advanced Nursing, 60*, 1-9.

Kahn, W. A. (1990). Psychological conditions of personal engagement and disengagement at work. *Academy of Management Journal, 33*, 692-724.

Kahn, W. A. (1992). To be fully there: Psychological presence at work. *Human Relations, 45*, 321-349.

Karasek, R. A., & Theorell, T. (1990). *Healthy work*. New York: Basic Books.

Kelly, J. R., & Barsade, S. G. (2001). Moods and emotions in small groups and work teams. *Organizational Behavior and Human Decision Processes, 86*, 99-130.

Lane, A. M., Whyte, G. P, Terry, P. C., & Nevill, A. M. (2005). Mood, self-set goals and examination performance: The moderating effect of depressed mood. *Personality and Individual Differences, 39*, 143-153.

Latham, G. P., & Pinder, C. C. (2005). Work motivation theory and research at the dawn of the twenty-first century. *Annual Review of Psychology, 56*, 485-516.

Lazarus, R. S. (2001). Relational meaning and discrete emotions. In K. R. Scherer, A. A. Schorr, & T. Johnston (Eds.), *Appraisal processes in emotions: Theory, Research, Methods* (pp. 37-67). New York: Oxford University Press.

Lazarus, R. S., & Cohen-Charash, Y. (2001). Discrete emotions in organizational life. In R. L. Payne & C. L. Cooper (Eds.), *Emotions at work* (pp. 21-45). Chichester, UK: Wiley.

Lazarus, R. S., & Folkman, S. (1984). *Stress, appraisal, and coping*. New York: Springer.

Luthans, F. (2002b). Positive organizational behavior: Developing and managing psychological strengths. *Academy of Management Executive, 16*, 57-72.

Luthans, F., & Youssef, C. M. (2007). Emerging positive organizational behavior. *Journal of Management, 33*, 321-349.

Luthar, S. S., & Brown, P. J. (2007). Maximizing resilience through diverse levels of inquiry: Prevailing paradigms, possibilities, and priorities for the future. *Development and Psychopathology, 19*, 931-955.

Lyubomirsky, S., King, L., & Diener, E. (2005). The benefits of frequent positive affect:

Does happiness lead to success? *Psychological Bulletin, 131*, 803-855.
McNair, D. M., Lorr, M., & Droppleman, L. F. (1971). *Manual: Profile of Mood States*. San Diego, CA: Educational and Industrial Testing Service.
Maslach, C., & Leiter, M. P. (2008). Early predictors of job burnout and engagement. *Journal of Applied Psychology, 93*, 498-512.
Mauno, S., Kinnunen, U., & Ruokolainen, M. (2007). Job demands and resources as antecedents of work engagement: A longitudinal study. *Journal of Vocational Behavior, 70*, 149-171.
Neumann, R., & Strack, F. (2000). "Mood contagion": The antomatic transfer of mood between persons. *Journal of Personality and Social Psychology, 79*, 211-223.
Nummenmaa, L., & Niemi, P. (2004). Inducing affective states with success-failure manipulations: A meta-analysis. *Emotion, 4*, 207-214.
Payne, R. L. (2001). Measuring emotions at work. In R. L. Payne & C. L. Cooper (Eds.), *Emotions at work* (pp. 107-133). Chichester, UK: Wiley & Sons.
Peterson, C., & Seligman, M. E. P. (2004). *Character strengths and virtues. A handbook and classification*. Washington, DC: Oxford University Press.
Pressman, S. D., & Cohen, S. (2005). Does positive affect influence health? *Psychological Bulletin, 131*, 925-971.
Quinn, A. M., & Fallon, B. J. (1999). The changes in psychological characteristics and reactions of elite athletes. *Journal of Applied Sport Psychology, 11*, 210-229.
Reed, J., & Ones, D. S. (2006). The effect of acute aerobic exercise on positive activated affect: A meta-analysis. *Psychology of Sport and Exercise, 7*, 477-514.
Reich, J. W., & Zautra, A. J. (2002). Arousal and relationship between positive and negative affect: An analysis of the data of Ito, Cacioppo, and Lang (1998). *Motivation and Emotion, 26*, 209-222.
Reisenzein, R., & Schimmack, U. (1999). Similarity judgments and covariations of affects: Findings and implications for affect structure research. *Personality and Social Psychology Bulletin, 25*, 539-556.
Riketta, M. (2008). The causal relations between job attitudes and performance: A meta-analysis of panel studies. *Journal of Applied Psychology, 93*, 472-481.
Rozanski, A., Blumenthal, J. A., Davidson, K. W., Saab, P., & Kubzansky, L. D. (2005). The epidemiology, pathophysiology, and management of psycho-social risk factors in cardiac practice: The emerging field of behavioral cardiology. *Journal of the American College of Cardiology, 45*, 637-651.
Rozanski, A., & Kubzansky, L. D. (2005). Psychologic functioning and physical health: A paradigm of flexibility. *Psychosomatic Medicine, 67*(Supp. 1), S47-S53.
Russell, J. A. (2003). Core affect and the psychological construction of emotion. *Psychological Review, 110*, 145-172.
Russell, J. A., & Steiger J. H. (1982). The structure in person's implicit taxonomy of emotions. *Journal of Research in Personality, 16*, 447-469.
Ryan, R. M., & Frederick, C. (1997). On energy, personality, and health: Subjective vitality as a dynamic reflection of well-being. *Journal of Personality, 65*, 529-565.

Ryff, C. D., & Singer, B. (2002). From social structure to biology: Integrative science in the pursuit of human health and well-being. In C. R. Snyder & E. J. Lopez (Eds.), *Handbook of positive psychology* (pp. 541-556). New York: Oxford University Press.

Ryff, C. D., Singer, B. H., & Dienberg Love, G. (2004). Positive health: Connecting wellbeing with biology. *Philosophical Transactions of the Royal Society of London Part B. Biological Science, 359*, 1383-1394.

Saavedra, R., & Kwun, S. K. (2000). Affective states in job characteristics theory. *Journal of Organizational Behavior, 21*, 131-146.

Salanova, M., Agut, S., & Peiró, J. M. (2005). Linking organizational resources and work engagement to employee performance and customer loyalty: The mediation of service climate. *Journal of Applied Psychology, 90*, 1217-1227.

Salovey, P., Bedell, B. T., Detweiler, J. B., & Mayer, J. D. (2000). Current directions in emotional intelligence research. In M. Lewis & J. M. Haviland-Jones (Eds.), *Handbook of emotions* (2nd ed., pp. 504-520). New York: Gullford.

Salovey, P., Mayer, J. D., Goldman, S., Turvey, C., & Palfai, T. (1995). Emotional attention, clarity and repair: exploring emotional intelligence using the Trait Meta-Mood scale. In J. W. Pennebaker (Ed.), *Emotion, disclosure and health* (pp. 125-154). Washington, DC: American Psychological Association.

Schaufeli, W. B., Bakker, A. B., & Salanova, M. (2006). The measurement of work engagement with a short questionnaire: A cross-national study. *Educational and Psychological Measurement, 66*, 701-716.

Schaufeli, W. B., Martínez, I., Marques-Pinto, A., Salanova, M., & Bakker, A. B. (2002a). Burnout and engagement in university students: A cross-national study. *Journal of Cross-Cultural Psychology, 33*, 464-481.

Schaufeli, W. B., Salanova, M., González-Romá, V., & Bakker, A. B. (2002). The measurement of engagement and burnout: A two sample confirmatory factor analytic approach. *Journal of Happiness Studies, 3*, 71-92.

Scherer, K. R. (2000). Emotion. In M. Hewstone & W. Stroebe (Eds.), *Introduction to social psychology: A European perspective* (3rd ed., pp. 151-191). Oxford: Blackwell.

Seligman, M. E. P., Steen, T. A., Park, N., & Peterson, C. (2005). Positive psychology progress: Empirical validation of intervention. *American Psychologist, 60*, 410-421.

Shirom, A. (2003). Job-related burnout: A review. In J. C. Quick & L. E. Tetrick (Eds.), *Handbook of Occupational Health Psychology* (pp. 245-265). Washington, DC: American Psychological Association.

Shirom, A. (2004). Feeling vigorous at work? The construct of vigor and the study of positive affect in organizations. In D. Ganster & P. L. Perrewe (Eds.), *Research in organizational stress and well-being* (Vol. 3, pp. 135-165). Greenwich, CT: JAI Press.

Shirom, A., Toker, S., Berliner, S., Shapira, I., & Melamed, S. (2006). Work-related vigor and job satisfaction relationships with inflammation biomarkers among employed adults. In A. Delle Fave (Ed.), *Dimensions of well-being: Research and intervention* (pp. 254-274). Milan: Franco Angeli.

Shirom, A., Toker, S., Berliner, S., Shapira, I., & Melamed, S. (2008). The effects of physical

fitness and feeling vigorous on self-rated health. *Health Psychology, 27*, 567-575.
Shirom, A., Vinokur, A. D., & Vaananen, A. (2008b). *Vigor and emotional exhaustion are independently associated with self-rated health and work capacity: A cross-country comparison.* Manuscript in preparation. Faculty of Management, Tel Aviv University, Tel Aviv, Israel.
Shraga, O., & Shirom, A. (2009). The construct validity of vigor and its antecedents: A qualitative study. *Human Relations, 62*, 271-291.
Smith, C. A., & Lazarus, R. S. (1993). Appraisal components, core relational themes and the emotions. *Cognition and Emotion, 7*, 233-269.
Song, Z. L., Foo, M. D., & Uy, M. A. (2008). Mood spillover and crossover among dual-earner couples: A cell phone event sampling study. *Journal of Applied Psychology, 93*, 443-452.
Spector, P. E. (1986). Perceived control by employees: A meta-analysis of studies concerning autonomy and participation at work. *Human Relations, 39*, 1005-1016.
Spector, P. E. (1997). *Job satisfaction: Applications, assessment, causes and consequences.* Thousand Oaks, CA: Sage.
Spreitzer, G., Sutcliffe, K., Dutton, J., Sonenshein, S., & Grant, A. M. (2005). A socially embedded model of thriving at work. *Organization Science, 16*, 537-549.
Stewart, A. L., King, A. C., Killen, J. D., & Ritter, P. L. (1995). Does smoking cessation improve health-related quality-of-life? *Annals of Behavioral Medicine, 17*, 331-338.
Stewart, A. L., & Ware, J. E. (1992). *Measuring functioning in well-being. The Medical Outcomes Study approach.* Durham, NC: Duke University Press.
Taris, T. W., Le Blanc, P. M., Schaufeli, W. B., & Schreurs, P. J. G. (2005). Are there causal relationships between the dimensions of the Maslach Burnout Inventory? A review and two longitudinal tests. *Work & Stress, 19*, 238-256.
Terry, P. C., Carron, A. V., Pink, M. J., Lane, A. M., Jones, G. J. W., & Hall, M. P. (2000). Perceptions of group cohesion and mood in sport teams. *Group Dynamics: Theory, Research, and Practice, 4*, 244-253.
Thayer, R. E. (1989). *The biopsychology of mood and arousal.* New York: Oxford University Press.
Thelwell, R. C., Lane, A. M., & Weston, N. J. V. (2007). Mood states, self-set goals, self-efficacy and performance in academic examinations. *Personality and Individual Differences, 42*, 573-583.
Toker, S. (2008). *Vigor predicts subsequent elevations in the intensity of exercise behavior.* Manuscript in preparation. Stanford Research Institute, Stanford University, California.
Totterdell, P., Wall, T., Holman, D., Diamond, H., & Epitropaki, O. (2004). Affect networks: A structural analysis of the relationship between work ties and job-related affect. *Journal of Applied Psychology, 89*, 854-867.
Tsai, W. C., Chen, C. C., & Liu, H. L. (2007). Test of a model linking employee positive moods and task performance. *Journal of Applied Psychology, 92*, 1570-1583.
Tsenkova, V. K., Dienberg Love, G., Singer, B. H., & Ryff, C. D. (2008). Coping and positive

affect predict longitudinal chane in glycosylated hemoglobin. *Health Psychology, 27*(2, Suppl), S163-S171.

Thgade, M. M., Fredrickson, B. L., & Feldman Barrett, L. F. (2004). Psychological resilience and positive emotional granularity: Examining the benefits of positive emotions on coping and health. *Journal of Personality, 72*, 1161-1190.

Vautier, S., Steyer, R., Jmel, S., & Raufaste, E. (2005). Imperfect or perfect dynamic bipolarity? The case of antonymous affective judgment. *Structural Equation Modeling, 12*, 391-410.

Watson, D. (2002). Positive affectivity: The disposition to experience pleasurable emotional states. In C. R. Snyder & S. J. Lopez (Eds.), *Handbook of positive psychology* (pp. 106-120). New York: Oxford University Press.

WHOQOL Group (1994). Development of the WHOQOL: Rationale and current status. *International Journal of Mental Health, 23*, 24-56.

Williams, S., & Cooper, C. L. (1998). Measuring occupational stress: Development of the Pressure Management Indicator. *Journal of Occupational Health Psychology, 3*, 306-321.

Yasuda, T., Lawrenz, C., Whitlock, R. V., Lubin, B., & Lei, R. W. (2004). Assessment of intraindividual variability in positive and negative affect using latent state-trait analyses. *Educational and Psychological Measurement, 64*, 514-530.

Yik, M. S. M., Russell, J. A., & Barrett, L. E. (1999). Structure of self-reported current affect: Integration and beyond. *Journal of Personality and Social Psychology, 77*, 600-619.

7

エンゲイジメントを予測するための仕事の要求度 - 資源モデル（JD-Rモデル）の活用：概念的モデルの分析

Jari J. Hakanen and Gert Roodt

　仕事の要求度 - 資源モデル（job demands-resources [JD-R] model）を説明する前に，まず，仕事の中でストレスや疲弊感を感じるさまざまな状況を思い出してみてほしい。次に，ストレスが強い状況であっても，仕事が成功するように助けてくれるものや人を思い出してみてほしい。これらは，あなたをエネルギーに満ちたように感じさせ，誇りや仕事の目的を意識させ，達成しようとしている仕事を楽しくさせてくれるもの，つまり，あなたにエンゲイジメントの感覚を生み出してくれるものである。前者は仕事の要求度，後者は仕事の資源と呼ぶことができる。ストレスの多い仕事の状況の中には，要求された課題を達成するために必要な資源が不足した結果として生じているものもある。

　本章では，従業員のエンゲイジメントを促進する仕事の要求度 - 資源モデルの理論的な骨組みとそのエビデンスを紹介する。仕事の要求度 - 資源モデルは，2001年にDemeroutiらによって初めて提唱された。その1年後，ユトレヒト・ワーク・エンゲイジメント尺度（Utrecht Work Engagement Scale [UWES]）を用いた研究が初めて発表された（Schaufeli, Salanova,

González-Romá, & Bakker, 2002）。今日に至るまで，エンゲイジメントに関する研究では，その理論的枠組みとして仕事の要求度‐資源モデルが最も多く用いられてきた。本章ではまず，仕事の要求度‐資源モデル全体の理論的概要を説明し，次に，以下のテーマに関するエビデンスを紹介する。

(1) モデルが想定する二重プロセス，特に仕事の資源がエンゲイジメントに与える直接効果と，エンゲイジメントを通じて組織コミットメントに与える間接効果（動機づけプロセス）。
(2) 動機づけプロセスそのもの，および動機づけプロセスと仕事のパフォーマンスとの関係。
(3) 仕事の資源に関するさまざまな概念とその測定方法。
(4) 仕事以外の資源（個人／家庭の資源）がエンゲイジメントやエンゲイジメントのモデル全体において果たす役割。
(5) 仕事の資源と仕事の要求度との相互作用がエンゲイジメントに及ぼす影響。

最後に，私たちが提案する修正版仕事の要求度‐資源モデルを用いることで，将来の研究がどのように発展する可能性があるかを簡単に紹介する。

仕事の要求度‐資源モデルとエンゲイジメントの理論的概要

仕事の要求度‐資源モデルの起源は，Karasek（1979）の仕事の要求度‐コントロールモデルのように，仕事のストレスに関する要因間のバランスを考慮したいくつものモデルにある。これらのモデルによると，仕事のストレスは，仕事の要求度が高くて仕事のコントロールが不足している場合，つまり，仕事の要求度とコントロールのバランスがとれていない場合に引き起こされる。Hakanen ら（2006）によれば，いくつかのモデルは，従業員に求められる要求度と従業員にとって自由になる資源とのバランスが崩れた結果，ストレスが生じるという考えに基づいているという。仕事の要求度‐コントロールモデルの魅力は，仕事の要求度においては仕事の心理的負担，仕

事の資源においては仕事のコントロールに焦点を絞っているという単純さにある。この理論では，仕事の要求度と仕事のコントロールのバランスがとれていれば，仕事のストレスは低いと予測する。

　BakkerとDemerouti（2007）は，職場の複雑な状況をわずか2つの変数にまとめてしまう単純さは，仕事の要求度-コントロールモデルの強みではあるが，同時にそれは最大の弱点になりうると指摘している。第二に，モデルの変数間に相互の影響を仮定していない点も批判している。第三に，数多くの種類の資源と要求度が職場には広く存在していると述べている。つまり，職場状況が違えば，仕事の資源や要求度の内容や性質も変わる可能性があるということである。この点について，仕事の要求度-資源モデル（Demerouti, Bakker, Nachreiner, & Schaufeli, 2001）は一歩踏み込んだ考えを示している。仕事の要求度-資源モデルは，対象集団の職種に左右されずに従業員のウェルビーイングを予測するものとして，さまざまな職場の状況を仕事の要求度と資源の2種類にまとめている。このモデルは，対象集団の特徴に応じて仕事の要求度や資源の内容を選択するヒューリスティックなモデルである。

　仕事の要求度とは，「従業員の適応能力を超えた場合，彼らの精神的なストレスを引き起こす可能性がある仕事の特性」を表している（Bakker, Hakanen, Demerouti, & Xanthopoulou, 2007, p.275）。より正確に定義するなら，仕事の要求度とは，「従業員に身体的努力や心理的努力（すなわち認知的，情緒的努力）をし続けることを求めるために，身体的・心理的代償を伴う可能性のある仕事上の物理的，社会的，組織的特徴」（Demerouti et al., 2001, p.501）を意味する。仕事の要求度は，必ずしもネガティブではない。しかし，要求度に応えるために，非常に努力して期待されるパフォーマンス水準を維持しなければならない場合には，要求度はストレッサーになる可能性がある。その結果，慢性疲労やバーンアウトといったネガティブな反応を引き起こすこともある（Schaufeli & Bakker, 2004）。仕事の要求度の例として，時間や仕事のプレッシャー，対人業務における情緒的負担，有害な物理的労働環境，役割の曖昧さ，役割葛藤，役割過重などがある。

他方，**仕事の資源**は，個々の従業員に資源を提供する仕事の側面を意味する。具体的には，「仕事の物理的，心理的，社会的，組織的側面で，(a) 仕事の要求度とそれに関連する生理的代償と心理的代償を低減し，(b) 仕事の目標を達成するうえで有効に機能し，(c) 個人の成長，学習，発達を刺激する側面」(Demerouti et al., 2001, p.501) である。仕事の資源は，次のような水準にそれぞれ位置づけることができるだろう。つまり，**就業条件**（例：給与，キャリア開発の機会，雇用の安定性），**対人関係や社会的関係**（例：上司と同僚の支援），**組織での仕事の進め方**（例：役割の明確さ，意志決定への参加），**課題**（例：パフォーマンス・フィードバック，技能の多様性，自律性）(Bakker, Demerouti, Verbeke, 2004)。

一般に，仕事の要求度と仕事の資源は，負の相関を有している (Bakker & Demerouti, 2007)。なぜなら，仕事の要求度が高いと，仕事の資源が活用できなくなる可能性があるからである。よって，仕事の要求度 - 資源モデルでは，仕事の要求度の高さはバーンアウトを生起させ，資源の欠如はワーク・エンゲイジメントを低める可能性があると説明している (Schaufeli & Bakker, 2004)。その一方で，仕事の資源が豊富にあると，仕事の要求度の高さにかかわらず，動機づけやエンゲイジメントが高まる可能性がある (Bakker & Demerouti, 2007)。

二重プロセス

仕事の要求度 - 資源モデルでは，仕事の要求度と仕事の資源の2条件によって，互いに関係しつつも別個の2つの心理的プロセスが引き起こされる可能性があると仮定している点が重要である (Bakker & Demerouti, 2007; Schaufeli & Bakker, 2004)。2つの心理的プロセスとは以下の通りである。

(1) エネルギーを消耗させる健康障害プロセス。これは，仕事の高い要求度により，従業員の精神的資源と身体的資源が枯渇し，バーンアウト，さらには不健康へとつながるプロセスを示す。

(2) ポジティブな動機づけプロセス。これは，仕事の資源によって，エン

図7-1

健康障害プロセス

仕事の要求度 —(+)→ バーンアウト —(+)→ 健康に関係したネガティブなアウトカム

仕事の資源 —(+)→ ワーク・エンゲイジメント —(+)→ 組織コミットメントとパフォーマンスに関するポジティブなアウトカム

仕事の資源 —(−)→ バーンアウト
仕事の要求度 —(−)→ ワーク・エンゲイジメント

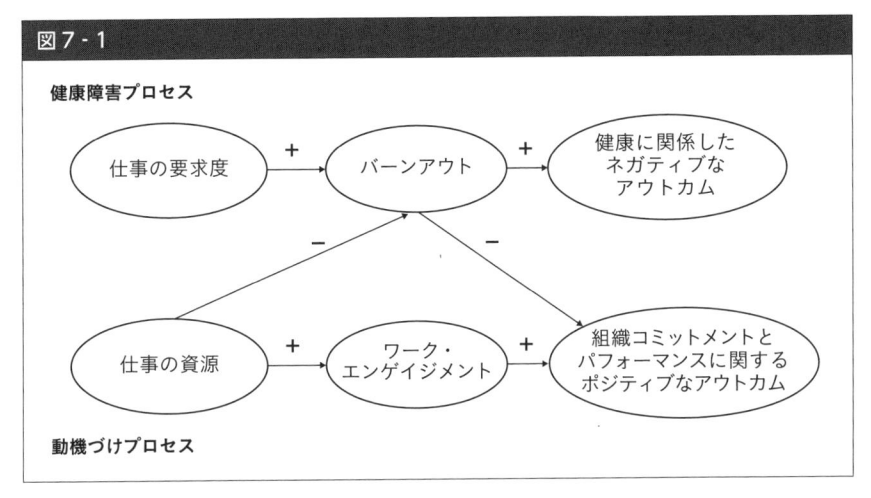

動機づけプロセス

仕事の要求度 – 資源の二重プロセスモデル完全版
(Demerouti et al., 2001; Schaufeli & Bakker, 2004 より翻案)

ゲイジメントや組織へのコミットメントが生じるプロセスを示す。

元々の仕事の要求度 – 資源モデル（Scaufeli & Bakker, 2004）の完全版を図7-1に示す。このモデルは，ポジティブおよびネガティブなアウトカムに対する媒介効果も含んだモデルである。

健康障害プロセスでは，仕事の（量的および質的な）要求度は従業員に過剰な負担をかけ，疲弊や不健康を引き起こす可能性を説明している。Hockey（1997）の補償と調整モデルは，**利益**と**代償**という概念を通じて，このプロセスを説明している。つまり，ストレスを受けた従業員は，業績目標を守ること（利益）と，仕事のために行う努力（代償）との交換取引を求められるという。仕事の要求度が増したとき，それに対処して業績水準を維持するためには，維持するための補償的な努力が必要である。つまり，要求度の増加に伴う努力が必要となる。結果，生理的および心理的な代償が増加する。補償的な努力を継続的に行うと，従業員のエネルギーが枯渇し，バーンアウトや不健康につながる可能性がある（Schaufeli & Bakker, 2004）。

動機づけプロセスでは，エンゲイジメントが媒介となって，仕事の資源と

組織コミットメントとが結びつけられている。仕事の資源は，仕事の要求度に対処し目標を達成するために必要なので，職場での外発的な動機づけとなる。さらに，仕事の資源は自律性，所属感，有能感という人間の基本的欲求を満たすことで従業員の内発的な動機づけにもなる（Van den Broeck, De Witte, Lens, & Vans-teenkiste, 2008）。満たされる欲求が外発的であっても内発的であっても，従業員にとってのアウトカムはポジティブなものであり，エンゲイジメントにつながる。したがって，自分の目標達成を可能にしてくれる仕事の資源が供給され，学習，成長，発達のチャンスを与えてくれる組織に対して，エンゲイジしている従業員がコミットするのは至極もっともなことである（Demerouti et al., 2001）。完全版の仕事の要求度‐資源モデルでは，仕事の資源とバーンアウトとの間，バーンアウトと組織コミットメントとの間に負の相関があると考えられている。

　仕事の要求度‐資源モデルは，仕事の資源と従業員のウェルビーイング（たとえば，動機づけ，エンゲイジメント，ポジティブな仕事への態度）を結びつけているところが重要な点である。仕事の要求度‐コントロールモデル（Karasek, 1979）を単純に拡張したものではなく，職場の資源が出発点となってポジティブな動機づけに至るという点では，これまでの動機づけ理論と似た点がある。たとえば，職務特性理論（Hackman & Oldham, 1980）は，仕事の課題レベルの資源が従業員の動機づけとウェルネスの促進につながる可能性を強調している。さらに，仕事の要求度‐資源モデルと類似したモデルとして，50年以上も前にHerzberg（1959）が示した2要因理論（動機づけ・衛生理論）がある。これは，仕事に内在する資源（例：達成，責任，職業上の成長，課題の多様性）が仕事への満足感や，仕事に対するあらゆるポジディブな姿勢を向上させる「動機づけ要因」となるのに対し，外在的な資源（例：上司の指導能力，給与，仕事上の人間関係，雇用の安定）は，それがあったとしても動機づけを低めないだけで，むしろ不足した場合に不満につながる「衛生要因」であるとしている。これらの理論は，仕事の資源の重要性を強調している点で仕事の要求度‐資源モデルと類似しているが，仕事の要求度

について特別な仮定を置いていない点で異なっている。また，職務特性理論では課題レベルの資源の重要性を強調するのに対して，仕事の要求度 - 資源モデルでは課題レベルの資源は重要だが，仕事の資源のひとつにすぎないものとしている。さらに，Herzbergの理論とは異なり，仕事の要求度 - 資源モデルでは，内在的な資源は外在的な資源と同様にエンゲイジメントを高める要因であり，また，それがない場合には，脱エンゲイジメントにつながる可能性があるとしている。

ストレスと動機づけのモデルだけではなく，職業生活の質（例：Levine, Taylor, & Cavis, 1984）や健康な組織（例：Cooper & Cartwrite, 1994）といった，理論と実践の橋渡しをしてきた一般的なアプローチにおいても，組織内の資源の重要性が強調されてきたことに注目すべきである。資源は従業員のさまざまな欲求を満足させるという理由で，従業員の心理的ウェルビーイングに良い影響を与えることを支持する理論もいくつかある。たとえば，Hobfoll（1998, 2002）の資源保存理論では，新たな資源を獲得したり，ウェルビーイングを向上させたりするうえで資源が多様にあることが重要であると仮定している。資源がさらなる資源の獲得を促進するという考え方は，**資源の集合体**という概念や，**資源の喪失や獲得のスパイラル（連鎖）**という概念につながる。資源保存理論によれば，資源とは，人々が高い価値を置くために，獲得し，保持し，守ろうと努力するものである。HobfollとShirom（2001）によれば，(a) 個人はすでに得た資源を失わないために，さらに資源を取り入れなければならない，(b) 比較的多くの資源をもつ個人は，資源を失っても，その影響を受けにくい，(c) 強力な資源を利用できない個人は，さらに資源を喪失する可能性が高い（**喪失のスパイラル**），(d) 強力な資源があると，個人は今ある資源を危険にさらしてでも，より多くの資源を獲得しようとする傾向がある（**獲得のスパイラル**），としている。仕事の資源とエンゲイジメントとの間に獲得のスパイラルがあるとの仮定には，これらが相互に強め合う関係にあるという意味が含まれている。つまり，従業員は，必要な仕事の資源を提供されれば，徐々に仕事にエンゲイジするようになる。エ

ンゲイジした従業員は，今ある仕事の資源をもっと活用するようになったり，新たな資源を作り出したりする可能性が高いということである。さらにHobfoll (2002) は，資源獲得の効果自体はさほど大きくないが，仕事の資源は，資源が脅威にさらされたときこそ重要だと論じている。

　資源がワーク・エンゲイジメントに与える影響を理解するのに，Fredrickson (2000) によるポジティブな情動の拡張‐形成理論も役に立つ。これは，人がポジティブな情動をもつことによって，一時的に思考‐行為のレパートリーが拡大し，その結果，永続的な個人資源が形成されると主張する理論である。ポジティブな情動が導火線となって，自ら進んで物事を試そうという意思が引き出されるのである。このような自発性や創造性は新しいアイディアや解決策を生むが，これらは**個人の自発性**に関連している。個人の自発性とは，Freseら (1997) によって考案された概念である。これは，フォーマルに求められた仕事以上のことをする積極的で率先した行動という意味であり，このような傾向があると，インフォーマルなものを含めたパフォーマンスも高い。さらに，Hakanenら (2008a) によると，Hobfollの資源保存理論とFredricksonの拡張‐形成理論から考えれば，仕事の資源からワーク・エンゲイジメントへのルート，ワーク・エンゲイジメントから個人の自発性への因果のルートも想定できるとしている。Hobfollの資源保存理論の下位原則のひとつから考えると，より多くの資源をもつ人は，資源を喪失した場合でも，その悪影響を受けにくく，再び資源を獲得する能力が高いので，資源の集合体が作られやすい (Hobfoll, 2002)。一方，自発性と創造性が新しいアイディアと解決策を育むという点から考えると，個人の自発性は，Fredricksonの拡張‐形成理論とも結びつけられる。つまり，ポジティブな情動が生じれば，長い目で見て，個人が最適に機能する状態や，創造性や達成動機が高い状態が生まれる可能性がある (Fredrickson, 2000)。

　本章ではこれまで，仕事の資源と，それを作り出す可能性がある動機づけプロセスに特に焦点を置いてきたが，仕事の要求度‐資源モデルの注目すべき革新的な点は，不健康な状態（バーンアウト）とウェルビーイング（エン

ゲイジメント）が，健康障害プロセスと動機づけプロセスという二重プロセスの中で同時に存在することを提起した点にある。このような二重プロセスを仮定することで，精神病理に焦点を当て，不健康な状態に目を向けてきた伝統的なネガティブ心理学と，人間の資源，強さ，潜在的可能性に焦点を当てたポジティブ心理学との釣り合いを保つことができる。

仕事の要求度 - 資源の交互作用と資源の重要性

　仕事の要求度 - 資源モデルにおいては，二重プロセスにおける概念間の直接効果に加えて，仕事の資源と要求度が従業員のウェルビーイングに対して交互作用効果をもつ可能性をも主張している。ここではまず，自由に使用できる仕事の資源を多くもつ従業員では，仕事の要求度が高くてもエンゲイジメントが低下しにくいという緩衝効果仮説を説明する。次に，資源保存理論（Hobfoll & Shiron, 2001）を基にして，仕事の要求度 - 資源モデルでは，緩衝効果仮説だけでなく，いわゆるコーピング仮説または動機づけ仮説を用いて，さらに進んだ仮説を考えている。すなわち，従業員が高い要求度に直面したときに，仕事の資源の重要性が特に高まるという仮説である。言い換えれば，仕事の資源とエンゲイジメントとの間の正の相関関係は，仕事の要求度が高いときにより強くなるだろうという仮説である。このように，仕事の要求度 - 資源モデルは，仕事の要求度 - コントロールモデル（Karasek, 1979）と努力 - 報酬不均衡モデル（Siegrist, 1996）を概念的に統合し，拡張したものと言える。

仕事の要求度 - 資源モデルとエンゲイジメントに関する実証的根拠

二重プロセスに関する実証的根拠

　Demerouti らの 2001 年の萌芽的研究以降，動機づけと健康障害の二重プロセスを検証する研究が現在までに約 20 件発表されている。この件数が将

来大幅に増えることは間違いない。仕事の要求度‐資源モデルにおける直接効果（または媒介効果）を検討してきた初期の研究では，アウトカムまたは媒介変数としてエンゲイジメントを含めず，仕事関連のウェルビーイングに関する以下の動機的側面を測定，研究していた。それらは，(1) バーンアウトのシニシズムと効力感について（Bakker, Demerouti, Taris, Schaufeli, & Schreurs, 2003c），(2) 感情的，規範的，継続的コミットメントと欠勤頻度との関係について（Bakker, Demerouti, De Boer, & Schaufeli, 2003a），(3) コミットメントと熱意によって示される職務関与度と離職意思との関係について（Bakker Demerouti, & Schaufeli, 2003b），(4) 対人的結びつきとボランティア的な職務（例：消防団）における継続意思との関係について（Lewig, Xanthopoulou, Bakker, Dollard, & Metzer, 2007）である。加えて，(5) エンゲイジメントの反対概念である脱エンゲイジメントを仕事の資源に対するアウトカムとして仕事の要求度‐資源モデルを検証した研究（Demerouti et al., 2001）や，(6) 同じく脱エンゲイジメントを仕事の資源と役割外行動との間の媒介変数（Bakker et al., 2004）として用いた研究もある。

　最近では，仕事の資源と組織コミットメント（あるいは離職意思）との間の媒介変数としてエンゲイジメントを用い，仕事の要求度‐資源モデルを包括的に検証する研究が発表されている。なかでも，SchaufeliとBakker（2004）の研究は，動機づけプロセスと健康障害プロセスの両方，つまり，エンゲイジメントとバーンアウトに関する先行事象とアウトカムを含めた包括的な仕事の要求度‐資源モデルを初めて検証したものである。研究の結果，バーンアウトは仕事の要求度が健康上の問題に与える影響を媒介する一方，エンゲイジメントは仕事の資源が離職意思の低さに与える影響を媒介することが確認された。しかも，仕事の資源は，離職意思につながるバーンアウトと負の関係にあった。この研究では，オランダの4つのサービス組織におけるホワイトカラー従業員を対象とし，4つの異なる標本でモデルを同時に検証しているため，提起されたモデルの頑健性が示されたと言える。

　その後も二重プロセスを支持する研究がなされている。2000人以上のフィ

ンランド人教員を対象にした研究（Hakanen et al., 2006）では，対象者を同じサイズの2グループに無作為に分け，片方のグループで仕事の要求度 - 資源モデルを検証した後にもうひとつのグループで交差妥当性を検証した。どちらのグループでも，仕事の資源が組織コミットメントに対して及ぼす影響をエンゲイジメントが媒介すること，このモデルが男性・女性，45歳以上・未満，有期・無期雇用者，在職10年以上・未満，のいずれのグループでも支持されることが明らかになっている。他にも，仕事の要求度-資源モデル，および仕事の資源と組織コミットメントとを結びつけるエンゲイジメントの媒介効果は多様な職種や文化環境において支持されている。二重プロセスにおける完全媒介効果，ないし部分的媒介効果が支持された研究として，南アフリカの教育者（Jackson, Rothmann, & Van de Vijver, 2006），ノルウェーの警察官（Richardsen, Burke, & Martinussen, 2006），スペインとオランダの従業員（Llorens, Schaufeli, Bakker, & Salanova, 2007）を対象とした研究がある。

　これらの研究結果においては仕事の要求度 - 資源モデルは支持されているが，結果についてより詳しく見ていくことも大切であろう。たとえば，SchaufeliとBakker（2004）の研究では，仕事の要求度 - 資源モデルの主要プロセスのうち，エンゲイジメントと離職意思との関連については最も弱い関連しか得られていなかった。さらに，Hakanenら（2006）のフィンランド人教員を対象とした研究においても，仕事の資源とエンゲイジメントとの関連が弱かったことがわかっている。この研究で仕事の資源として測定したものは，教員組織内のもの（例：社会的風土と上司の支援）であり，教室外のものであった。これらは教員にとって**最も**重要な仕事の資源ではなかったために，エンゲイジメントとの関連が弱かったのではないかと考えられる。その後，教員らと話し合った結果，生徒との日々のポジティブな関わり合いや，授業直後や長い期間教えた後に生徒から受けるフィードバックが，教師をエンゲイジさせるもっと重要な要素であることが示唆された。一方，フィンランドと南アフリカの教育者を対象とした研究（Jackson et al., 2006）では，

バーンアウトとエンゲイジメントとの間に非常に強い負の関連があることが明らかになった。面白いことに，フィンランドの研究（Hakanen, 2002a）では，ヘルシンキの学校で教員以外の職種として働く者や，ヘルキンキ市の教育組織で管理職として働いている者も対象としている。そのため，ブルーカラー労働者（学校給食調理員や清掃員など）とホワイトカラー労働者（校長，学校心理士，ソーシャルワーカーなど）とに分けて，教員を対象とした研究（Hakanen et al., 2006）と同じモデルを適用し，結果を比較することも可能であった。比較の結果，教員を対象にした研究と比べて，仕事の資源とエンゲイジメントとの関連は明らかに強かったことが示されている。つまり，同じ組織に雇用されていたとしても，職種が異なるグループでは同じ仕事の資源が同じようにエンゲイジメントに関連するわけではないということになる。このことから，二重プロセスでの変数間の関連の強さが職種によって異なる可能性が示された。仕事の要求度‐資源モデルを用いた研究を計画する際は，状況依存性，すなわち，調査が行われる対象や組織によって結果が異なる可能性に注意する必要があると言えよう。

　これまで引用した研究はすべて横断的デザインによるものである。しかし近年，2555名のフィンランド人歯科医師を対象に二波の交差遅延パネルデザインを用いて行った研究（Hakanen, Schaufeli, & Ahola, 2008b）においても，同様の結果が得られている。つまり，3年間の追跡調査の結果，動機づけプロセスと健康障害プロセスの両方が支持された。仕事の資源の高さは，将来のエンゲイジメントの高さに影響し，エンゲイジメントの高さは組織コミットメントの高さを予測していた。一方，仕事の要求度の高さは，将来のバーンアウトの高さを予測し，バーンアウトの高さは将来のうつ状態の高さを予測したのである。加えて，仕事の資源はバーンアウトに対して弱いながらも負の影響を与えていた。この縦断研究では，交差遅延デザインを用いることでベースラインの変数の影響をコントロールし，仕事の要求度‐資源モデルにおける逆の因果関係や双方向の因果関係を検討することができたので，仕事の要求度‐資源モデルによって元々示されていた媒介効果はさらに

強く支持されることとなった。

動機づけプロセスと仕事のパフォーマンスに焦点を当てる

包括的な仕事の要求度 - 資源モデルを検証した研究は，二重プロセスモデルの内容についても，仕事の資源がエンゲイジメントやポジティブなアウトカムの先行事象となることについても，一貫して支持してきた。包括的な仕事の要求度 - 資源モデルを検証したこれまでの研究に共通しているのは，動機づけプロセスの最後にあたるポジティブなアウトカムとして，**組織コミットメント**に関するさまざまな指標を用いている点にある。しかし一方で，動機づけプロセス（仕事の資源→エンゲイジメント→ポジティブなアウトカム）のみに焦点を置いた研究もあり，それらの研究の多くは，最後のポジティブなアウトカムとして**仕事のパフォーマンス**に関する指標を用いている。たとえば，Salanovaら（2005）の研究にはその点が特に示されている。この研究では，ホテルやレストランで働く342名のスペイン人従業員を対象とし，仕事の資源がエンゲイジメントを媒介して顧客サービスを志向する従業員の風土に影響を与えること，サービス志向の風土は顧客による従業員のパフォーマンス評価を高め，さらにカスタマーロイヤリティ（顧客の継続利用意志）の向上につながることを示している。つまり，従業員に元気を与え，ウェルネスを促進する仕事の資源やエンゲイジメントのポジティブな影響は，従業員の態度のみならず，組織や顧客にまで及ぶ可能性があるのである。また，SalanovaとSchaufeli（2008）の研究では，385人のスペイン人技術者と338人のオランダ人の通信系マネージャーという2つの独立した標本を用いて，（自己報告による）前向きな行動の先行条件を検討した。この2国間の研究により，エンゲイジメントは，仕事の資源が前向きな行動に与える影響を完全に媒介する[1]ことが明らかになった。さらに，エンゲイジメントの

---

[1] 完全に媒介する：説明変数A，媒介変数B，被説明変数Cがあったとき，説明変数Aは媒介変数Bのみに影響を及ぼし，被説明変数Cには影響しない。つまり，A→B→Cの効果のみで，A→Cへの直接効果がない。

測定法は異なるものの，Saks (2006) の研究では，職種や組織が異なる102名の従業員を対象に調査を行い，仕事と組織に対するエンゲイジメントは，仕事の資源が組織市民行動に与える影響を部分的に媒介する[2]ことが明らかになった。

同様に，Hakanen (2009) は，歯科医師を対象に半縦断的デザインを用いた研究を行い，ベースラインでの仕事の資源が，ベースラインのエンゲイジメントを部分的に媒介して，2，3年後の仕事のパフォーマンス（役割内パフォーマンス，役割外パフォーマンス，個人の自発性から構成される）を予測することを明らかにした。しかも，この媒介効果は仕事の要求度をモデルに付加しても変わらず，仕事の要求度がパフォーマンスに与える影響は仕事の資源と比較して有意に弱かった。同様に，これまでの研究でも，仕事の要求度はエンゲイジメントと関連しても，仕事の資源とエンゲイジメントとの関連に比べれば非常に弱いことが明らかになっている（例：Mauno, Kinnunen, & Ruokolainen, 2007；およびHalbesleben［本書の第8章］参照）。

最後に，フィンランド人歯科医師の大規模標本を用いて，交差遅延パネルデザインによって行われた研究では，仕事の資源はエンゲイジメントを予測し，エンゲイジメントは個人の自発性と言われる前向きで自発的な行動を予測し，さらにそれがその後3年間にわたる職場単位での革新性に関する評価に良い影響を与えることが明らかになっている（Hakanen et al., 2008a）。この研究によれば，仕事の資源とエンゲイジメントによって生じる動機づけプロセスは，個人（個人の自発性）と組織（革新性）の両方のパフォーマンスに良い結果をもたらす可能性があるということになる。さらに，仕事の資源とエンゲイジメントとの間，および，エンゲイジメントと個人の自発性との間の関係は双方向の関係にあり，ポジティブな獲得のスパイラルを示していた（本書の第9章を参照）。

---

[2] 部分的に媒介する：説明変数A，媒介変数B，被説明変数Cがあったとき，説明変数Aは媒介変数Bと被説明変数Cの両方に影響を及ぼす。つまり，A→B→Cの効果だけでなく，A→Cへの直接効果もある。

仕事の資源を概念化し，測定するその他の方法

　仕事の要求度 - 資源モデルの包括的な検証や動機づけプロセスの検証のために UWES を用いたこれまでの研究では，さまざまな仕事の資源が測定されてきた。仕事の資源として最も多く測定されているのは，パフォーマンスに関するフィードバックや成果（6 研究），仕事のコントロールや自律性（5 研究），同僚からの社会的支援（5 研究），課題の多様性や成長の機会（4 研究），上司の支援やコーチング（3 研究）である。これらより頻度は少ないが，昇進，組織トレーニング，社会的風土などの資源も測定されることがある。多くの場合，これらの資源は，関係する組織の従業員に前もって定性的な調査をしたうえで選択されている。その結果，特定の職業的文脈における最も特徴的な資源（や要求度）を理解し，その職場に合った質問紙を構成できる（Bakker & Demerouti, 2007 参照）。エンゲイジメントを予測する研究では，この他にもさまざまな仕事の資源を含めることができそうである。

　雇用関係を理解するうえで，心理的契約という概念がますます重要であることが広く認識されたため，心理的契約に関する研究の数はここ 15 年間で大幅に増大した（例：Zhao, Wayne, Glibkowsky, & Bravo, 2007）。しかし，これらの研究のほとんどは契約の違反に焦点を置いていて，心理的契約が従業員のウェルビーイングに与える影響を調査したものはほんのわずかである。Parzefall と Hakanen（2010）は，心理的契約の観点と，仕事の要求度 - 資源モデルとの統合を目指した。彼らは，調査研究組織に勤務する 178 名のフィンランド人従業員を対象に，心理的契約の履行に関する従業員の評価に焦点を当てている。この研究は，心理的契約の履行として評価されるのは，従業員が期待する資源が雇用者から提供されることであるという考えに基づいている。期待する資源が提供されることによって従業員と雇用者との関係が良くなり，従業員は職務上の義務以上に働こうとするだろう。仕事の要求度 - 資源モデルと同様，この研究では，心理的契約の履行条件となるさまざまなこと，たとえば，仕事の習熟に必要な訓練の提供，仕事の目標設定に参加できること，仕事内容に関する自律性などが満たされることによって，従

業員は仕事上の目標を達成し,個人的成長も促されると考えられた。加えて,このような心理的契約が履行されれば,エンゲイジメントや,組織に対する肯定的態度が生じると予想された。分析の結果,心理的契約の充足がエンゲイジメントを媒介して感情的コミットメントに良い影響を与える（もしくは離職意思が減少する）という完全媒介モデルが支持された。

これまで仕事の資源は,ほとんどの場合,ポジティブな概念として扱われてきた。だとすれば,仕事の資源と逆の性質のものはあるのだろうか。つまり,役に立たず,存在することでかえって仕事の要求度が増し,仕事上の目標達成の邪魔をし,従業員のやる気やエネルギーを失わせるようなものである。HakanenとLindbohm（2008）は,社会的および対人的な仕事の資源と楽観性（および悲観性）がエンゲイジメントに与える影響の程度について,フィンランドの乳がん生存者の被雇用者398名と,その比較対照となる標本として選び出した一般従業員560名の2グループで比較した。この研究では,組織風土や職場の社会的サポートのような「本当の」仕事の資源の他に,「欠けている」仕事の資源,つまりネガティブな意味合いをもつ仕事の資源を測定している。「欠けている」仕事の資源とは,上司と同僚による回避行動である。先行研究から,がん生存者は病気を理由とした差別を経験することがわかっていたため,これらの「欠けている」仕事の資源は,職場復帰したがん生存者に関係すると考えられた。分析の結果,仕事の資源の「ポジティブな」タイプも「ネガティブな」タイプも両方とも,エンゲイジメントに強く関連している（ただし,方向は反対）ことがわかった。2つの集団を比較した結果,仕事の資源の程度や,仕事の資源とエンゲイジメントとの関連において違いは見られなかった。以上のことから,仕事の資源あるいは「欠けている」仕事の資源を概念化し,測定するには幾通りかの方法があること,仕事の資源は,仕事の要求度とは概念的に異なる内容のものであることが明らかになった。

仕事の要求度 - 資源モデルに仕事以外の特性を組み込む

　仕事の要求度 - 資源モデルでは，健康障害，従業員のウェルビーイング，動機づけ促進要因は仕事上の特性に左右されると考えられている。しかし，エンゲイジメントに関する初期の研究では，エンゲイジメントを高める仕事以外の要因もあることがわかっている。Sonnentag（2003）の研究では，一日の仕事が終わった後のリカバリー（日中の仕事によって高まったストレス反応が元の水準に戻ること）の程度がエンゲイジメントを高め，高いエンゲイジメントは前向きな行動を増加させることが示されている。

　エンゲイジメントと個人変数との関連を調べた研究もある。たとえば，エンゲイジメントが高い場合，達成努力が多く（Hallberg, Johansson, & Schaufeli, 2007），外向性があり，神経症傾向が少なく（Langelaan, Bakker, Van Doornen, & Schaufeli, 2006），適応的な完全主義の傾向がある（Zhang, Gan, & Cham, 2007）と報告されている。さらに，Maunoら（2007）は，組織内自尊感情（これは，状況によっては個人の資源となる）がエンゲイジメントのあらゆる側面と関連することを縦断的分析によって明らかにした。さらに興味深いことに，Xanthopoulouら（2007）は，個人の資源という概念を仕事の要求度-資源モデルに組み入れている。人格特性や気質とは異なり，個人の資源は開発可能なものとみなすことができるし，仕事のパフォーマンスを高めるために開発・管理できる。Xanthopoulouら（2007）は，たとえば，困難を克服しようとする対処方略をもたらす肯定的な自己評価のような個人の資源は，仕事上の肯定的なアウトカムと関連すると考えた。オランダ人従業員を対象とした彼女らの研究では，個人の資源（自己効力感，組織内自尊感情，楽観性）が，仕事の資源からエンゲイジメントへの影響を媒介するだけでなく，仕事の資源から疲労低減への影響も媒介することが示された。

　HakanenとLindbohm（2008）によるフィンランドの乳がん生存者の被雇用者とその対照群を比較した研究では，構造方程式モデリングを用いて，仕事の資源，楽観性（および悲観性）とエンゲイジメントとの関連性について，グループ内で変数間の関連性の強さを比較したり，グループ間で同じ変

数の関連性の強さを比較したりした。その結果，がん生存者群においては，多様な仕事の資源よりも，楽観性や悲観性がエンゲイジメントにより強く関係していた。さらに，仕事の資源とエンゲイジメントとの関連の強さは両グループで変わらなかったのに対し，楽観性は，がん生存者群において，より強くエンゲイジメントに関係していた。一方，一般の労働者群では，悲観性はエンゲイジメントと有意な関連すらなかった。がんのような深刻な病を抱えることは，それ以外の喪失や脅威を伴う，資源の喪失とみなされるかもしれない。このように困難に対処しなければならない状況こそ，個人の資源はその真価を問われ，とても重要な役割を果たすと考えられる（Hobfoll, 1989; Hobfoll & Shirom, 2001）。以上のことから，個人の資源とエンゲイジメントとの関連性は，特定の状況や特定の職業グループにおいて特に強くなる可能性があると思われる。

　個人の資源に加えて，家庭の状況が仕事の要求度 - 資源モデル内のプロセスに影響を与える可能性もある。たとえば，オランダの新聞社の管理職者を対象とした研究の結果，仕事と家庭との間に良い相互作用があることは，社会的資源からエンゲイジメントへの影響を部分的に媒介することが明らかになっている（Montgomery, Peeters, Schaufeli, & Den Ouden, 2003）。家族や仕事外の社会的支援とバーンアウトとの間に負の相関関係があることも，複数の研究で報告されている（Halbesleben, 2006 のレビューを参照）。Bakker ら（2005）の研究で見られた興味深い結果のひとつは，家庭の資源があると（仕事の資源ほどではないにせよ）エンゲイジメントが高いという関係は男女ともに見られたのに対し，家庭からの要求度があるとエンゲイジメントが低いという関係は女性グループにおいてしか見られなかったという点である。そのような結果は得られているものの，現時点では，家庭の状況がエンゲイジメントやバーンアウトに与える影響に関する縦断的調査が不足している。たとえば，フィンランド人歯科医師を対象にして「完全版」仕事の要求度-資源モデルを縦断的に検証した研究（Hakannen et al., 2008b）では，仕事における資源と要求度の影響をコントロールしたうえで，家庭における

資源と要求度がエンゲイジメントとバーンアウトに影響を与えるかどうかを検討している。その結果，家庭の状況はエンゲイジメントとバーンアウトのいずれにも影響を与えていなかった。むしろ，バーンアウトによって将来の家庭の要求度が増えるという逆方向の効果が認められていて，健康障害プロセスが家庭に影響を及ぼす可能性が考えられた。バーンアウトは主に家庭における問題が原因で引き起こされるとよく言われるので，その逆の傾向を示すこの結果は実践的にも重要なものである。さらに言えば，バーンアウトを予防し，エンゲイジメントを高めるための介入は，仕事の要求度 - 資源モデルで提案されたように，まずは，仕事の資源と要求度の部分から始めるのがよいと思われる。

　仕事の要求度 - 資源モデルに仕事以外の要因について組み込んだ研究が少数であることから，仕事以外の特性の重要性について断定的なことは言えない。今後，縦断研究を行い，個人の資源や余暇におけるリカバリーの程度などの仕事以外の特性が，健康障害プロセスと動機づけプロセスの両者にとって重要であることが検証されることを期待している。

仕事の資源は，資源が脅威にさらされたときこそ重要である

　これまで，仕事の要求度 - 資源モデルの検証を行った研究の多くは，仕事の資源，エンゲイジメント，その他の要因間における直接効果と媒介効果に注目してきた。そこで得られた知見や理論は，資源保存理論の仮定，すなわち，資源の獲得（動機づけプロセス）や喪失（健康障害プロセス）が積み重なる性質をもっていることを支持している。すなわち，資源を豊かにもつ人はさらに資源を得やすく，一方，資源に乏しい人はさらに資源を失いやすいという性質があるということである。また，仕事の要求度から仕事のストレインへの悪影響を仕事の資源が緩衝するという考えは仕事の要求度 - 資源モデル（Bakker & Demerouti, 2007）から出てきたものであり，特に「仕事のコントロールと仕事の負荷」に限定すれば，仕事の要求度 - コントロールモデル（Karasek, 1979）に由来するものである。実際，仕事の要求度によるエンゲ

イジメント（例：Hakanen, Bakker, & Demerouti, 2005）やバーンアウト（例：Bakker, Demerouti, & Euwemw, 2005）への悪影響を仕事の資源が緩衝するという仮説はこれまでも支持されてきた。しかし，資源保存理論の最も挑戦的な仮説のひとつは，仕事の資源は仕事の要求度からの悪影響を緩衝するだけでなく，資源の喪失や資源が脅威にさらされることに対してまずもって作用するというものである（Hobfoll, 1998）。したがって，仕事の資源は緩衝効果があるだけではなく，仕事の要求度が高いときにこそエンゲイジメントを高める効果があると考えられている。

　さまざまな要求がなされる労働環境において，仕事の資源がエンゲイジメントに与える効果を検証した2つの研究を紹介する。まず，Hakanenら（2005）は，公共部門で雇われている1919名のフィンランド人歯科医師を対象に，5種類の仕事の資源（例：課題の多様性，同僚とのコミュニケーションの程度など），4種類の仕事の要求度（例：感情的不調和，物理的な労働環境等），およびこの2つの組み合わせによるエンゲイジメントへの影響を明らかにした。40組の組み合わせのうち17組において交互作用が見出され，5種類すべての仕事の資源が，少なくともひとつの要求度が高い場合においてエンゲイジメントに良い影響を与えていることが示された。たとえば，同僚との良好なコミュニケーションは，歯科医師法の改正によって歯科医師が悪い影響を受けたときに，エンゲイジメントを押し上げる効果が特に認められた。同様に，Bakkerら（2007）は，805名のフィンランド人教員を対象に，エンゲイジメントに対する仕事の要求度（すなわち，騒ぐ，教室のルールを守らないなどの生徒の素行の悪さ）と仕事の資源（例：仕事のコントロール，正当な評価，上司の支援など）との交互作用効果を検討した。他の先行研究と同じように，18組の組み合わせのうち14組において有意な交互作用効果が認められた。このように，異なる職場環境において，職場の要求度と資源に関する異なる尺度を用いて行われた2つの研究によって，仕事の要求度と資源は，エンゲイジメントに対して，直接効果だけでなく交互作用効果があることが示された。資源保存理論が言うように，仕事の資源は，仕事の要求度

第7章 エンゲイジメントを予測するための仕事の要求度 - 資源モデルの活用　193

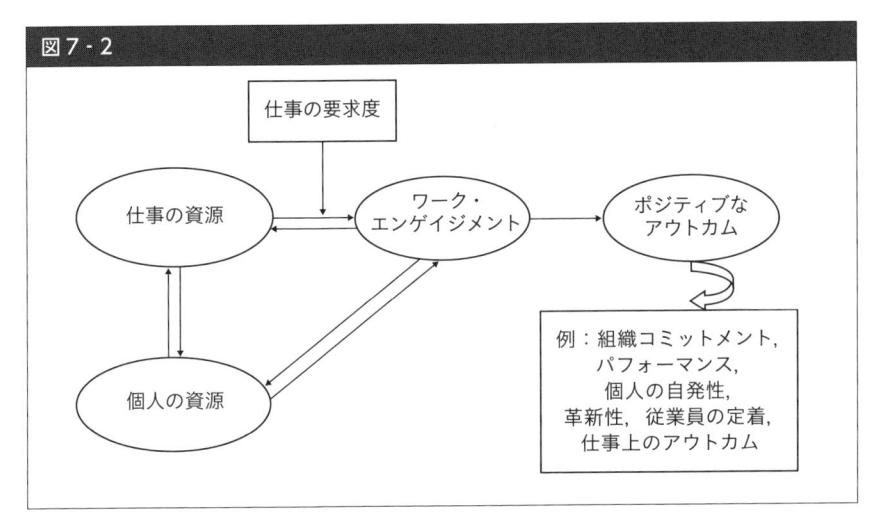

図7-2

ワーク・エンゲイジメントの修正版仕事の要求度 – 資源モデル
(Bakker & Demerouti, 2007 に基づく)

の悪影響を緩衝するだけでなく，仕事の要求度が高いときにこそエンゲイジメントを押し上げる働きをしたのである。これらの知見によって，仕事の要求度 - コントロールモデルの理論的拡張や，より包括的で職場状況に敏感な仕事の要求度 - 資源モデルがさらに支持されたと言える。

修正版仕事の要求度 – 資源モデルと今後の研究の方向性

本章で引用したこれまでの研究結果や，Bakker と Demerouti（2007, 2008）のレビューに基づいて，仕事の要求度と資源の二重プロセスモデルを精密化し，エンゲイジメントを予測することに焦点を絞った仕事の要求度 - 資源モデルを提案する。この修正版モデル（図7-2）には，エンゲイジメントの予測因子となる個人の資源や，個人の資源 - 仕事の資源 - エンゲイジメント間の双方向の関係が加わっている。また，仕事の要求度の役割が修正されているし，ポジティブなアウトカムの候補となるいくつかの指標も提案

されている。図7-2は,エンゲイジメントや他のポジティブなアウトカムの予測を目指している。図7-2によって,これまでの知見との違いを説明し,仕事の要求度-資源モデルの調査研究に関する課題や今後の方向性を示すことができる。課題や今後の方向性は次の3つに分類できる。すなわち,(1)図7-2に示される概念の構成要素について,(2)モデルの全体的な検証について,(3)仕事上のアイデンティティの問題と仕事の要求度-資源モデルについてである。

仕事の要求度-資源モデルの構成要素

仕事の要求度-資源モデルの研究では,さまざまな仕事の資源と仕事の要求度が測定されてきたが,驚くことに,上司や管理者のリーダーシップのような仕事の資源に注目した研究はほとんどない。変革型リーダーシップやサーバントリーダーシップといったリーダーシップのスタイルは,職場での人間関係の重要性を強調するものであり,従業員がエンゲイジメントを高めるにあたって「エネルギーの供給源」として作用する可能性が高いものである。エンゲイジメントは従業員間で伝播するものであるから,リーダーと従業員との相互作用を考えることによって,ストレスの多い職場で従業員がエンゲイジし続ける方法について新たな知見を得ることができるだろう。また,仕事の資源は,就業条件,対人関係や社会的関係,組織での仕事の進め方,課題のそれぞれの水準に位置づけることができる。したがって,さまざまな水準の仕事の資源を示す尺度を用いた研究もあれば（例：Schaufeli & Bakker, 2004）,ある特定の水準の資源に焦点を当てた研究もある（たとえば,課題の水準については Hakanen et al., 2008a)。水準の異なる資源間の関係を調べることは今後の研究課題となるだろう。実証的には,さまざまな水準の仕事の資源を識別することは困難かもしれないが,異なる状況や文脈において,最もエネルギーを供給する仕事の資源を特定することに役立つだろう。

仕事の要求度は,挑戦的ストレッサーと妨害的ストレッサーの2つを区別することが重要である。**挑戦的ストレッサー**（例：時間的な切迫性）とは仕

事の資源と同様に個人の成長や達成を促進するものであるのに対して，**妨害的ストレッサー**（例：役割葛藤や役割不明瞭性）は，成長や達成を邪魔するものである。LePineら（2005）によるメタ分析では，挑戦的ストレッサーと妨害的ストレッサーは，精神的緊張に対しては両者とも正の関連が見られたが，動機とパフォーマンスに対しては関連が異なっていたことが明らかになっている。加えて，仕事の要求度 - 資源モデルを用いた研究でも，挑戦的要求度と妨害的要求度がエンゲイジメントに対して異なる関連を示すことがわかっている（Mauno et al., 2007; Van den Broeck et al., 2008）。したがって，挑戦的ストレッサーや妨害的ストレッサーと，ポジティブな動機的アウトカムとの間において，エンゲイジメントがどのような媒介的役割を果たすかについて調べることは価値があるだろう。交互作用効果に関しては，挑戦的ストレッサーや妨害的ストレッサーと，さまざまな仕事の資源との間の交互作用について，さまざまな職種間で系統的に調査，比較すれば興味深い結果が得られる可能性がある。おそらく，非常に挑戦的な職場状況では，仕事の資源が仕事の課題の成功を促進し，従業員は価値のある経験を積むことになるので，エンゲイジメントはさらに高まるだろう。しかし，妨害的ストレッサーのもとでは，従業員は仕事の資源の助けを借りて自分のエンゲイジメントを維持できればよいほうかもしれない。

　これまで，仕事の要求度 - 資源モデルの研究のほとんどは，他にも興味深い選択肢があるにもかかわらず，動機づけプロセスの最終的なアウトカムとして組織コミットメントとパフォーマンスを主に扱ってきた。したがって，たとえば，Salanovaら（2005）のように，動機づけプロセスのアウトカムとして顧客満足度を取り上げて検証しているのは，将来の研究を考えるうえで興味深い。さらに，仕事の要求度-資源モデルに関する研究では，健康（または不健康）は主として仕事の要求度やバーンアウトと関連すると考えられてきたが，仕事の資源も健康に関連するプロセスで何らかの役割を果たす可能性があることに注目すべきである（Hakanen et al., 2008b; Schaufeli & Bakker, 2004）。加えて，エンゲイジメントと健康との間に正の関連がある

ことを明らかにした研究もある（Hakanen et al., 2006; Hallberg & Schaufeli, 2006; Schaufeli, Taris, & van Rhenenm, 2008）。したがって，動機づけプロセスは，ポジティブな健康上のアウトカムにまで影響を及ぼす可能性がある。実際，ParzefallとHakanen（2010）の研究においては，動機づけプロセスだけでなく，心理的契約の充足から精神的健康への影響をエンゲイジメントが完全に媒介するという健康促進プロセスが支持されている。仕事の要求度 - 資源モデルによって他の仕事上のアウトカム（例：革新性）や客観的な健康上のアウトカムが予測できるかどうか調べることは価値があることだろう。仕事の資源とエンゲイジメントは，多くの個人的，対人関係的，組織的な資源やアウトカムを良い状態にすると予想できる（Fredrikson, 2000）が，そのプロセスに関する研究はまだ始まったばかりである。

　最後に，エンゲイジメントの概念そのものの問題について述べる。エンゲイジメントは多くの類似の構成概念と経験的に区別できることは，いくつかの研究で示されている。しかし，前述のように，仕事の要求度 - 資源モデルを用いた研究では，エンゲイジメントの概念は，他の動機づけに関連した構成概念と入れ替え可能なものとして用いられているので，仕事の要求度 - 資源モデルにおけるエンゲイジメントの独自の役割については疑問が残る。概念の明確化だけではなく，仕事の資源，エンゲイジメント，ポジティブなアウトカムをつなげるメカニズムをより詳しく調査することで（例：効力感，欲求の充足，前向きな行動などの変数を加えることなど），こうした疑問に答えることにつながるだろう。

モデルの全体的な検証

　第二の研究の方向性は，異なる対象にさまざまな方法を用いてモデル全体の検証と開発を行うことである。たとえば，モデルを検証した研究の中で，従業員や組織の多様性について検討できている研究はほんのわずかである。Hakanenら（2006）のフィンランドの教員を対象とした研究では，年齢，性別，在職期間，雇用形態に関わらず二重プロセス仮説が支持されたが，これが他

の職業グループにも当てはまるとは限らない。また，2つの研究によって，有期雇用者は無期雇用者よりワーク・エンゲイジメントが高いことがわかっている（Hakanen, 2002b; Mauno, Kinnunen, Mäkikangas, & Nätti, 2005）。また，De Lange ら（2008）の研究は興味深いもので，同じ就業状況のままの者，昇進した者，転職した者の3群において，仕事の資源とエンゲイジメントとの間の縦断的分析の結果が異なるパターンを示すことが明らかとなっている。以上のように，職種や雇用形態が異なる集団を対象とし，仕事の要求度 - 資源モデルによってエンゲイジメントとその先行事象やアウトカムとの関係を検討することで，職業生活の多様性に関する新しい知見が得られるかもしれない。

　さらにこれまで，仕事の要求度 - 資源モデルの研究によって，資源保存理論の仮説，すなわち，資源の喪失（健康障害プロセス）と獲得（動機づけプロセス）が積み重なる性質をもつことや，仕事の要求度が高いときこそ仕事の資源が重要であることが支持されてきた。しかし，資源保存理論には獲得と喪失のスパイラルに関する仮説もある（Hobfoll, 1998）。ただし，仕事の要求度 - 資源モデルに関する縦断研究の中でも，スパイラルを意味する双方向の効果を支持した研究はわずかであり，それらの研究も仮説を部分的に支持しているのみである。Bakker ら（2006）は，今後，仕事の要求度 - 資源モデルの研究では，獲得と喪失のスパイラルに焦点を置くことで有益な知見が得られるとしているが，私たちもそれに賛成である。また，縦断的デザインを用いるときには，モデルの変数間の影響を測定するのに最適な時間間隔を推定することが理論的にも実践的にも重要だろう。Zapf ら（1996）のレビューによれば，調査の時間間隔が短すぎると因果関係が存在しないと結論づけてしまう可能性がある一方，間隔が長すぎると真の因果関係を過小評価する可能性があるという。たとえば，フィンランドの歯科医師の研究における3年という追跡間隔は，仕事の要求度とバーンアウト，バーンアウトと抑うつとの関連を交差遅延モデルで調べるには最適だろう。しかし，仕事の資源がワーク・エンゲイジメントに強い影響を与えていることを調べるには，

もっと短い間隔での調査が適しているだろう。変数間の影響やその長期的な持続時間について詳しく調べるには，短期・長期の両方の時間間隔における調査（できれば，その間に介入も含める）が必要だろう。

最後に，エンゲイジメントの変化と発達の軌跡を縦断的に調査することも価値があるだろう。少なくとも3回以上の時間波による潜在成長モデル（たとえば，Bentein, Vandenberg, Vandenberghe, & Stinglhamber, 2005）を用いることで，個人のベースラインを統制したうえで，仕事の資源の個人内の変化が，エンゲイジメントとコミットメントの変化を予測できるかどうかを検討できる。また，因子混合モデル（Factor mixture modelling：Hakanen, Feldt, & Leskinen, 2007）という比較的新しい方法では，時間経過に伴うエンゲイジメントの変化によって個人をグループ化できるかどうかを検討できる。もし，このような潜在的なグループを見つけられれば，次に，グループ間でエンゲイジメントの予測因子とアウトカムに違いがあるかどうかを検討できる。また，あまり使われていない方法であるが，個人と組織の両方のレベルでエンゲイジメントや仕事の要求度-資源モデルを調べる方法もある。経営者や指導者の興味は，個人よりも組織の特徴やアウトカムにあることが多いので，こうした分析の結果は実践的に非常に有益なものとなる可能性がある（Pugh & Dietz, 2008）。

仕事のアイデンティティの形成と仕事の要求度-資源モデル

第三の研究の方向性は，ワーク・エンゲイジメントより前に，仕事上のアイデンティティが形成されるプロセスがあるという仮説についてである。以前，Kahn（1990, p.694）は，職場でのエンゲイジメントを「組織の**構成員自身**が自分を仕事上の役割へと結びつけること」であると概念的に定義した。したがって，熱意とシニシズムとの間の連続線によって記述される同一化の特徴とその発達プロセス，仕事上のアイデンティティの形成プロセスとそれがもたらす結果について調べることは多くの情報をもたらすだろう。たとえば，次のような研究課題が考えられるだろう。ワーク・エンゲイジメン

トが心理状態だとすれば，仕事の要求度 - 資源モデルで想定されたようなプロセスの他に，どんなプロセスが先行して起きているのだろうか？ 同一化のプロセスは，雇用決定前にすでに始まっているのだろうか？ 雇用決定後には，同一化が強まり，没入状態へと形を変えるのだろうか？ もしそうなら，エンゲイジメントとコミットメントを最適の状態にするために，個人や組織はどんな方略で何をすればよいのだろうか？ 仕事のアイデンティティの形成に関する研究によって，エンゲイジメントとワーカホリズムの違いや，そこに至るプロセスの違いも明らかになるだろう（Roodt, 1991, 1997; Roodt, Bester, & Boshoff, 1994; Schaufeli, Taris, Le Blanc, Peeters, Bakker, & de Jonge, 2001 参照)。さらに言えば，仕事のアイデンティティは長い年月をかけて発達する個人の資源であるから，仕事のキャリア全体を通して，より深いエンゲイジメントやコミットメントをもたらすと言える。

結　論

　エンゲイジメントは従業員の地位や立場で決まるようなものではなく，仕事で活力を感じ，熱意をもち，没頭することは，仕事や職業に関わりなく可能であることが研究から明らかになっている。従業員の生活や職場環境に関する研究や展望から，職場は活気のある職場と劣悪な職場に分かれ，劣悪な職場では，従業員の健康状態の悪化が生じていると考えられる。多くの場合，どのような部門や職種グループがどちらの状態かを述べることは不可能である。しかし，仕事の要求度 - 資源モデルでは，さまざまな仕事の要求度や資源に焦点を当てて検討することによって，資源の集合体につながる獲得のプロセスにおいても，資源の欠乏や過度な仕事の要求度によって引き起こされる喪失のプロセスにおいても，直近の労働条件が非常に重要であることが示されている。仕事の要求度-資源モデルやエンゲイジメントの研究によれば，資源は，外部環境の要求度や脅威に関わりなく，個人，部署，組織のレベルでさまざまな利益をもたらす。組織は，仕事の資源を増やすことに焦点を当

てるとよいだろう。仕事の資源は，従業員が仕事での目標を達成するのを助け，個人的成長，学習，発達を促す。外発的な動機と内発的な動機を促すことで従業員は最高のパフォーマンスを示すことができるし，また，自発的にそうするようになるだろう。

実践への示唆

仕事の要求度 - 資源モデルに関する研究から得られる教訓を用いて，実践家がエンゲイジメントやコミットメントの高い職場づくりをする際には，以下の点に注意すべきである。

- 仕事の資源を高めるために必要な最初のステップは，鍵となる仕事の資源を**特定する**ことである。それは，個々の従業員や職場が仕事の目標を達成し，活気づくために必要とされる資源である。たとえば，フィンランドで私たちは，ポジティブ心理学の原理，仕事の要求度 - 資源モデル，資源保存理論を応用した職場介入のプログラムを開発した。プログラムのワークショップでは，職場ですでに**得られる仕事の資源**（「強み」），**仕事の資源となりうる可能性のあるもの**（何らかの理由により，現時点では組織の中で使われていない資源），**欠乏している仕事の資源**を特定することをひとつの目的としている。
- 仕事の要求度 - 資源モデルによって，従業員のワーク・エンゲイジメントの水準は，従業員にとって自由に使える（対人関係，課題，仕事での役割，組織の各水準での）資源の内容やその程度と直接関係することが示されている。鍵となる資源を特定し，資源の内容や程度を高めることは，エンゲイジメントを高め，結果として従業員の前向きな行動や組織コミットメントを高めることになるだろう。
- 組織がエンゲイジメントを高めるためのもうひとつの方法は，効力感，楽観性，希望，感謝，共感などの個人の資源を高めることに焦点を合わせることである。
- 仕事の資源を向上させる努力は，仕事の要求度が高い時期，たとえば，組織の変化が生じているときには特に有益だろう。このようなときには，仕事の要求度がエンゲイジメントへ及ぼすネガティブな影響を仕事の資源が緩衝するだけではない。仕事の資源がエンゲイジメントを高める働きは，

従業員が高い要求にさらされたときにこそ最大となるだろう。
- 仕事や個人の資源の開発を目的とする既存の人的資源マネジメントの方略は，エンゲイジメントを高めるうえで重要な役目を果たす可能性がある。たとえば，仕事の達成目標や資源の提供について従業員との間で契約を取り交わすこと，ウェルネスに関する組織と従業員への定期的な報告，エンゲイジメントを高めるためのワークショップ，職務の再設計や仕事の変更，リーダーシップの発揮，キャリアの計画作りと開発（Schaufeli & Salanova, 2008）はいずれも，資源を特定し，増加させ，エンゲイジメントを高める手段の例である。
- 仕事の要求度－資源モデルに示されているように，健康障害を防ぎ，エンゲイジメントを高めるという二重プロセスに基づいた挑戦は，産業保健や人的資源マネジメントの専門家の興味と結びつく。健康はもはや医学的な問題にとどまるものではない。従業員の健康と生命力は，会社が成功していくための重要な条件とみなされているのである。したがって，業務の実施状況（例：リーダーシップの発揮），会社全体，関わりのある利害関係者（例：労働組合）はすべて，従業員のウェルビーイングとエンゲイジメントの構築に関係する要素なのである（Zwetsloot & Pot, 2004）。

文　献

Bakker, A. B., & Demerouti, E. (2007). The job demands-resources model: State of the art. *Journal of Managerial Psychology, 22*, 309-328.

Bakker, A. B., & Demerouti, E. (2008). Towards a model in work engagement. *Career Developmental International, 13*, 209-223.

Bakker, A. B., Demerouti, E., De Boer, E., & Schaufeli, W. B. (2003a). Job demands and resources as predictors of absence duration and frequency. *Journal of Vocational Behavior, 62*, 341-356.

Bakker, A. B., Demerouti, E., & Euwema, M. C. (2005). Job resources buffer the impact of job demands on burnout. *Journal of Occpational Health Psychology, 10*, 170-180.

Bakker, A. B., Demerouti, E., & Schaufeli, W. B. (2003b). Dual processes at work in a call centre: An application of the Job Demands-Resources model. *European Journal of Work and Organizational Psychology, 12*, 393-417.

Bakker, A. B., Demerouti, E., & Schaufeli, W. B. (2005). The crossover of burnout and work engagement among working couples. *Human Relations, 58*, 661-689.

Bakker, A. B., Demerouti, E., Taris, T., Schaufeli, W. B., & Schreurs, P. (2003c). A multi-group analysis of the Job Demands-Resources model in four home care organizations. *International Journal of Stress Management, 10*, 16-38.

Bakker, A. B., Demerouti, E., & Verbeke, W. (2004). Using the Job Demands-Resources model to predict burnout and performance. *Human Resource Management, 43*, 83-104.

Bakker, A. B., Hakanen, J. J., Demerouti, E., & Xanthopoulou, D. (2007). Job resources boost work engagement, particularly when job demands are high. *Journal of Educational Psychology, 99*, 274-284.

Bakker, A. B., Schaufeli, W. B., Demerouti, E., & Euwema, M. C. (2006). An organizational and social psychological perspective on burnout and work engagement. In M. Hewstone, H. Schut, J. de Wit, K. van den Bos & M. Stroebe (Eds.), *The scope of social psychology: Theory and applications* (pp. 229-252). Andover, UK: Psychology Press.

Bentein, K., Vandenberg, R., Vandenberghe, C., & Stinglhamber, F. (2005). The role of change in the relationship between commitment and turnover: A latent growth modeling approach. *Journal of Applied Psychology, 90*, 468-482.

Cooper, C. L., & Cartwright, S. (1994). Healthy mind; healty organization - A proactive approach to occupational stress. *Human Relations, 47*, 455-471.

De Lange, A. H., De Witte, H., & Notelaers, G. (2008). Should I stay or should I go? Examining the longitudinal relation between job resources and work engagement for stayers versus movers. *Work & Stress, 22*, 201-223.

Demerouti, E., Bakker, A. B., Nachreiner, F., & Schaufeli, W. B. (2001). The Job Demands-Resources model of burnout. *Journal of Applied Psychology, 86*, 499-512.

Fredrickson, B. (2000). Why positive emotions matter in organizations. Lessons from the broaden-and-build model. *The Psychologist-Manager Journal, 4*, 131-142.

Frese, M., Fay, D., Hilburger, T., Leng, K., & Tag, A. (1997). The concept of personal initiative: Operationalization, reliability, and validity in two German samples. *Journal of Occupational and Organizational Psychology, 70*, 139-161.

Hackman, J. R., & Oldham, G. R. (1980). *Work redesign*. Reading, MA: Addison-Wesley.

Hakanen, J. J. (2002a, July). Testing a model of engagement and burnout. In W. B. Schaufeli (Chair), Job engagement. Symposium conducted at the meeting of The 25th International Congress of Applied Psychology ICAP, Singapore.

Hakanen, J. J. (2002b). Työuupumuksesta työn imuun - positiivisen työhyvinvointikäsitteen ja - menetelmän suomalaisen version validointi opetusalan organisaatiossa [From burnout to job engagement - validation of the Finnish version of an instrument for measuring job engagement (UWES) in an educational organization]. *Työ ja ihminen, 16*, 42-58.

Hakanen, J. J. (2009). Do engaged employees perform better at work? The motivating power of job resources and work engagement on future job performance. In M. Christensen (Ed.), *Validation and test of central concepts in positive work and organizational psychology - The second report of the Nordic Project*. (Tema Nord 2009: 564, pp. 65-71). Copenhagen: Nordic Council of Ministers.

Hakanen, J. J., Bakker, A. B., & Demerouti, E. (2005). How dentists cope with their job demands and stay engaged: The moderating role of job resources. *European Journal of Oral Sciences, 113*, 479-487.

Hakanen, J. J., Bakker, A. B., & Schaufeli, W. B. (2006). Burnout and work engagement among teachers. *Journal of School Psychology, 43*, 495-513.

Hakanen, J., Feldt, T., & Leskinen, E. (2007). Changes and stability of sense of coherence in adulthood: Longitudinal evidence from the healthy child study. *Journal of Research in Personality, 41*, 602-617.

Hakanen, J. J., & Lindbohm, M. L. (2008). Work engagement among breast cancer survivors and their referents: The importance of optimism and social resources at work. *Journal of Cancer Survivorship, 2*, 283-295.

Hakanen, J. J., Perhoniemi, R., & Toppinen-Tanner, S. (2008a). Positive gain spirals at work: From job resources to work engagement, personal initiative, and work-unit innovativeness. *Journal of Vocational Behavior, 73*, 78-91.

Hakanen, J. J., Schaufeli, W. B., & Ahola, K. (2008b). The job demands-resources model: A three-year cross-lagged study of burnout, depression, commitment, and work engagement. *Work & Stress, 22*, 224-241.

Halbesleben, J. R. (2006). Sources of social support and burnout: A meta-analytic test of the conservation of resources model. *Journal of Applied Psychology, 91*, 1134-1145.

Hallberg, U. E., Johansson, G., & Schaufeli, W. B. (2007). Type A behavior and work situation: Associations with burnout and work engagement. *Scandinavian Journal of Psychology, 48*, 135-142.

Hallberg, U., & Schaufeli, W. B. (2006). "Same same" but different? Can work engagement be discriminated from job involvement and organizational commitment? *European Psychologist, 11*, 119-127.

Herzberg, F. (1959). *The motivation to work*. New York: John Wiley.

Hobfoll, S. E. (1959). Conservation of resources: A new attempt at conceptualizing stress. *American Psychologist, 44*, 513-524.

Hobfoll, S. E. (1998). *Stress, culture and community: The psychology and philosophy of stress*. New York: Plenum Press.

Hobfoll, S. E. (2002). Social and psychological resources and adaptation. *Review of General Psychology, 6*, 307-324.

Hobfoll, S. E., & Shirom, A. (2001). Conservation of resources theory: Applications to stress and management in the workplace. In R. T. Golembiewski (Ed.), *Handbook of Organizational Behavior* (pp. 57-81). New York: Dekker.

Hockey, G. R. J. (1997). Compensatory control in the regulation of human performance under stress and high workload: A cognitive-energetic framework. *Biological Psychology, 45*, 73-93.

Jackson, L. T. B., Rothmann, S., & Van de Vijver, F. J. R. (2006). A model of work-related well-being for educators in South Africa. *Stress and Health, 22*, 263-274.

Kahn, W. A. (1990). Psychological conditions of personal engagement and disengagement at work. *Academy of Management Journal, 33*, 692-724.

Karasek, R. A. (1979). Job demands, job decision latitude, and mental strain: implications for job design. *Administrative Science Quarterly, 24,* 285-308.

Langelaan, S., Bakker, A. B., Van Doornen, L. J. P., & Schaufeli, W. B. (2006). Burnout and work engagement: Do individual differences make a difference? *Personality and Individual Differences, 40,* 521-532.

LePine, J. A., Podsakoff, N. P., & LePine, M. A. (2005). A meta-analytic test of the challenge stressor-hindrance stressor framework: An explanation for inconsistent relationships among stressors and performance. *Academy of Management Journal, 48,* 764-775.

Levine, M. F., Taylor, J. C., & Davis, L. E. (1984). Defining quality of working life. *Human Relations, 37,* 81-104.

Lewig, K. A., Xanthopoulou, D., Bakker, A. B., Dollard, M. F., & Metzer, J. C. (2007). Burnout and connectedness among Australian volunteers: A test of the Job Demands-Resources model. *Journal of Vocational Behavior, 71,* 429-445.

Llorens, S., Schaufeli, W. B., Bakker, A. B., & Salanova, M. (2007). Testing the robustness of the Job Demands-Resources Model. *International Journal of Stress Management, 13,* 378-391.

Mauno, S., Kinnunen, U., Mäkikangas, A., & Nätti, J. (2005). Psychological consequences of fixed-term employment and perceived job insecurity among health care staff. *European Journal of Work and Organizational Psychology, 14,* 209-237.

Mauno, S., Kinnunen, U., & Ruokolainen, M. (2007). Job demands and resources as antecedents of work engagement: A longitudinal study. *Journal of Vocational Behavior, 70,* 149-171.

Montgomery, A. J., Peeters, M., Schaufeli, W. B., & Den Ouden, M. (2003). Work-home interference among newspaper managers: Its relationship with burnout and engagement. *Anxiety, Stress and Coping, 16,* 195-211.

Parzefall, M., & Hakanen, J. J. (2010). Psychological contract and its motivational and health-enhancing outcomes. *Journal of Managerial Psychology, 25,* 4-21.

Pugh, S. D., & Dietz, J. (2008). Employee engagement at the organizational level of analysis. *Industrial and Organizational Psychology, 1,* 44-47.

Richardsen, A. M., Burke, R. J., & Martinussen, M. (2006). Work and health outcomes among police officers: The mediating role of police cynicism and engagement. *International Journal of Stress Management, 13,* 555-574.

Roodt, G. (1991). *Die graad van werkbetrokkenheid as voorspeller van persoonlike welsyn: 'n Studie by bestuuders* (The degree of job involvement as predictor of personal well-being: A study on managers). Unpublished D Admin thesis. Bloemfontein, South Africa: University of the Orange Free state.

Roodt, G. (1997). Theoretical and empirical linkages between work-related commitment foci. *Journal of Industrial Psychology, 23,* 6-13.

Roodt, G., Bester, C. L., & Boshoff, A. B. (1994). Die graad van werkbetrokkenheid: 'n bipolere kontinuum? (The degree of work involvement: A bipolar continuum?). *Tydskrif vir Bedryfsielkunde, 20,* 21-30.

Saks, A. M. (2006). Antecedents and consequences of employee engagement. *Journal of*

第7章　エンゲイジメントを予測するための仕事の要求度 - 資源モデルの活用　205

Managerial Psychology, 21, 600-619.
Salanova, M., Agut, S., & Peiró, J. M. (2005). Linking organizational facilitators and work engagement to employee performance and customer loyalty: The mediation of service climate. *Journal of Applied Psychology, 90*, 1217-1227.
Salanova, M., & Schaufeli, W. B. (2008). A cross-national study of work engagement as a mediator between job resources and proactive behaviour. *International Journal of Human Resource Management, 19*, 116-131.
Schaufeli, W. B., & Bakker, A. B. (2004). Job demands, job resources, and their relationship with burnout and engagement: a multi-sample study. *Journal of Organizational Behavior, 25*, 293-315.
Schaufeli, W. B., & Salanova, M. (2008). Enhancing work engagement through the management of human resources. In K. Näswall, M. Sverke & J. Hellgren (Eds), *The individual in the changing working life* (pp. 380-404). Cambridge: Cambridge University Press.
Schaufeli, W. B., Salanova, M., González-Romá, V., & Bakker, A. B. (2002). The measurement of engagement and burnout: A two sample confirmatory factor analytic approach. *Journal of Happiness Studies, 3*, 71-92.
Schaufeli, W. B., Taris, T., Le Blanc, P., Peeters, M., Bakker, A., & de Jonge, J. (2001). Maakt arbeid gezond? Op soek naar de bevlogen werknemer [Work and health: The quest for the engaged worker). *Psycholoog, 36*, 422-428.
Schaufeli, W. B., Taris, T. W., & van Rhenen, W. (2008). Workaholism, burnout and engagement: Three of a kind or three different kinds of employee well-being? *Applied Psychology: An International Review, 57*, 173-203.
Siegrist, J. (1996). Adverse health effects of high effort-low reward conditions. *Journal of Occupational Health Psychology, 1*, 27-41.
Sonnentag, S. (2003). Recovery, work engagement, and proactive behavior: A new look at the interface between non-work and work. *Journal of Applied Psychology, 88*, 518-528.
Van den Broeck, A., De Witte, H., Lens, W., & Vans-teenkiste, M. (2008). The role of basic need satisfaction in explaining the relationships between job demands, job resources, burnout and engagement. *Work & Stress, 22*, 277-294.
Xanthopoulou, D., Bakker, A. B., Demerouti, E., & Schaufeli, W. B. (2007). The role of personal resources in the job demands-resources model. *International Journal of Stress Management, 14*, 121-141.
Zapf, D., Dormann, C., & Frese, M. (1996). Longitudinal studies in organizational stress research: A review of the literature with reference to methodological issues. *Journal of Occupational Health Psychology, 1*, 145-169.
Zhang, Y., Gan, Y., & Cham, H. (2007). Perfectionism, academic burnout and engagement among Chinese college students: A structural equation modeling analysis. *Personality and Individual Differences, 43*, 1529-1540.
Zhao, H., Wayne, S. J., Glibkowsky, B. C., & Bravo, J. (2007). The impact of psychological contract breach on work-related outcomes: A meta-analysis. *Personnel Psychology,*

60, 647-680.

Zwetsloot, G., & Pot, F. (2004). The business value of health management. *Journal of Business Ethics, 55*, 115-124.

8

ワーク・エンゲイジメントのメタ分析：
バーンアウト，要求度，資源，アウトカムとの関連

Jonathon R. B. Halbesleben

　本書は，エンゲイジメントの文献が幅広く，また多様であることを明らかにしている。研究者らは，エンゲイジメントの概念をよりよく理解するために，その先行要因やアウトカム，その他の関連概念（特にバーンアウト）など，実にさまざまな変数との関連を検証してきた。エンゲイジメントに関する研究が急速に拡大したため，これまでの実証研究を統合する必要が生じてきた。本章の目的は，エンゲイジメントの関連指標のメタ分析を実施することである。そのため本章では，これまでの文献から予測されうる関連についてごく簡単に要約する。なお，本章のレビューは，紙面に限りがあること，また重複を避けることを考慮し，ごく簡単なレビューになっていることを強調しておく。エンゲイジメントとその関連指標との関連についての基礎的な理論の詳細については他章をご参照いただきたい。その後，どのような方法でメタ分析を実施したかについて，その主要な結果とともに考察する。そうすることで，エンゲイジメントに関する実証研究の現状に対する議論と，今後の研究への示唆がもたらされるだろう。

バーンアウトの次元との関連

エンゲイジメントに関する初期の研究は，エンゲイジメントとバーンアウトとの関連を中心に検討したものが多かった。実際，エンゲイジメントという構成概念は，ポジティブ心理学の研究へと向かう流れのなかで構築され，とりわけ実証主義の研究者の間では，バーンアウトに対するポジティブなアンチテーゼ（対概念）と考えられていた（Schaufeli & Salanova, 2007a）。この研究では，一般的に，活力と疲弊感の次元は（「エネルギー」という連続体の両極に位置し）非常に強く関連している（González-Romá, Schaufeli, Bakker, Lloret, 2006; Schaufeli & Bakker, 2001），熱意とシニシズムは（「同一化」という連続体を介して）強く関連している，そして，没頭の次元は必ずしもそれに呼応するバーンアウトの次元がない，ということが示唆されている。同様に，バーンアウトの自己効力感低下の次元には，エンゲイジメントの，それに呼応する特定の次元がないことが示唆されている。これは，多くの研究によって，自己効力感低下の次元が当初考えられていたほどバーンアウトの中核的な概念ではない可能性が示されたことを反映している（Halbesleben & Buckley, 2004; Lee & Ashforth, 1996; Maslach, Schaufeli, & Leiter, 2001）。実際，バーンアウトとエンゲイジメントの研究では，自己効力感低下の次元はバーンアウトではなくエンゲイジメントの潜在因子としてしばしば抽出されることが明らかになっている（Demerouti, Bakker, de Jonge, Janssen, & Schaufeli, 2001; Schaufeli & Bakker, 2004; Schaufeli, Taris, & Van Rhenen, 2008）。また，SchaufeliとSalanova（2007a）が述べているように，効力感という概念はエンゲイジメントの経験をとらえていないようにも思われる。代わりに，SchaufeliとSalanova（2007a）は自身の研究から，没頭の経験（「フロー」の概念に類似）のほうがエンゲイジメントのより幅広い構成概念を反映していると主張している。

エンゲイジメントとバーンアウトの構成概念との関連を調べた多くの研究を考慮すると，ここがエンゲイジメントのメタ分析を実施する重要な開始点と思われる。そこでまず，先行研究に基づき以下のような仮説を立てた。

仮説1：エンゲイジメントの次元はバーンアウトの次元と負の関連を示す。特に，活力は疲弊感と強い負の関連を示し，熱意はシニシズムと強い負の関連を示す。

先行要因

研究者らはこれまで，エンゲイジメントの潜在的な要因について実に多岐にわたる調査を実施してきた。こうした研究の多くは，エンゲイジメントを予測する仕事の資源の役割に着目しており，このことは，職務特性理論（Hackman & Oldham, 1980），自己決定理論（Ryan & Deci, 2000），社会的認知理論（Bandura, 1997），仕事の要求度 - 資源理論（Bakker & Demerouti, 2008; Hakanen, Schaufeli, & Ahola, 2008; Hakanen & Roodt（本書の第7章），資源保存理論（Gorgievski & Hobfoll, 2008; Hobfoll & Shirom, 2000），拡張 - 形成理論（Fredrickson, 2001）などのさまざまな理論的アプローチと合致している。これらの理論はいずれも，仕事の資源がエンゲイジメントを高めることを示唆している。

エンゲイジメントの文献では，資源は非常に幅広く定義されている。そのような状況を踏まえ，ここでは資源とエンゲイジメントとの関連を検討するにあたり，一般的アプローチと特異的アプローチの両方をとることにした。エンゲイジメントに対する資源全般の効果の検討に加え，エンゲイジメントの文献で一般に研究されてきた個別の資源についても検討した。

仮説2：資源はエンゲイジメントと正の関連を示す。特に，社会的支援，自律性，フィードバック，ポジティブな組織風土，自己効力感は，エンゲイジメントと正の関連を示す。

一方，資源に加え，仕事の要求度も，エンゲイジメントにおいて何らかの役割を担っていることが多くの理論によって示唆されている。具体的には，利用可能な資源を減らすことでエンゲイジメントを低下させるという役割で

ある。しかし，要求度をテーマとした理論や研究では，要求度はエンゲイジメントを予測するうえでは二次的な重要性しかなく，資源のほうが，より重要かつ直接的な要因として寄与していることが示唆されている（Bakker, Hakanen, Demerouti, & Xanthopoulou, 2007; Schaufeli & Salanova, 2007a）。これを踏まえると，要求度はエンゲイジメントと負の関連を示すことが予測されるが，要求度とエンゲイジメントとの関連は資源とエンゲイジメントとの関連よりも弱いと予測される。ここでは資源と同様，要求度全般と（一般に研究されている）個別の要求度の両方を検討した。

　　仮説3a：要求度は，エンゲイジメントと負の関連を示す。特に，仕事の過剰負荷，仕事→家庭葛藤，家庭→仕事葛藤は，エンゲイジメントと負の関連を示す。
　　仮説3b：要求度とエンゲイジメントとの関連は，資源とエンゲイジメントとの関連よりも弱い。

アウトカム

　エンゲイジメントの文献の中で，エンゲイジメントのアウトカムに関する研究はこれまで最も注目されてこなかった領域である。このことは，エンゲイジメントそのものがアウトカムと想定されることが多いことを考慮すると驚くべきことではないだろう。そういう意味では，エンゲイジメントの文献は，初期の研究の多くがその先行要因を理解することに専念していた（Halbesleben & Buckley, 2004）という，バーンアウトの文献とよく似たパターンをたどっていると言えるかもしれない。とはいうものの，研究者らは，エンゲイジメントが重要なアウトカムにつながると確信する根拠をもち，これらの関連を明らかにし始めたのである。

　エンゲイジメントとそのアウトカムとを結びつけるメカニズムとして，資源保存（conservation of resources ［COR］）理論に由来する，資源の投資という概念がある。資源保存理論では，人は付加的な資源を獲得するめに

自分の資源を戦略的に投資する,としている（Halbesleben & Bowler, 2007; Siegall & McDonald, 2004）。エンゲイジメントを,仕事の資源の利用可能性の高さの結果であるととらえた場合（仮説2参照），人は,自分の余っている資源をポジティブな努力へ投資するため,エンゲイジメントは職場での多くのポジティブなアウトカムと関連することが期待される（Salanova, Schaufeli, Xanthopoulou, & Bakker［本書の第9章］)。たとえば,熱意に代表される,エンゲイジメントの「高レベルの同一化」という性質は,結果的に組織コミットメントや離職意思といったアウトカムと強い関連を示すことになるはずである。これらは,個人と仕事の同一化に関連した構成概念である。また,エンゲイジメントが,仕事に対する非常に高いエネルギーを示すものであると考えると,それが高レベルのパフォーマンスや健康と関連することが期待される（特にエンゲイジメントの活力の次元; Shirom, 2003; Shirom, Toker, Berliner, Shapira, & Melamed, 2006, 2008; Shirom［本書の第6章］も参照されたい)。

仮説4：ワーク・エンゲイジメントは,職場でのポジティブなアウトカムと正の関連を示す。特に,エンゲイジメントは組織コミットメント,パフォーマンス,健康と正の関連を示し,離職意思と負の関連を示す。

方　法

文献検索

エンゲイジメントの関連指標,先行要因,アウトカムについて調べた研究を収集するために,広範囲にわたる文献検索を実施した。検索の最初のステップでは,エンゲイジメントに関連する抄録を抽出するデータベース（PsycINFO, Business Source Elite, JStor, MEDLine, Google Scholar）を用いた。検索には,エンゲイジメント,活力,熱意,没頭,フロー,自己エンゲイジメント（engagement, vigor [and vigour], dedication, absorption, flow, self-engagement）をキーワードとして使用した。ヒットした論文が，メタ分析を実施するのに適切な内容であるかどうか（例：エンゲイジメントを何らかの形で測定した実証研究であるか）をチェックするために抄録の確認を行った。

　また，一部の研究はデータの収集にエンゲイジメント（あるいはその構成要素）を含みながらもエンゲイジメントをその研究の主眼とはしていなかったため，手作業による検索も実施し，上記の検索結果の補足作業を行った。まず，このテーマに関連する先行のメタ分析の引用文献のセクションを見直した（Christian & Slaughter, 2007）。次に，エンゲイジメントの主要な研究者らによってオンラインに挙げられた，エンゲイジメントに関する文献の一覧を見直した（www.wilmarschaufeli.nl で入手可能）。そして，関連性のある論文を含んでいる可能性のある，*Journal of Applied Psychology*, *Academy of Management Journal*, *Personal Psychology*, *Journal of Organizational Behavior*, *Journal of Occupational and Organizational Psychology*, *Journal of Occupational Health Psychology*, *Work & Stress*, *Anxiety, Stress & Coping* などの学術誌を手作業で検索した。最後に，エンゲイジメントの著名な研究者（本書の著者らを含む）に文書を送付し，見落とされたり，印刷中であったり，未発表であるといった原稿やデータセットの送付を依頼した。

選択基準と除外基準

　メタ分析にどの研究を含めるかを決定するために，多くの基準を設定した。まず，選出される研究は，エンゲイジメントとその他の変数との相関関係（あるいは，相関関係の算出を可能にする情報：たとえば，回帰係数など）を提供するものでなければならない。この情報が明確には提供されていないが，入手可能と思われる場合は，著者に連絡を取り，必要な情報を入手できるよう試みた。

　エンゲイジメントの測定については，過去のメタ分析では，ユトレヒト・

ワーク・エンゲイジメント尺度（Utrecht Work Engagement Scale [UWES]）を使用してエンゲイジメントを測定したものに限定していた（Christian & Slaughter, 2007）が，今回はそのような限定をしなかった。UWES は最も一般的なエンゲイジメントの評価尺度であるが，一方で，それに替わる測定法が多数開発されてきているからである（例：Shirom-Melamed 活力尺度）。また，いくつかの研究では，伝統的なバーンアウト測定尺度（例：マスラック・バーンアウト尺度）を使用していたが，その場合は得点を逆転させていた。これらのケースは，著者がその構成概念をエンゲイジメントとして特異的に概念化している（例：バーンアウトについての研究を含んでいない）場合に，エンゲイジメントを測定したものとして扱った。また，全体像を広げるため，UWES 以外の代替尺度で測定されたものは，エンゲイジメントを測定したもの，エンゲイジメントの理論的構成要素を測定したものに関係なく，メタ分析に含めた。もし，これらの尺度が本当にエンゲイジメントを測定しているのであれば，UWES 以外の尺度で測定した研究を含めることでメタ分析を強めることになるに違いない。しかもそうすることで，ひとつの構成概念は，あるひとつの測定尺度の単一の質問群と同等であるとする主張をうまく回避するのに役立つ。そこで，使用された測定尺度に応じてそれぞれの論文をコード化し，さまざまなエンゲイジメント尺度における母集団推計の差を検討するために，調整変数分析（調整変数が独立変数と従属変数［ここでは，エンゲイジメントとその関連指標］との関連に与える影響の大きさを確認する分析）を実施した。

　メタ分析に対してはこれまで，統計的に有意な結果を見出した公表論文を含めることが多いというバイアスのために，効果量が過大評価されている可能性があるという批判がよく寄せられてきた（Rosenthal, 1991）。そのため，ここでの分析には研究者たちから直接得た未発表のデータも含めたが，そのようなデータは厳密な査読を受けていない可能性があるという批判に対応するため，データの公表状況の有無を調整変数とし，公表状況間における母集団推計の差を検討した。

英語で発表されていない論文で，翻訳を得られなかったものについては今回の解析から除外したが，メタ分析では非常に広範囲にわたるさまざまな国々のデータが対象となった。また，お蔵入りしたデータの分析（下記で考察する）からは，英語以外の言語によって公表された論文の多くが，本研究の結果に実質的な影響を与えているその他の文献とは相反する結果（例：バーンアウトの次元と正の関連を示すなど）を報告していることが示唆された。

また，本研究では，仕事という文脈におけるエンゲイジメントに主眼を置いていることから，必ずしも仕事に関わっているとは限らない集団（例：学生など）を対象とした論文（例：Schaufeli, Martínez, Pinto, Salanova, & Bakker, 2002）も除外した。また，同一のサンプルが複数の公表論文で扱われている場合には，データ要素の独立性を保持するため，複数の公表論文のうち最も新しい公表論文一本のみを解析に含めた。なお，本研究では，個人のワーク・エンゲイジメントを調査した研究のみを解析に含め，グループの（集団的な）エンゲイジメントを調査したもの（例：Salanova, Llorens, Cifre, Martínez, & Schaufeli, 2003）については除外した。

上記の選択基準に合致しなかった公表論文を除外した後，74の固有のサンプルを表す合計53本の論文を選定した。これらの公表論文から得られた総計45,683名を解析対象とした。

データ解析

論文はまずはじめに，二人の異なるコード付与者（大学院生の研究助手と本章の著者）によってコード化された。一貫性を保つため，コード付与者には訓練マニュアルを配付した。このマニュアルは，（仮説を提示することなく）プロジェクトの全般的な性質と論文をコード化するための方法について論じたものである。マニュアルには，コード化に関連した情報を伴う論文例と実践用の論文がひとつずつ含まれており，各コード付与者は後者について実際にコード化してみることが求められた。次に，訓練セッションを実施し，実践用の論文について議論するとともに，コード化の不一致についても議論

し，解決した。最後に，評価者間信頼性を検討するために，コード付与者は15の論文から成る同じセット（論文総数のおよそ25％）を独立してコード化した。全体的に，コード付与者間の一致率は非常に高く，95％（エンゲイジメント尺度の信頼性の推定に関して）から100％（既発表／未発表，サンプルサイズ，エンゲイジメント測定を含め，多くの特徴に関して）の間であった。その後，コード付与者は残りの論文の約半分を独立してコード化した。

　全般的に，文献中には横断研究と縦断研究が混在していた（ただし，縦断研究の数がより多くなっているという有望な傾向が見られた）。縦断研究の場合は，エンゲイジメント以外の変数が先行要因（例：社会的支援）なのか，あるいはアウトカム（例：パフォーマンス）なのかについて考察した。これについては，仮説，あるいは予測されたモデルを示す図表を通して，変数が論文の中でどのように位置づけられているかを調べることによって判断した。先行要因については，ベースライン時の先行要因とフォローアップ時のエンゲイジメントとの相関係数を用いた。アウトカムに関しては，ベースライン時のエンゲイジメントとフォローアップ時のアウトカムを用いた。こうすることで，これらの研究の縦断的な性質を保持することができた。エンゲイジメントとバーンアウトの要素間の関連を調べる際には，同じ時点（例：ともにベースライン時）のデータを用いた。調整変数分析を実施するために各研究を，横断研究であるか，あるいは縦断研究であるかによってコード化した。

　エンゲイジメントの測定については，ワーク・エンゲイジメントの次元（活力，熱意，没頭）を別個にコード化した。しかし，多くの研究では，エンゲイジメントの各次元を総合したものを指標として用いている（例：各次元を別々に解析するのではなく，UWESの全項目の平均をとっている）。これらのケースは，「全般的ワーク・エンゲイジメント」というカテゴリーで別枠で解析しているため，以下に報告する解析では，全般的ワーク・エンゲイジメントを測定しているサンプルと，各次元を別個に解析したサンプルとは重複していない。

エンゲイジメントの違いを，要求度と資源の違いの結果として調べるために，先行要因の変数を要求度，資源，その他としてコード化した。「その他」は，変数が要求度なのか資源なのかが明らかでない場合（例：年齢や性別のような人口統計学的指標）に用いた。二人のコード付与者（著者と研究助手）はすべての論文をコード化し，そのうえでコード化を比較した。その変数を資源ととらえているか，要求度ととらえているかについて，論文（例：測定についての記述など）の中で明確に述べられているものも散見された。コード付与者の間での一致率は非常に高く，要求度については94％，資源については97％であった。コードが一致しなかったものについては，二人のコード付与者の間で議論するとともに，当該論文について追加の検討を行うことで対応した。

要求度，資源，アウトカムに関しては2つの方法で分析した。まず，要求度，資源，あるいはアウトカムを調べたすべての研究を含め，要求度と資源の全般的な影響を調べた。これらの影響については，表8-2～表8-5の太字の行で報告している。さらに，文献の中で最もよく研究されている個別の要求度，資源，アウトカムについても検討した。これらの結果は，全般的な結果の下行に掲載している。たとえば，個別の要求度（例：仕事→家庭葛藤）として報告された研究も，要求度全般の解析に含めている。このようなアプローチをとったのは，文献でよく見られる関連のより深い分析を可能とする一方で，要求度，資源，アウトカムに関する全般的な仮説を検証するためである。

データはSAS統計パッケージを用い，Arthurら（2001）による手順に従って解析した。この手順は，HunterとSchmidt（2004）によるメタ分析の手順に準拠している。解析に含めた研究の中で，その著者によって先行要因と基準変数が報告されている場合には，両者の信頼性の欠如という理由から，メタ分析の一部としてデータの補正を行った。コード化された論文のうちの2本は，尺度の信頼性を報告していなかった。これらのケースでは，信頼性の欠如に対する補正は行わなかった。HunterとSchmidtによるメタ分

析の方法では，範囲制限（研究対象の事前選択や，観察の打ち切りなどによって生じる，変数のばらつきの減少）に対する補正を推奨しているが，このような補正を行うための情報は極めて少数の研究者しか報告していなかったため，本研究ではこのアーチファクト（不適切な統計処理などによって現れた不自然な結果）に関しては補正しなかった。

結　　果

エンゲイジメントとバーンアウトの次元のメタ分析の結果について，表8-1に示した。あまりにも研究数が少なく，信頼性のあるメタ分析を実施することができない場合には，表に「―」を記載した。メタ分析から信頼性のある推定を行うのにどれほどの研究数が必要かということについては，明確に定められているわけではないが，BrannickとHall（2001）は，メタ分析において非常に少数の研究しかない場合には，母集団の推定は極めて信頼性を欠くものになると論じている。これを受けて本研究では，やや保守的なアプローチをとり，少なくとも2つの異なる論文に現れた最低5つのサンプルがあれば，その変数を含めることにした。このような方法をとったのは，少数のサンプルやひとつの論文から結論を導き出すことによって，誤った知見に基づく結論を下してしまう可能性を除去するためである。

仮説1で，エンゲイジメントの次元はバーンアウトの次元と負の関連を示すと予測した。具体的には，活力と疲弊感，熱意とシニシズムが非常に強く関連していると予測した。表8-1に示しているように，ひとつの例外（シニシズムと全般的エンゲイジメントとの関連，$\rho=.00$）を除き，仮説1の前半部分を支持する結果が得られ，推定母相関係数は負の値を示した。活力は疲弊感と最も強く関連しているであろうという仮説は部分的に支持された。エンゲイジメントの3次元のうち，疲弊感と最も強い関連を示したのは活力であった（$\rho=-.37$）。一方，活力とバーンアウトの3次元との推定母相関係数を求めたところ，疲弊感よりも他の2つのバーンアウトの次元のほうが，

表8-1
メタ分析の結果：バーンアウトの次元

	r	SD_r	ρ	SD_ρ	$\%V_{art}$	95% Con Int	95% Cred Int	k	N	χ^2
基準：全般的エンゲイジメント										
疲弊感	−.38	.06	−.44	.06	40.31	−.39:−.37	−.48:−.26	32	22096	79.38*
シニシズム	.00	.55	.00	.64	0.54	−.02:.01	−1.26:1.25	28	1808	4284.71***
自己効力感低下	—	—	—	—	—	—	—	0	—	—
基準：活力										
疲弊感	−.29	.15	−.37	.18	6.36	−.31:−.29	−.66:.06	34	23585	535.11
シニシズム	−.38	.01	−.47	.16	9.17	−.39:−.37	−.70:−.07	32	19974	349.08
自己効力感低下	−.50	.30	−.62	.37	2.10	−.52:−.49	−1.22:.21	21	12275	999.62
基準：熱意										
疲弊感	−.20	.19	−.24	.22	3.99	−.21:−.19	−.63:.24	34	23585	851.94
シニシズム	−.54	.12	−.65	.13	12.37	−.55:−.53	−.80:−.28	32	19974	258.59
自己効力感低下	−.53	.29	−.63	.34	2.18	−.54:−.52	−1.19:.14	21	12275	963.26
基準：没頭										
疲弊感	−.13	.12	−.17	.15	9.90	−.15:−.12	−.42:.15	32	23585	343.50
シニシズム	−.32	.16	−.41	.20	6.39	−.34:−.32	−.72:.06	32	19974	501.05
自己効力感低下	−.33	.37	−.41	.46	1.31	−.34:−.31	−1.23:.58	21	12275	1604.81

注：r＝標本重み付け平均相関係数，SD_r＝標本重み付け相関係数の標準偏差，ρ＝推定母相関係数（アーチファクトに関して補正された），SD_ρ＝推定母相関係数の標準偏差，$\%V_{art}$＝アーチファクトで説明されたρにおける分散の百分率，95% Con Int＝ρの95%信頼区間，95% Cred Int＝rの95%信頼区間，k＝固有の標本数，N＝標本総数。*$p<.05$，**$p<.01$，***$p<.001$，$df = k-1$

活力とより強く関連することが明らかになった。

　熱意はシニシズムと最も強く関連しているであろうという仮説も部分的に支持された。熱意は，（他の2つのバーンアウトの次元に比べ）シニシズムと最も強く関連していたが，自己効力感低下と比べた場合，シニシズムとの関連はそれよりわずかに強い程度にすぎなかった。しかし，シニシズムと熱意との推定母相関係数（$\rho=-.65$）は，他のエンゲイジメントの次元との推定母相関係数に比べ，ずっと強かった。

　全般的エンゲイジメント，活力，熱意，没頭と，先行要因およびアウトカムについてのメタ分析の結果をそれぞれ表8-2～表8-5に示した。仮説2では，資源はエンゲイジメントと正の関連を示すと予測した。表8-2～表8-5の資源全般の結果を見ると（全般的エンゲイジメントに対し$\rho=.35$，

表8-2
要求度，資源，アウトカムと全般的エンゲイジメントとの関連

	r	SD$_r$	ρ	SD$_ρ$	%V$_{art}$	95% Con Int	95% Cred Int	k	N	χ²
要求度	−.07	.20	−.09	.23	2.94	−.09:−.07	−.54:.37	111	94678	3763.29***
仕事→家庭葛藤	.36	.20	.43	.32	5.24	.34:.39	−.09:.82	9	4131	171.82**
家庭→仕事葛藤	.21	.12	.25	.13	8.46	.18:.24	−.05:.47	6	5517	70.90**
仕事の過剰負荷	.16	.05	.19	.02	83.33	.13:.19	.11:.21	10	3784	11.57*
資源	.29	.18	.35	.21	4.20	.29:.30	−.12:.71	180	136620	4284.71***
社会的支援	.32	.04	.37	.02	73.34	.31:.33	.27:.36	32	35243	43.63*
自律性／コントロール	.23	.26	.27	.31	2.54	.37:.83	.21:.24	26	14985	1025.10***
フィードバック	—	—	—	—	—	—	—	—	—	—
組織風土	—	—	—	—	—	—	—	—	—	—
自己効力感	.50	.16	.59	.18	10.77	.48:.52	.15:.85	17	5163	157.90**
楽観性	.37	.12	.44	.13	18.37	.33:.41	.13:.62	5	1799	27.21*
アウトカム	.11	.30	.13	.35	1.54	.11:.12	−.58:.81	81	57738	5246.37***
コミットメント	.32	.13	.38	.14	10.09	.30:.34	.04:.60	14	8623	138.81**
パフォーマンス	.30	.06	.36	.05	40.41	.27:.33	.21:.39	7	4433	13.88*
健康	.17	.19	.20	.23	3.92	.15:.19	−.27:.61	17	11593	433.34***
離職意思	−.22	.10	−.26	.11	19.61	−.26:−.18	−.43:.00	4	1893	20.40*

注：r＝標本重み付け平均相関係数，SD$_r$＝標本重み付け相関係数の標準偏差，ρ＝推定母相関係数（アーチファクトに関して補正された），SD$_ρ$＝推定母相関係数の標準偏差，%V$_{art}$＝アーチファクトで説明されたρにおける分散の百分率，95% Con Int＝ρの95%信頼区間，95% Cred Int＝rの95%信頼区間，k＝固有の標本数，N＝標本総数。*p<.05，**p<.01，***p<.001，df＝k−1

活力に対しρ＝.30，熱意に対しρ＝.34，没頭に対しρ＝.25)，この仮説が一貫して支持されていることがわかる。個別の資源においても同様の傾向が見られ，自律性／仕事のコントロールと自己効力感は，エンゲイジメントとの間に特に強い相関関係があると思われた。

仮説3aでは，要求度はエンゲイジメントと負の関連を示すと予測した。要求度全般の結果を見ると，この予測は支持された（全般的エンゲイジメントに対しρ＝−.09，活力に対しρ＝−.07，熱意に対しρ＝−.24，没頭に対しρ＝−.07)。概して，個別の要求度（仕事→家庭葛藤，家庭→仕事葛藤，仕事の過剰負荷）もまた，2つの例外を除き，エンゲイジメントと負の関連を示した。ワーク・エンゲイジメントの合計得点を用いた研究を調べた場合，仕事→家庭葛藤と家庭→仕事葛藤は，エンゲイジメントとの間に強い**正の関**

表8-3

要求度，資源，アウトカムと活力との関連

	r	SD_r	ρ	$SD_ρ$	$\%V_{art}$	95% Con Int	95% Cred Int	k	N	χ^2
要求度	-.06	.14	-.07	.17	5.93	-.06:-.05	-.39:.27	111	94678	1873.10
仕事→家庭葛藤	-.18	.03	-.22	.00	15.99	-.21:-.15	-.18:-.18	9	4131	4.17
家庭→仕事葛藤	-.16	.07	-.19	.08	20.30	-.18:-.13	-.31:.05	6	5517	29.55
仕事の過剰負荷	.03	.08	.04	.08	35.76	.00:.06	-.13:.20	10	3784	27.95*
資源	.24	.15	.30	.18	6.24	.24:.25	-.11:.60	187	137522	2996.08***
社会的支援	.21	.10	.25	.12	9.93	.20:.22	-.03:.44	34	35447	342.54
自律性／コントロール	.32	.14	.40	.16	9.29	.31:.34	.00:.64	26	14985	279.75
フィードバック	.33	.17	.41	.20	4.93	.31:.35	-.06:.72	8	6495	162.38
組織風土	.19	.01	.23	.00	10.25	.17:.22	.19:.19	10	6843	.97
自己効力感	.41	.10	.50	.10	28.91	.38:.43	.20:.61	17	5163	58.80
楽観性	—	—	—	—	—	—	—	—	—	—
アウトカム	.09	.29	.12	.35	1.76	.09:.10	-.60:.78	90	61834	5109.91***
コミットメント	.25	.29	.31	.35	2.09	.23:.27	-.44:.94	15	8725	717.16
パフォーマンス	.24	.07	.29	.07	35.65	.21:.26	.10:.37	10	6131	28.05*
健康	.11	.24	.13	.29	2.49	.09:.12	-.45:.67	22	15860	881.51***
離職意思	-.20	.06	-.25	.05	45.77	-.23:-.17	-.30:-.10	6	3693	11.95*

注：r＝標本重み付け平均相関係数，SD_r＝標本重み付け相関係数の標準偏差，ρ＝推定母相関係数（アーチファクトに関して補正された），$SD_ρ$＝推定母相関係数の標準偏差，$\%V_{art}$＝アーチファクトで説明されたρにおける分散の百分率，95% Con Int ＝ ρの95%信頼区間，95% Cred Int ＝ rの95%信頼区間，k＝固有の標本数，N＝標本総数。*p<.05, **p<.01, ***p<.001, df＝k-1

連が認められた。仮説3bの，仕事の要求度とエンゲイジメントとの関連は資源とエンゲイジメントとの関連よりも弱い，という予測は一貫して認められた。ほとんどすべてのケースにおいて，資源との推定母相関係数は，要求度との推定母相関係数に比べて大きかった。

最後に，仮説4で，エンゲイジメントは仕事でのポジティブなアウトカムと正の関連を示すと予測した。この仮説を検証するために使用できるサンプル数はやや少なかったが，全般的なアウトカムにおいても，より個別的なアウトカムにおいても，仮説は支持された。興味深いことに，コミットメントや離職意思などの「同一化」のアウトカムが熱意とより強く関連していた一方で，パフォーマンスや健康などの「エネルギー」のアウトカムは，熱意よりも活力とわずかに強く関連していたにすぎなかった。

表8-4 要求度，資源，アウトカムと熱意との関連

	r	SD_r	ρ	$SD_ρ$	%V_{art}	95% Con Int	95% Cred Int	k	N	$χ^2$
要求度	−.02	.16	−.24	.22	3.99	−.21:−.19	−.63:.29	111	94678	851.94
仕事→家庭葛藤	—	—	—	—	—	—	—	—	—	—
家庭→仕事葛藤	—	—	—	—	—	—	—	—	—	—
仕事の過剰負荷	.04	.10	.05	.10	28.79	.01:.07	−.14:.23	10	3784	34.73
資源	.28	.15	.34	.18	6.07	.28:.29	−.06:.64	187	137522	3081.33
社会的支援	.23	.10	.27	.11	10.69	.22:.24	.01:.44	34	35447	318.08
自律性／コントロール	.38	.19	.45	.22	4.83	.39:.39	−.05:.81	26	14985	537.50
フィードバック	.38	.13	.46	.22	3.97	.36:.40	−.04:.81	8	6495	201.46
組織風土	.25	.04	.30	.01	82.76	.23:.27	.23:.27	10	6843	10.47
自己効力感	.39	.09	.47	.08	31.97	.37:.41	.23:.55	17	5163	44.08
楽観性	—	—	—	—	—	—	—	—	—	—
アウトカム	.17	.28	.20	.33	1.91	.16:.17	−.47:.81	90	61834	4713.67
コミットメント	.44	.09	.52	.10	19.81	.42:.45	.24:.63	15	8725	75.71
パフォーマンス	.23	.13	.27	.15	9.36	.21:.26	−.06:.53	10	6131	106.88
健康	.12	.18	.14	.21	4.25	.10:.13	−.29:.53	22	15860	517.26
離職意思	−.37	.02	−.45	.0	4.90	−.40:−.35	−.38:−.38	6	3693	1.22

注：r＝標本重み付け平均相関係数，SD_r＝標本重み付け相関係数の標準偏差，ρ＝推定母相関係数（アーチファクトに関して補正された），$SD_ρ$＝推定母相関係数の標準偏差，%V_{art}＝アーチファクトで説明されたρにおける分散の百分率，95% Con Int＝ρの95%信頼区間，95% Cred Int＝rの95%信頼区間，k＝固有の標本数，N＝標本総数．*$p<.05$，**$p<.01$，***$p<.001$，$df=k-1$

調整変数分析

　エンゲイジメントとその関連指標との関連に対する調整変数（交絡因子）の影響を示すのによく用いられる2つの指標を検討した。そのうちのひとつは，アーチファクトに起因する分散の百分率である（表8-1の% V_{art}）。一般的に，その数が25%以下の場合，調整変数はデータには影響していないと想定される（Arthur et al., 2001）。もうひとつの指標は，信頼区間である。信頼区間がゼロを含む，もしくは非常に大きい場合，調整変数がデータに影響を与えている可能性があることを示唆している（Arthur et al., 2001）。表8-1～表8-5を見るとわかるように，アーチファクトに起因する分散の百分率が25%を越える，もしくは信頼区間の幅が非常に広い，またはその両方であるという事例が多数ある。このような事例に対し，データに影響して

表8-5 要求度，資源，アウトカムと没頭との関連

	r	SD_r	ρ	$SD_ρ$	$\%V_{art}$	95% Con Int	95% Cred Int	k	N	χ^2
要求度	−.06	.17	−.07	.21	4.16	−.06:−.05	−.35:.46	111	94678	2667.36
仕事→家庭葛藤	—	—	—	—	—	—	—	—	—	—
家庭→仕事葛藤	—	—	—	—	—	—	—	—	—	—
仕事の過剰負荷	—	—	—	—	—	—	—	—	—	—
資源	.20	.11	.25	.13	11.62	.19:.21	−.05:.46	187	137522	1609.44
社会的支援	.20	.09	.25	.10	13.55	.19:.21	−.01:.40	34	35447	250.85
自律性／コントロール	.29	.11	.37	.13	14.89	.27:.30	.04:.54	26	14985	174.63
フィードバック	—	—	—	—	—	—	—	—	—	—
組織風土	—	—	—	—	—	—	—	—	—	—
自己効力感	.24	.06	.31	.03	81.26	.22:.27	.17:.31	17	5163	20.92
楽観性	—	—	—	—	—	—	—	—	—	—
アウトカム	.07	.20	.08	.24	3.75	.06:.07	−.41:.55	90	61834	2399.43
コミットメント	.35	.08	.44	.09	26.47	.33:.37	.17:.52	15	8725	56.66
パフォーマンス	—	—	—	—	—	—	—	—	—	—
健康	.04	.15	.05	.18	6.26	.02:.05	−.32:.34	22	15860	351.20
離職意思	−.24	.05	−.30	.04	51.85	−.27:−.21	−.32:−.15	6	3693	9.95

注：r = 標本重み付け平均相関係数, SD_r = 標本重み付け相関係数の標準偏差, ρ = 推定母相関係数（アーチファクトに関して補正された）, $SD_ρ$ = 推定母相関係数の標準偏差, $\%V_{art}$ = アーチファクトで説明されたρにおける分散の百分率, 95% Con Int = ρの95%信頼区間, 95% Cred Int = rの95%信頼区間, k = 固有の標本数, N = 標本総数。*p<.05, **p<.01, ***p<.001, $df = k−1$

いるに違いないと，あらかじめ予測されている種々の調整変数について検討した。具体的には，公表状況（公表された学術誌の論文 対 公表／査読されていない研究），研究デザイン（横断研究 対 縦断研究），研究で使用されたエンゲイジメント尺度（UWES 対 他のエンゲイジメント尺度）である。

本研究では，サブグループのメタ分析も実施した。ここでは，調整変数を各レベルにカテゴリー化した調整変数に分解し，パラメータ推定値間の差の検定を行った。Cortina (2003) は，これがカテゴリー化した調整変数の分析にとって有用な方法であると示唆している。ほとんどすべてのケースで，エンゲイジメントとその関連指標との相関関係は各レベルの調整変数間で非常に類似していた。調整変数分析から得られた知見の全体的な傾向を考慮すると，これらの調整変数は分析結果に対して有意な影響を与えていないと判

断された。検討した変数の数が非常に多いこと，また紙面の関係から，これらの結果については割愛するが，必要な場合はいつでも著者に問い合わせいただきたい。

お蔵入りしたデータの分析

Rosenthal（1991）は，公表された文献は統計的に有意な結果に偏っていることから，メタ分析に含まれる研究は，あるテーマについて入手可能な母集団を表しているとは言えない可能性があると論じている。このような偏りの可能性を検討するため，推定母相関係数がもはや有意ではないであろうとみなされるレベル（.05）に至るためにはどのくらいのサンプル数が必要になるのかを計算した。いずれのケースにおいても，結果を変えるには，相関係数がゼロの極めて大量の未発表ないしは入手不可能な標本が必要であろう。このことは，上記で示した結果の性質と解釈に対する信頼性を高める。検討した変数の数が非常に多いこと，また紙面の関係からこれらの結果についても割愛するが，必要な場合はいつでも著者に問い合わせいただきたい。

考　察

本研究の結果を要約すると，少数の例外はあるものの，ワーク・エンゲイジメントの構成概念は文献から予測された通り，バーンアウトと負の関連を示すことが明らかになった。こちらも予測された通り，エンゲイジメントは資源と正の関連，要求度と負の関連を示したが，その関連は資源のほうがはるかに強かった。さらに，エンゲイジメントは，熱意――同一化を基盤にするエンゲイジメントの構成要素――とコミットメントや離職意思とのより強い関連も含め，仕事でのポジティブなアウトカムと正の関連を示した。

本研究の結果は，資源と要求度はともにエンゲイジメントと関連しているが，資源のほうがより強い関連を示しているという点で，過去のエンゲイジメントに関するメタ分析（Christian & Slaughter, 2007）の結果と一致

している。そのうえ，エンゲイジメントとバーンアウトの次元との関連のパターンには，かなりの一貫性があった。しかし，本研究とChristianとSlaughterの研究との決定的な違いは注目に値する。第一に，本研究には，はるかに幅広い研究と多くの観察結果が含まれているため，結果的に，より信頼性の高い知見を提供している可能性が高い。たとえば本研究では，構成概念をその測定法から分離するために，UWESを使用したもののみに研究を限定しなかった。多くの研究が活力，熱意，没頭を独立させて，UWES以外の尺度を用いて測定していたが，これらは少なくともある程度はワーク・エンゲイジメントの構成概念に類似した概念の測定を目的としていたことから，これらを解析に含めることは正当化できると思われた。調整変数分析が示しているように，どの測定法が使用されたかということが結果に対し有意な影響を与えていなかったという点で，この判断は正当化された。第二に，本研究では，先行研究よりも多くの印刷中あるいは未発表の研究を解析に含めた。これにより出版バイアスをいくらか避けることができただけでなく，より新しい結果（印刷中の研究）を提示することができた。

　ひとつ，予測していなかった知見が得られた。それは，エンゲイジメントの全般的指標を使用した研究における，仕事→家庭葛藤，家庭→仕事葛藤とエンゲイジメントとの関連である。これらは一般的に要求度とみなされることから，エンゲイジメントとは負の関連を示すと予測された（実際，個々の次元に着目した解析ではそのような結果が得られた）。ところが，エンゲイジメントの全般的な指標を使用した解析では，これらとエンゲイジメントとの間には正の関連が認められた。もちろんこれは，解析に含めたサンプル数が少数であるために誤った結果が導き出されているという可能性もある。しかしそれはまた，ワーク・エンゲイジメントのさまざまな次元をひとつの全般的なワーク・エンゲイジメントに集積するという方法については注意深く考慮すべきであるということを示唆しているとも考えられる。

　もうひとつ可能性として考えられるのは，Halbeslebenら（2009）によって示唆されたもので，過度のエンゲイジメントは実際には，仕事→家庭葛藤

と家庭→仕事葛藤を悪化させる可能性があり，その影響力はワーカホリズムの影響力を凌ぐほどであるというものである。彼らの研究では，労働者は身体的であれ心理的であれ仕事に専念しすぎると，仕事と家庭の役割において，より強い葛藤を経験する可能性があると結論づけている。ただし，エンゲイジメントの次元を分けて解析している研究でこの考察を支持していないものもあることを考慮すると，この問題を明らかにするためにはより多くの研究が必要であろう。ワーク・エンゲイジメントとワーカホリズムとの相違については第4章（Taris, Schaufeli, & Shimazu）を参照されたい。

実践への示唆

今後の研究の方向性だけでなく，実践面についても本研究には潜在的に価値のある示唆が含まれている。企業組織は，どのようにして従業員のエンゲイジメントを高めていくかについて関心を高めつつある。この関心は，本研究によってエンゲイジメントが，コミットメント，パフォーマンス，健康，離職意思といった決定的なアウトカムと有意な関連を示したことにより強化されるだろう。従業員のエンゲイジメントは，それだけでも価値のある対象概念であるが，その一方で，重要なアウトカムとも明確な関連性があるとなれば，エンゲイジメントの向上に取り組む必要性が刺激されることは間違いないであろう。

本研究は，組織がエンゲイジメントを高める介入に着目する場合に考慮すべき最善のメカニズムは，従業員の資源を高めることであるという，かねてからの考えを強化するだろう。エンゲイジメントと特に強い関連をもつ資源は自己効力感であった。従業員が，高いエンゲイジメントに関連する仕事に資源を投資するためには，まずその前に自己効力感を感じる必要があると言えるだろう。従業員の能力開発という文脈で自己効力感について論じるなかで，Maurer (2001) は，自己効力感を高めるためのメカニズムを多数提案した。彼の提案は主に年長の従業員の自己効力感の向上に焦点を当てたものであったが，より一般的な意味で，すべての従業員に適用可能である。そこでは以

下のようなステップが記述されている。すなわち，従業員が必ずやりがいのある課題をもつようにする。成功している従業員を認識し，目に見えるストーリーを作成する。従業員を支援し，激励する。そして，競争を強調することを控える（より詳細な情報については，Maurer, 2001, p.136 を参照されたい）。

しかし本研究では，より全般的な仕事の資源や環境の資源もエンゲイジメントにおいて重要な役割を果たしていることも示唆されている。職場の社会的支援を高め，コントロールあるいは自律性を高めるために仕事のシステムを変え，さらに組織風土をポジティブな方向に変えていくには，システム全体にわたる努力が必要である。バーンアウトの文献では，バーンアウトを減らすためにアクションリサーチアプローチが提唱されてきた（例：Halbesleben, Osburn, & Mumford, 2006; Le Blanc, Hox, Schaufeli, Taris, & Peeters, 2007; Le Blanc & Schaufeli, 2008）。バーンアウトとエンゲイジメントとの間に強い関連があることを考慮すると，エンゲイジメントを高めるためのアクションリサーチアプローチについても，実証，理論の両側面から考えてみるとよいだろう。実際，アクションリサーチは，エンゲイジメントの先行要因に取り組む（例：Halbesleben et al., 2006 の社会的支援を高める取り組み）だけでなく，組織を改善するための活動に従業員を積極的に参加させることで，エンゲイジメントに対し，二重にポジティブな影響を与える可能性がある。このような組織への積極的な関与は，従業員とその人の仕事との間の個人的なつながりを際立たせることから，それ自体が仕事へのエンゲイジメントを刺激する可能性がある。

限　界

本研究には多数の限界がある。第一に，これはどのような相関関係のメタ分析にも言えることであるが，エンゲイジメントと研究に使用された変数との間の因果関係を推定することは不可能である。しかも単純な相関関係では，エンゲイジメントとその先行要因もしくはアウトカムに関わる，基盤にあるダイナミクスを説明するのに役立つような重要な媒介要因が見落とされてい

る可能性がある。本研究の目的は，この分野の状況を把握し，今後の研究の可能性について観察に基づく知見を提供するために，エンゲイジメントと関連する重要な変数を要約することであった。本研究で得られた知見を拡大するには，因果関係を結論づけることを可能にするような画期的な研究デザインによって，さらなる研究を行う必要がある。

　この限界に関連しているのが，本研究における交差遅延パネルデザイン（cross-lagged panel design）に対する取り扱いである。このようなデザインは，らせん関係（例：自己効力感はより高いエンゲイジメントにつながり，これがさらに高い自己効力感につながる）を検討し，どの変数が原因で，どの変数が結果であるかを不明確にしてしまうことから，興味深い課題を投げかけている（Salanova et al.［本書の第9章］も参照されたい）。これらの論文は，エンゲイジメントの先行要因を研究しているものとしてコード化し，ベースライン時の変数（例：自己効力感）とフォローアップ時のエンゲイジメントとの相関関係を解析に含めた。交差遅延パネルデザインが発達し，より一般的になるにつれて（実際，「印刷中」の論文を見る限り，すでに一般化し始めているように思われるが），交差遅延パネルデザインによって明らかにされつつある結果を，本研究で実施した方法よりもより強力な解析方法を用いて再検討することは，価値のあることであろう。

今後の研究

　本論文の目的のひとつは，今後の研究のアイディアを得るために，この分野がどのような状況にあるのかについて考察を促すことであった。エンゲイジメントと，仕事 - 家庭の相互作用との関連は，先にも簡単に論じたように，今後の研究で注目される可能性が高い。エンゲイジメントの次元とバーンアウトの次元との相関関係を考えると，「エネルギー」の軸と「同一化」の軸のそれぞれ両極に位置する概念についてはさらなる検討が必要であろう。

　本研究は，今後の研究にもっと直接的な影響を与える可能性もある。現在，多くの研究者たちが先駆的な方法論者の提案（Hunter & Schmidt, 2004;

Viswesvaran & Ones, 1995）に部分的に基づき，メタ分析による相関関係を構造方程式モデリング（例：Bhaskar-Shrinivas, Harrison, Shaffer, & Luk, 2005）への投入変数として用いることにより理論を検討するというアプローチをとり始めている。彼らにはもちろん，上記の限界と，論文の選択とコード化に際し本研究で採用した特異的なアプローチについて注意深く考慮したうえで，本研究をそのようなアプローチへの踏み台としていただきたい。

 もうひとつ考慮する必要があるのは，エンゲイジメントへの介入に対する問題である。まずはじめに，構成概念の基盤にある原因と結果について検討するのが自然であるが，今回の解析に含めた研究のうち，エンゲイジメントの向上を目的とした介入研究のデザインによって実施されたものは極めて少数であった。エンゲイジメントは資源と深い関連があるという知見を考慮すると，資源を基盤とした介入，特に社会的支援，自律性，自己効力感に着目した介入は，介入研究の出発点として価値があるだろう。

文　献

（メタ分析の一部に使用した文献にはアスタリスクを付けた）

Arthur, W., Bennett, W., & Huffeutt, A. I. (2001). *Conducting meta-analysis using SAS*. Mahwah, NJ: Lawrence Erlbaum.

Bakker, A. B., & Demerouti, E. (2008). Towards a model of work engagement. *Career Development International, 13,* 209-223.

*Bakker, A. B., Demerouti, E., & Schaufeli, W. B. (2005). The crossover of burnout and work engagement among working couples. *Human Relations, 58,* 661-689.

*Bakker, A. B., Hakanen, J. J., Demerouti, E., & Xanthopoulou, D. (2007). Job resources boost work engagement, particularly when job demands are high. *Journal of Educational Psychology, 99,* 274-284.

*Bakker, A. B., VanEmmerik, H., & Euwema, M. C. (2006). Crossover of burnout and engagement in work teams. *Work and Occupations, 33,* 464-489.

Bandura, A. (1997). *Self-efficacy: The exercise of control*. New York: Freeman.

Bhaskar-Shrinivas, P., Harrison, D. A., Shaffer, M. A., & Luk, D. M. (2005). Input-based and time-based models of international adjustment: Meta-analytic evidence and theoretical extensions. *Academy of Management Journal, 48,* 257-281.

Brannick, M. T., & Hall, S. M. (2001, April). *Reducing bias in the Schmidt-Hunter meta-*

analysis. Poster presented at the 16th annual conference of the Society for Industrial and Organizational Psychology, San Diego, CA.

*Bresó, E., Schaufeli, W. B., & Salanova, M. (2008). *Can a self-efficacy-based intervention decrease burnout, increase engagement, and enhance performance? A guasi-experimental study.* Working paper, Universitat Jaume I, Spain.

*Britt, T. W. (2003). Aspects of identity predict engagement in work under adverse conditions. *Self and Identity, 2*, 31-45.

*Britt, T. W., Adler, A. B., & Bartone, P. T. (2001). Deriving benefits from stressful events: The role of engagement in meaningful work and hardiness. *Journal of Occupational Health Psychology, 6*, 53-63.

*Britt, T. W., & Bliese, P. D. (2003). Testing the stress-buffering effects of self engagement among soldiers on a military operation. *Journal of Personality, 71*, 246-265.

*Britt, T. W., Castro, C. A., & Adler, A. B. (2005). Self-engagement, stressors, and health: A longitudinal study. *Personality and Social Psychology Bulletin, 31*, 1475-1486.

*Cho, J., Spence Laschinger, H. K., & Wong, C. (2006). Workplace empowerment, work engagement, and organizational commitment of new graduate nurses. *Nursing Leadership, 19*, 43-60.

Christian, M. S., & Slaughter, J. E. (2007, August). *Work engagement: A meta-analytic review and directions for research in an emerging area.* Paper presented at the 66th annual meeting of the Academy of Management, Philadelphia, PA.

Cortina, J. M. (2003). Apples and oranges (and pears, oh my!): The search for moderators in meta-analysis. *Organizational Research Methods, 6*, 415-439.

*Demerouti, E., Bakker, A. B., de Jonge, J., Janssen, P. P. M., & Schaufeli, W. B. (2001). Burnout and engagement at work as a function of demands and control. *Scandibnavian Journal of Work, Environment and Health, 27*, 279-286.

*Durán, A., Extremera, N., & Rey, L. (2004). Engagement and burnout: Analyzing their association patterns. *Psychological Reports, 94*, 1048-1050.

Fredrickson, B. L. (2001). The role of positive emotions in positive psychology: The broaden-and-build theory of positive emotions. *American Psychologist, 56*, 218-226.

González-Romá, V., Schaufeli, W. B., Bakker, A. B., & Lloret, S. (2006). Burnout and engagement: Independent factors or opposite poles? *Journal of Vocational Behavior, 68*, 165-174.

Gorgievski, M. J., & Hobfoll, S. E. (2008). Work can burn us out or fire us up: Conservation of resources in burnout and engagement. In J. R. B. Halbesleben (Ed.), *Handbook of stress and burnout in health care* (pp. 7-22). Hauppauge, NY: Nova Science Publishers.

Hackman, J. R., & Oldham, G. R. (1980). *Work redesign.* Reading, MA: Addison-Wesley.

*Hakanen, J. J., Bakker, A. B., & Demerouti, E. (2005). How dentists cope with their job demands and stay engaged the moderating role of job resources. *European Journal of Oral Science, 113*, 479-487.

*Hakanen, J. J., Bakker, A. B., & Schaufeli, W. B. (2005). Burnout and work engagement among teachers. *Journal of School Psychology, 43*, 495-513.

*Hakanen, J. J., Peeters, M., & Pethonimei, R. (2008). *Positive spillover processes between* *work and family - A three-year cross-lagged panel study*. Working Paper, Finnish Institute of Occupational Health, Centre of Expertise for Work Organizations, Finland.

*Hakanen, J. J., Perhoniemi, R., & Toppinen-Tanner, S. (2008). Positive gain spirals at work: From job resources to work engagement, personal initiative, and work-unit innovativeness. *Journal of Vocational Behavior, 73*, 78-91.

*Hakanen, J. J., Schaufeli, W. B., & Ahola, K. (2008). The Job Demands-Resources model: A three-year cross-lagged study of burnout, depression, commitment, and work engagement. *Work & Stress, 22*, 224-241.

Halbesleben, J. R. B., & Bowler, W. M. (2007). Emotional exhaustion and job performance: The mediating role of motivation. *Journal of Appllied Psychology, 91*, 93-106.

Halbesleben, J. R. B., & Buckley, M. R. (2004). Burnout in organizational life. *Journal of Management, 30*, 859-879.

* Halbesleben, J. R. B., Harvey, J., & Bolino, M. C. (2009). Too engaged? A conservation of resources view of the relationship between work engagement and work interference with family. *Journal of Applied Psychology, 94*, 1452-1465.

Halbesleben, J. R. B., Osburn, H. K., & Mumford, M. D. (2006). Action research as a burnout Intervention: Reducing burnout in the Federal Fire Service. *Journal of Applied Behavioral Science, 42*, 244-266.

*Halbesleben, J. R. B., & Wheeler, A. R. (2008). The relative role of engagement and embeddedness in predicting job performance and turnover intention. *Work & Stress, 22*, 242-256.

*Hallberg, U. E., Johansson, G., & Schaufeli, W. B. (2007). Type A behavior and work situation: Associations with burnout and work engagement. *Scandinavian Journal of Work, Environment and Health, 48*, 135-142.

*Hallberg, U. E., & Schaufeli, W. B. (2006). "Same same", but different? Can work engagement be discriminated from job involvement and organizational commitment? *European Psychologist, 11*, 119-127.

*Heuven, E., Bakker, A. B., Schaufeli, W. B., & Huisman, N. (2006). The role of self-efficacy in performing emotion work. *Journal of Vocational Behavior, 69*, 222-235.

Hobfoll, S. E., & Shirom, A. (2000). Conservation of resources: Applications to stress and management in the workplace. In R. T. Golembiewski (Ed.), *Handbook of organizational behavior* (2nd ed., pp. 57-81). New York: Dekker.

Hunter, J. E., & Schmidt, F. L. (2004). *Methods of meta-analysis* (2nd ed.). Thousand Oaks, CA: Sage.

*Korunka, C., Kubicek, B., Schaufeli, W. B., & Hoonakker, P. (2009). Work engagement and burnout: Testing the robustness of the Job Demands-Resources model. *Journal of Positive Psychology, 4*, 243-255.

*Langelaan, S., Bakker, A. B., Schaufeli, W. B., van Rhenen, W., & van Doornen, L. J. (2006). Do burned-out and work-engaged employees differ in the functioning of the hypothalamic-pituitary-adrenal axis? *Scandinavian Journal of Work, Environment and Health, 32*, 339-348.

第8章　ワーク・エンゲイジメントのメタ分析　231

*Langelaan, S., Bakker, A. B., Van Doornen, L. J. P., & Schaufeli, W. B. (2005). Burnout and work engagement: Do individual differences make a difference? *Personality and Individual Differences, 40*, 521-532.
Le Blanc, P. M., Hox, J. J., Schaufeli, W. B., Taris, T. W., & Peeters, M. C. W. (2007). Take care! The evaluation of a team-based burnout intervention program for oncology care providers. *Journal of Applied Psychology, 92*, 213-227.
Le Blanc, P. M., & Schaufeli, W. B. (2008). Burnout interventions: An overview and illustration. In J. R. B. Halbesleben (Ed.), *Handbook of stress and burnout in health care* (pp. 201-215). Hauppauge, NY: Nova Science Publishers.
Lee, R. T., & Ashforth, B. E. (1996). A meta-analytic examination of the correlates of the three dimensions of job burnout. *Journal of Applied Psychology, 81*, 123-133.
*Little, L. M., Simmons, B. L., & Nelson, D. L. (2007). Health among leaders: Positive and negative affect, engagement and burnout, forgiveness and revenge. *Journal of Managerial Studies, 44*, 243-260.
*Llorens, S., Bakker, A. B., Schaufeli, W. B., & Salanova, M. (2006). Testing the robustness of the Job Demands-Resources model. *International Journal of Stress Management, 13*, 378-391.
*Llorens, S., Schaufeli, W. B., Bakker, A. B., & Salanova, M. (2007). Does a positive gain spiral of resources, efficacy beliefs and engagement exist? *Computers in Human Behavior, 23*, 825-841.
Maslach, C., Schaufeli, W. B., & Leiter, M. P. (2001). Job burnout. *Annual Review of Psychology, 52*, 397-422.
*Mauno, S., Kinnunen, U., & Ruokolainen, M. (2007). Job demands and resources as antecedents of work engagement: A longitudinal study. *Journal of Vocational Behavior, 70*, 149-171.
Maurer, T. J. (2001). Career-relevant learning and development, worker age, and beliefs about self-efficacy for development. *Journal of Management, 27*, 123-140.
*May, D. R., Gilson, R. L., & Harter, L. M. (2004). The psychological conditions of meaningfulness, safety and availability and the engagement of the human spirit at work. *Journal of Occupational and Organizational Psychology, 77*, 11-37.
*Montgomery, A. J., Peeters, M. C. W., Schaufeli, W. B., & Den Ouden, M. (2003). Work-home interference among newspaper managers: Its relationship with burnout and engagement. *Anxiety, Stress and Coping, 16*, 195-211.
*Richardsen, A. M., Burke, R. J., & Martinussen, M. (2006). Work and health outcomes among police officers: The mediating role of police cynicism and engagement. *International Journal of Stress Management, 13*, 555-574.
*Rodríguez-Sánchez, A. M., Schaufeli, W. B., Salanova, M., & Cifre, E. (2008). Flow experience among information and cornmunication technology users. *Psychological Reports, 102*, 29-39.
Rosenthal, R. (1991). *Meta-analytic procedures for social research*. Newbury Park, CA: Sage.
*Rothbard, N. R. (2001). Enriching or depleting? The dynamics of engagement in work

and family roles. *Administrative Science Quarterly, 46,* 655-684.
Ryan, R. M., & Deci, E. L. (2000). Self-determination theory and the facilitation of intrinsic motivation, social development, and well-being. *American Psychologist, 55,* 68-78.
*Salanova, M., Agut, S., & Peiró, J. (2005). Linking organizational resources and work engagement to employee performance and customer loyalty: The mediation of service climate. *Journal of Applied Psychology, 90,* 1217-1227.
*Salanova, M., Bakker, A. B., & Llorens, S. (2006). Flow at work: Evidence for an upward spiral of personal and organizational resources. *Journal of Happiness Studies, 7,* 1-22.
*Salanova, M., Llorens, S., & Schaufeli, W. B. (2007, July). *Upward spirals of efficacy beliefs: A longitudinal and multi-sample study.* (working paper #SEJ2004-02755/PSIC).
Salanova, M., Llorens, S., Cifre, E., Martínez, I. M. & Schaufeli, W. B. (2003). Perceived collective efficacy, subjective well-being and task performance among electronic work groups: An experimental study. *Small Group Research, 34,* 43-73.
*Salanova, M., & Schaufeli, W. B. (2008). A cross-national study of work engagement as a mediator between job resources and proactive behavior. *International Journal of Human Resource Management, 19,* 116-131.
Schaufeli, W. B., & Bakker, A. B. (2001). Werk en welbevinden: Naar een positieve neandering in de Arbeits- en Gezondheidspsychologie [Work and well-being: Towards a positive approach in occupational health psychology]. *Gedrag & Organisatie, 14,* 229-253.
*Schaufeli, W. B., & Bakker, A. B. (2004). Job demands, job resources, and their relationship with burnout and engagement: A multi-sample study. *Journal of Organizational Behavior, 25,* 293-315.
Schaufeli, W. B., Martínez, I. M., Pinto, A. M., Salanova, M., & Bakker, A. B. (2002). Burnout and engagement in university students: A cross-national study work addiction to working time and work addiction. *Journal of Cross-Cultural Psychology, 33,* 464-481.
Schaufeli, W. B., & Salanova, M. (2007a). Work engagement: An emerging psychological concept and its implications for organizations. In S. W. Gilliland, D. D. Steiner, & D. P. Skarlicki (Eds.), *Managing social and ethical issues in organizations* (pp. 135-177). Chariotte NC: Information Age Publishing.
*Schaufeli, W. B., & Salanova, M. (2007b). Efficacy or inefficacy, that's the question: Burnout and work engagement, and their relationships with efficacy beliefs. *Anxiety, Stress, and Coping, 20,* 177-196.
*Schaufeli, W. B., Salanova, M., González-Romá, V., & Bakker, A. B. (2002). The measurement of engagement and burnout: A two-sample confirmatory factor analytic approach. *Journal of Happiness Studies, 3,* 71-92.
*Schaufeli, W. B., Taris T. W., & Van Rhenen W. (2008). Workaholism, burnout, and work engagement: Three of a kind or three different kinds of employee well-being? *Applied Psychology: An International Review, 57,* 173-203.
*Shimazu, A., Schaufeli, W. B., Kosugi, S., Suzuki, A., Nashiwa, H., Kato, A., et al. (2008).

Work engagement in Japan: Validation of the Japanese version of Utrecht Work Engagement Scale. *Applied Psychology: An International Review, 57*, 510-523.

Shirom, A. (2003). Feeling vigorous at work? The construct of vigor and the study of positive affect in organizations. In D. Ganster & P. L. Perrewe (Eds.), *Research in organizational stress and well-being* (Vol. 3, pp. 135-165). Greenwich, CN: JAI Press.

*Shirom, A., Toker, S., Berliner, S., Shapira, I., & Melamed, S. (2006). Work-related vigor and job satisfaction relationships with inflammation biomarkers among employed adults. In A. Delle Eave (Ed.), *Dimensions of well-being. Research and intervention* (pp. 254-274). Milano, Italy: Franco Angeli.

*Shirom, A., Toker, S., Berliner, S., Shapira, I., & Melamed, S. (2008). The effects of physical fitness and feeling vigorous on self-rated health. *Health Psychology, 27*, 567-575.

Siegall, M., & McDonald, T. (2004). Person-organization congruence, burnout, and diversion of resources. *Personnel Review, 33*, 291-301.

*Sonnentag, S. L. (2003). Recovery, work engagement, and proactive behavior: A new look at the interface between nonwork and work. *Journal of Applied Psychology, 88*, 518-528.

*Sonnentag, S., Mojza, E. J. Binnewies, C., & Scholl, A. (2007). *Being engaged at work and detached at home: A week-level study on work engagement, psychological detachment and affect*. Working paper, University of Konstanz.

*Spence Laschinger, H. K., & Finegan, J. (2005). Empowering nurses for work engagement and health in hospital settings. *Journal of Nursing Administration, 35*, 439-449.

*Spence Laschinger, H. K., & Leiter, M. P. (2006). The impact of nursing work environments on patient safety outcomes: The mediating role of burnout engagement. *Journal of Nursing Administration, 36*, 259-267.

*Spence Laschinger, H. K., Wong, C. A., & Greco, P. (2006). The impact of staff nurse empowerment on person-job fit and work engagement/burnout. *Nursing Administration Quarterly, 30*, 358-367.

*Te Brake, H., Bourman, A-M., Corter R., Hoog-straten, J. J., & Eijkman, M. (2007). Professional burnout and work engagement among dentists. *European Journal of Oral Science, 115*, 180-185.

Viswesvaran, C., & Ones, D. S. (1995). Theory testing: Combining psychometric meta-analysis and structural equations modeling. *Personnel Psychology, 48*, 865-885.

*Xanthopoulou, D., Bakker, A. B., Demerouti, E., & Schaufeli, W. B. (2007). The role of personal resources in the job. *International Journal of Stress Management, 14*, 121-141.

*Xanthopoulou, D., Bakker, A. B., Demerouti, E., & Schaufeli, W. B. (2009). Reciprocal relationships between job resources, personal resources, and work engagement. *Journal of Vocational Behavior, 74*, 235-244.

*Xanthopoulou, D., Bakker, A. B., Heuven, E., Demerouti, E., & Schaufeli, W. B. (2008). Working in the sky: A diary study on work engagement among flight attendants.

Journal of Occupational Health Psychology, 13, 345-356.

*Xanthopoulou, D., Bakker, A. B., Demerouti, E., & Schaufeli, W. B. (2009). Work engagement and financial returns: A diary study on the role of job and personal resources. *Journal of Occupational and Organizational Psychology, 82*, 183-200.

9

資源とワーク・エンゲイジメントの獲得の スパイラル：ポジティブな仕事生活を維持する

Marisa Salanova, Wilmar B. Schaufeli,
Despoina Xanthopolou, and Arnold B. Bakker

　働いている人は，自律性，人間関係，成果に対するフィードバックなど，自分が価値を置く仕事の資源を得ようと努力している。これらの仕事の資源は，仕事の目標を達成するうえで有効に働き，また，個人の成長や学習，発達を促すだろう。このような仕事の資源がきっかけとなって動機づけプロセスが始まり，それはワーク・エンゲイジメントやパフォーマンスの向上も含めた，組織のポジティブなアウトカムにもつながるであろう (Bakker & Demerouti, 2008; Schaufeli & Bakker, 2004)。このような前提は，職務特性理論 (Hackman & Oldham, 1980) や自己決定理論 (Ryan & Deci, 2000) など，以前からある動機づけアプローチとも一致している。職務特性理論によれば，技能の多様性，自律性，フィードバックなどの仕事の特性は，労働者の意欲を高めうる力をもち，ポジティブな心理状態を活性化することで，内発的動機づけ（ワーク・エンゲイジメントと密接に関連する概念）のようなポジティブなアウトカムを高めることが示唆されている。同様に，自己決定理論では，仕事の資源は，自律性，有能性，関係性などの人間の基本的な欲求を満たすことによって動機づけを高めるとされている。そのため，仕事のコントロー

ル（自律性），フィードバック（有能性），社会的支援（関係性）など，ポジティブな資源をもたらす職場環境は，従業員のウェルビーイングや仕事への内発的な満足度を高めると言えるだろう（Ryan & Frederick, 1997）。

これらの理論は，ワーク・エンゲイジメントの根底にある心理的プロセスを理解するためにはとても有用であるが，一方向の因果関係しか考慮しておらず，双方向の因果関係を考慮していないため，限定的な理解にとどまってしまう。ワーク・エンゲイジメントは経時的に展開するダイナミックなプロセスなので，双方向の因果関係を考慮に入れるのは妥当であると言える。そのため，個々の出来事に注目するのではなく，ワーク・エンゲイジメントを説明する心理社会的な経験と行動との一連の流れを理解するほうがより重要である。別の言い方をするなら，さまざまな資源とワーク・エンゲイジメントとを結びつける，根底にあるダイナミックな動機づけのプロセスを明らかにすること，そして，資源とエンゲイジメントが時間の経過とともにどのように高められていくかを理解することは，ワーク・エンゲイジメントを知るうえで大切な一歩となるだろう。実は，このような考え方には，獲得のスパイラルという概念が暗に含まれている。

獲得のスパイラルは，構成概念同士が円を描き合うように関係し合い，時間の経過にしたがってお互いがポジティブに影響し合うという，増幅のループとして定義される（Lindsley, Brass, & Thomas, 1995）。本章では，資源とエンゲイジメントに関連した獲得のスパイラルに焦点を絞って見ていくことにする。獲得のスパイラルが存在するためには，以下の2つの条件を満たさなければならない。

(1) 順方向の因果関係と逆方向の因果関係が成り立つ，つまりA→BかつB→Aが成り立つ（これは双方向の因果関係とも呼ばれる）。

(2) 時間経過に伴って，その大きさが増す，つまり，$A_{T2} > A_{T1}$と$B_{T2} > B_{T1}$が成り立つ（T1はベースライン時，T2はフォローアップ時を表す）。

別の言い方をするなら，獲得のスパイラルを支持するためには，双方向の因果関係と経時的変化に関する実証的なエビデンスが必要なのである。ここ

で重要な点を2つ述べる必要がある。第一に，これら2つの条件は統計的に独立しているということである。以下に見るように，ワーク・エンゲイジメントを含む獲得のスパイラルについてのほとんどの実証研究は，1つ目の条件には合致しているが，2つ目の条件に合致していることはほとんどない。これは厳密に言えば，獲得の「スパイラル」ではなく，主にポジティブな「サイクル」，つまり，双方向の強化が示されているにすぎない。第二に，「本当の」因果関係は，被験者を各条件に無作為に割りつけたデザインに基づく研究でしか立証することができないということである。ただし，通常の仕事の文脈の中で，エンゲイジメントに関してこのようなデザインに基づいて研究を行うのは現実的には極めて困難である。それでも，理論に基づく縦断的な調査研究を行い，時間の経過とともに適切な順序で適切な間隔をあけて変数を評価することで，(双方向の)因果関係をより強く立証することができる(Mathieu & Taylor, 2006)。

本章では，獲得のスパイラルとワーク・エンゲイジメントの理解に関わる3つの心理学的理論について論じていく。各理論は，以下に挙げるような視点をもっている。

1. **資源保存 (conservation of resources [COR]) 理論** (Hobfoll, 1989) は，多様なタイプの資源(例:物理的資源，社会的資源，個人的資源)とエンゲイジメントとの間のダイナミックな関係を明確にするだろう。
2. **社会的認知理論 (social cognitive theory [SCT])** (Bandura, 1986) は，エンゲイジメントとパフォーマンスとの間のダイナミックな関係における，個々の個人資源(例:自己効力感)の役割を明確にするだろう。
3. **拡張-形成 (broaden-and-build [B&B]) 理論** (Fredrickson, 2001) は，個人の思考／行動のレパートリーを広げ，多様なタイプの資源を構築する際に，エンゲイジメントが果たす役割を明確にするだろう。

これらの3つの理論を選んだのは，いずれも，複雑で双方向の上向きのス

パイラル状の関係を仮定・検証し，何が人を動かすのかを理解しようとする，動機づけに関する理論だからである。しかし，これらの理論は心理学全般に関する理論であり，ワーク・エンゲイジメントは言うまでもなく，産業保健心理学に適用されたことはこれまでほとんどなかった。

資源保存理論と仕事の資源，個人の資源のスパイラル

およそ20年前，資源保存理論は，ストレスと適応に対する代替アプローチとして提唱された（Hobfoll, 1989）。それ以降現在に至るまで，資源保存理論は仕事によるバーンアウト，戦争や自然災害といったトラウマ的な出来事との遭遇など，多様な文脈で適用され支持されてきた。本節では資源保存理論をごく簡単に概観し，それがワーク・エンゲイジメントとどのように関連するかを論じていく。資源保存理論の詳細について知りたい場合，全般的な議論とこの理論を支持している実証研究に関しては，Hobfoll（1989, 1998, 2001, 2002）を，資源保存理論の職場への応用に関しては，HobfollとShirom（2000），Westmanら（2005）をそれぞれ参照されたい。

資源保存理論が人間の動機づけに関するモデルである理由は，資源の獲得と蓄積が人の行動を発動させ，それを維持するための中心的な原動力になると考えられているからである。資源保存理論で基本的に述べられているのは，人は自分が価値を置いているものを獲得し，保持し，育み，守るように動機づけられている，ということである。このように人が価値を置いているものを「資源」と呼び，「自分自身で中心的な価値を置いているものや，価値を置いているものを獲得するための手段としての役割を果たすもの」（Hobfoll, 2002, p.307）と定義されている。資源保存理論は，人が自身を取り巻く環境にうまく適応するために，獲得し，維持しなければならない資源を，以下の4つに分類している。

- **物体**（例：家，食物，道具）

- **条件**（例：職があること，社会的支援，仕事のコントロール）
- **個人的特徴**（例：専門的技能，効力感）
- **エネルギー**（例：時間，金銭，知識）

　資源が脅かされたり失われたりする場合，あるいは，個人が資源を投資したものの，期待した以上の利益が得られなかった場合に，ストレスが生じる。職場における例では，職が不安定であったり役割が曖昧であること（資源が脅かされる），職場で解雇されたり退職すること（資源を失う），努力と報酬のバランスが崩れていること（投資した資源に対し，期待された利益が得られない），などが挙げられる。

　資源保存理論には2つの重要な前提条件がある。第一に，人は，ストレスの多い条件に対処し，自分自身をネガティブな結果から守るために，自分の資源を投資しなければならないということである。たとえば，従業員は一時的に仕事の負荷が過剰になると，それに対処するために，同僚に直接手伝ってもらうという形で社会的支援を受けるだろう。つまり資源保存理論では，より資源が多い（例：サポートしてくれる同僚がより多い）人たちはストレスを受けにくく，一方で資源の少ない（例：サポートしてくれる同僚がより少ない）人たちはストレスを受けやすいと予測することができる。

　第二に，人は，将来，資源を失わないようにするために，あるいは元々あった資源を回復するために，そして新しい資源を獲得するために，資源を投資する必要があるということである。たとえば，Hobfoll ら（2003）の都市部の女性を対象とした研究では，9カ月の間に資源（マスタリーと社会的支援）を獲得することが精神的苦痛を軽減することを明らかにしている。それに加え，人は，現在の資源を守るためだけではなく，資源を**蓄積する**ためにも努力する。たとえば，従業員は自分の雇用可能性（employability）を高め，解雇されるリスクを減らすために，新しい技能や能力を習得する。資源保存理論は，より多くの資源をもっている人たちは資源を獲得する能力も高いと予測している。別の言い方をするなら，最初の資源の獲得がその後の新たな

資源の獲得を生み，それによって，いわゆる「獲得のスパイラル」が形成されるのである。たとえば，雇用可能性が高まると，失業のリスクが低減するだけでなく，学習や成長のための機会が得られるような，より良い仕事に就く可能性が高まる。そしてこのことが，仕事でのエンゲイジメントを向上させるのである。このように，資源を得ることは資源の蓄積を増やすことにつながり，これによってさらに付加的な資源を獲得する可能性が高まるのである。

　資源保存理論によれば，こうした資源の蓄積と連結が「資源の集合体」を創り出すとしている。つまり資源は，それぞれが個々に独立して存在しているわけではなく，むしろ集まって一体化しているものなのである。たとえば，資源が豊富な職場環境（つまり，仕事の裁量権が与えられている，あるいは質の高いコーチングを受けることができる職場）で働いている従業員は，自分の能力やレジリエンス（困難な状況に対し，うまく適応できる力）に対する信念を強め，高く評価されていると感じ，目標の達成に対して楽観的にとらえることができるようになる可能性が高い。資源保存理論は，このような資源の集合体は，長期的に見ると，より良い対処方法や適応，ウェルビーイングといった個人のポジティブなアウトカムに結びつくと予測している。

　資源保存理論は，獲得のスパイラルとは対照的に「喪失のスパイラル」についても仮定しており，資源が不足している人たちは，より一層多くの資源を失いやすいということを示唆している。古典的な例で言えば，バーンアウトである。バーンアウトに陥ると，従業員の個人の資源と仕事の資源が少しずつ失われていき，それがエネルギーの枯渇と，資源のさらなる喪失につながるのである。

獲得のスパイラルとワーク・エンゲイジメント
　資源がワーク・エンゲイジメントにポジティブに影響し，それが今度は資源にポジティブに影響するということを裏づけるような，実証的なエビデンスはあるのだろうか？　あるいは「資源の集合体」や獲得プロセスの存在を

支持するエビデンスはあるのだろうか？　これまでに，獲得のスパイラルの存在を示唆する6つの独立した縦断研究と日記研究が行われている。

　第一の研究として，Hakanenら（2008）は，仕事の資源がもつ活性化能力と，これに関連した獲得のスパイラルを調べるために，フィンランドの歯科医師2555名を対象に，2時点3年間のパネル研究を実施した。この研究では，資源保存理論に基づき，次のような相互的なプロセスが成り立つと予測している。

(1) 仕事の資源がワーク・エンゲイジメントをもたらし，ワーク・エンゲイジメントが個人の自発性（personal initiative［PI］）をもたらす。そして，その自発性は，職場組織の革新性にポジティブな影響を与える。

(2) 職場組織の革新性が自発性をもたらし，そしてその自発性がワーク・エンゲイジメントにポジティブな影響を与え，それが最終的にその後の仕事の資源に結びつく。

構造方程式モデリング（structural equation modeling［SEM］）により，概ねこれらの仮説が正しいことが確かめられた。仕事の資源とワーク・エンゲイジメント，および，ワーク・エンゲイジメントと自発性との間に，ポジティブで双方向の交差遅延効果が認められた。加えて，自発性は長期にわたり職場組織の革新性にポジティブな影響を与えていた。

　第二の研究として，Salanovaら（2006）は，中学校の教員258名を対象に2時点の縦断研究を行った。この研究では，個人の資源（つまり，自己効力感）と仕事の資源（つまり，社会的支援を得やすい風土と明確な目標）との関連を調べるとともに，仕事に関連したフロー（ワーク・エンゲイジメントに類似した心理状態）についても調べている。SEMを用いた結果，年度初めの教員の個人の資源と仕事の資源が高いと，8カ月後の年度末におけるフローのレベルが高くなることが明らかになった。同時に，年度初めの教員のフローは，年度末における個人・仕事，双方の資源を予測していた。つまり，資源と教員のウェルビーイングとの間には双方向の関連が認められた。これは資源保存理論によって提唱されている獲得のスパイラルの概念と矛盾しな

い結果であった。

　第三の研究として，Llorens ら（2007）は，大学生を対象に大学の研究室内で2時点の縦断研究を実施した。この研究では，個人の資源（つまり，効力感）と課題の資源（つまり，時間のコントロールと方法のコントロール）との関連を調べる一方で，課題のエンゲイジメントとの関連についても調べている。5人1組のグループを22グループ構成し，各グループに対し，知性を問う課題と革新性を問う課題を課した。その結果，資源とエンゲイジメントの双方とも，単独では，資源，効力感，エンゲイジメントのスパイラルを持続させるような先行要因やアウトカムとはならないことが明らかになった。それよりも，双方向の因果関係が重要な鍵となっており，課題の資源が効力感を高め，それが課題のエンゲイジメントを高めていた。加えて，エンゲイジメントはその後の効力感を高め，それがより多くの課題の資源への気づきを促していた。さらに，個人の資源と課題の資源は双方向に関連し，お互いを強化することで資源の蓄積を促すことが示唆された。

　第四の研究として，Xanthopoulou ら（2009a）は，ワーク・エンゲイジメントを説明するために，個人の資源（つまり，自己効力感，自尊心，楽観性）と仕事の資源（つまり，仕事の自律性，上司による指導［コーチング］，成果に対するフィードバック，専門的な能力の開発の機会）の役割について調査を行った。163名の従業員を対象に，2年間の追跡期間を伴う2時点の縦断研究を行った。この研究では，仕事の資源，個人の資源，そしてワーク・エンゲイジメントは，経時的に双方向の関連が見られるという仮説を立てている。その結果，先行研究と同様に，資源とワーク・エンゲイジメントだけではなく，仕事の資源と個人の資源も相互に関連していることが明らかになった。最も重要なことは，すべての効果（順方向の因果効果と逆方向の因果効果）が同じように強かったことである。これらの結果は，さまざまなタイプの資源とウェルビーイングが絡み合って，従業員が職場環境へ適応できるかどうかを決定づけるサイクルを形成するという資源保存理論の仮説を支持するものである。また，この研究では，資源とエンゲイジメントから構成

第 9 章 資源とワーク・エンゲイジメントの獲得のスパイラル　243

されるサイクル状のプロセスのどこが最も重要な出発点なのかは同定できないことが示唆されている。つまり，すべての要素が重要な出発点だと言える。

　第五の研究として，Xanthopoulou ら（2009c）は，仕事の資源（つまり，自律性，指導［コーチング］，チームの風土）の日々の変化が，従業員の個人の資源（つまり，自己効力感，自尊心，楽観性），ワーク・エンゲイジメント，会社の財務収益とどのように関連しているのかを調査した。ファーストフード会社の3つの店舗で働く従業員42名を対象に，連続する5日間の勤務日に質問紙と日記の小冊子への記入を依頼した。この研究の最も重要な知見のひとつは，前日の指導（コーチング）が（翌日の楽観性を通じて）翌日のワーク・エンゲイジメントと財務収益にポジティブな遅延効果を与えるということである。研究デザイン上，双方向の影響を調べることはできなかったが，結果は資源保存理論と一致しており，資源がひとつの集合体として機能することを示唆していた。すなわち，既存の資源がさらに多くの資源をもたらし，それが獲得プロセスという結果をもたらすのである。たとえば，部下が業務を行った際に，上司は部下に対してどこが良かったかを伝え，さらに良い方法を提案することで従業員はより楽観的に考えられるようになり，その結果，よりエンゲイジメントが高められ，より生産的になるのである。

　第六の研究として，Xanthopoulou ら（2008）は，同僚からの支援の日々の変化が，自己効力感，続いてワーク・エンゲイジメントを通じて日々の仕事のパフォーマンスレベルを予測するかどうかを調べた。44名の客室乗務員を対象に，連続する3回の大陸横断便への搭乗の前後に，質問紙と日記の小冊子への記入を依頼した。先行研究と同様，被験者内デザイン（比較的少数のサンプルをさまざまな条件下で何日にもわたって追跡するデザイン）によって，変数間の関連におけるダイナミックな性質を検討した。マルチレベル分析の結果，同僚の支援はワーク・エンゲイジメントと自己効力感に単方向のポジティブな遅延効果を与えることが明らかになった。これは，サポーティブな職場環境が客室乗務員のワーク・エンゲイジメントだけでなく，個人の資源（つまり，自己効力感）をも決定づけることを意味している。特に

後者は資源保存理論の資源の集合体の概念，つまり，仕事の資源は個人の資源を生むという概念と一致している。

　結論として，仕事の資源は個人の資源を生み出し，また逆に，個人の資源は仕事の資源を生み出すのである。これは資源保存理論によって仮定された資源の集合体の概念を強調している。個人は，学習経験を通じて自分自身についてよりポジティブな評価を強め，それがより資源に富んだ職場環境を理解したり，そのような職場環境を作り出すことにつながると考えられるため，仕事の資源と個人の資源は双方向の関連をもっていると言える（Kohn & Schooler, 1982）。さらに，仕事の資源と個人の資源はワーク・エンゲイジメントにポジティブな影響を与え，それが双方の資源を強化することになると考えられる。資源保存理論によって述べられているような資源とエンゲイジメントとの間のダイナミックで双方向的な関連は，獲得のスパイラルの概念とも合致しており，それを部分的に支持しているとも言える。

社会的認知理論と自己効力感，エンゲイジメント，パフォーマンスのスパイラル

　社会的認知理論は，行為主体性（agency），つまり自分の人生をコントロールできるという感覚が人間らしさの本質であると想定している。行為主体性は，意図性（intentionality），自分の能力についての先見性（forethought），自己調節（self-regulation），内省（self-reflection）といった，多くの中核的な特徴をもっている（Bandura, 2001）。社会的認知理論によれば，行為主体性を支配するメカニズムの中で中心的役割を果たすのは，自分の機能の状態を管理し，自分の人生に影響を与える出来事を管理することができるという強い効力感である。自己効力感は，「与えられた目標を達成するために必要な一連の行動を計画・実行することができるという信念」と定義されている（Bandura, 1997, p.3）。その他さまざまな要因が動機づけの役割を果たすが，そのいずれもが，人は自分の行動によって望んだ効果を生み出す力をもって

いるという中核的な信念に根ざしている。そうでなければ，人は困難に直面した際，行動したり粘り強く取り組もうという動機をほとんどもてなくなってしまうだろう。近年，社会的認知理論は，人の行為主体性の概念を集合的行為主体性（collective agency）にまで拡大した。集合的行為主体性は，望んだ結果を生み出す集団としての能力について共有された信念と定義されている（Bandura, 2001）。知覚された集合的効力感は，一人ひとりの自己効力感の単なる合計ではなく，集団レベルになってはじめて現れる特性である。個人における自己効力感と同じように，集合体の行動を調整する機能をもっている（Bandura, 2001）。

　ほとんどの研究が，ストレス要因とストレス反応との関連における，効力感の緩衝的な役割に着目してきたのに対し（Jex & Bliese, 1999; Jimmieson, 2000; Salanova, Peiró, & Schaufeli, 2002; Schaubroeck & Merrit, 1997; Stetz, Stetz, & Bliese, 2006），ワーク・エンゲイジメントのようなポジティブな状態との関連についてはそれほど注目してこなかった。ただし例外的に，自己効力感と仕事のパフォーマンスとの関連についての研究は十分に行われてきた（Stajkovic & Luthans, 1998 のメタ分析を参照）。しかし近年の研究では，効力感とワーク・エンゲイジメントとのポジティブな関連が支持されており，この２つの構成概念間の経時的な双方向の関連はもちろんのこと，因果関係についても明らかになっている（Llorens et al., 2007; Xanthopoulou et al., 2008, 2009a）。さらに，Salanova ら（2008）は，中学生と大学生を対象に２時点および３時点の縦断研究を実施している。そして，効力感（つまり，自己効力感と集合的効力感）がポジティブな情動（つまり，熱心さ，満足感，快適性）と関連し，それがその後のワーク・エンゲイジメントと課題のエンゲイジメントを予測することを明らかにした。最後に，より高いレベルの集合的効力感をもつグループは，より高いエンゲイジメントと集団としての成果を示すことが調査研究によって明らかにされている（Salanova, Llorens, Cifre, Martínez, & Schaufeli, 2003）。したがって，ワーク・エンゲイジメントを説明するうえで，自己効力感と集合的効力感が非常に重要な役割を果た

すことは明白だと言えよう。

効力感，エンゲイジメント，パフォーマンスのスパイラル

過去の調査研究は，自己効力感とパフォーマンスに関してポジティブな獲得のスパイラルが存在することを示唆してきた。つまり，自己効力感がパフォーマンスを向上させ，それが効力感を高めるというスパイラルである (Lindsley et al., 1995; Shea & Howell, 2000)。社会的認知理論と仕事の要求度 - 資源モデル (Bakker & Demerouti, 2007) の主要な仮定に基づく，いわゆる自己効力感のスパイラルモデル (Salanova, Bresó, & Schaufeli, 2005; Salanova, Cifre, Llorens, & Martínez, 2007; Salanova, Llorens, & Schaufeli, 2008) によって仮定されているように，エンゲイジメントをこのスパイラル状のプロセスに含めることは当然と言える。

効力感のスパイラルモデルは，効力感（つまり，自己効力感と集合的効力感）が獲得のスパイラルを始動させると述べており，以下のような心理プロセスが働いているとしている。すなわち，従業員は目標を選択し，その目標に向けて努力を始める前に，自分の能力についての情報を吟味し，評価し，統合する。社会的認知理論によれば，ある行動を開始するかどうか，課題に関連した労力をどれほど費やすのか，また，その努力が報われない場合，どれほど長く努力を続けるかについて決定するのは，個人の効力感に対する期待であるという。さらに，従業員と集団が経験する効力感の大きさによって，彼らの仕事の要求度と仕事の資源に対する感じ方が変わってくる。すなわち，効力感のレベルが高く，個人が自分の環境を効果的にコントロールできると感じるようなときは，仕事の要求度は自分自身にとってやりがいのある課題であると感じられるし，仕事の資源は豊富であると感じられるということである。結果的に，個人が自分の課題にエンゲイジし（積極的に参加し），良いパフォーマンスを発揮する可能性がより高くなる。これが相互強化のプロセスを構築し，上向きのスパイラルを形成すると考えられる。

効力感のスパイラルモデルについては，それを裏づけるエビデンスがある。

資源（つまり，効力感と仕事の資源）があるとエンゲイジメントが高まる（上記と本書の第7章，第8章参照）ことが明らかにされている。しかし，仕事の要求度とエンゲイジメントとの関連はもう少し複雑である。

　先行研究からは，仕事の要求度がエンゲイジメントと非常に弱い関連しかない，あるいはまったく関連しないということが明らかになっている（Schaufeli & Bakker, 2004; Llorens, Bakker, Salanova, & Schaufeli, 2006）。ただし，仕事の要求度が高い場合，仕事の資源はエンゲイジメントに対し，特に強い影響を与える（Bakkker, Hakanen, Demerouti, & Xanthopoulou, 2007参照）。このひとつの説明として，たとえば，仕事の要求度の中にも，やりがいのある課題と考えられるような要求度（挑戦的要求度：challenge demands）や，成長を妨げると感じられる要求度（妨害的要求度：hindrance demands）など，異なるタイプのものがあり，それぞれがエンゲイジメントや動機に対して異なる効果を与えているということが考えられる。たとえば，やりがいのある課題と考えられるような要求度の場合，エンゲイジメントとの間にポジティブな関連を示すと考えられるのに対し，成長を妨げると感じられる要求度は，エンゲイジメントとは関連しないと考えられる（Cavanaugh, Boswell, Roehling, & Boudreau, 2000; LePine, Podsakoff, & LePine, 2005）。やりがいのある課題と考えられるような要求度（つまり，締め切りや時間的なプレッシャー，量的・精神的な過剰負荷）は，目標達成や仕事の動機づけに関連しているのに対し，成長を妨げると感じられる要求度（つまり，役割葛藤，状況的な障害）は目標達成を妨げる。スペインの中学校教員と情報通信技術のユーザーを対象とした研究（Ventura, Salanova, & Llorens, 2008）では，多母集団同時分析によるSEMの結果から，効力感の高さが，より多くのやりがいと考えられる要求度（つまり，精神的な過剰負荷）と関連し，それがワーク・エンゲイジメントを高めることが明らかになっている。

スパイラルの始動要因：自己効力感を高める4つの資源

　すでに述べてきたように，社会的認知理論によれば，自己効力感が獲得のスパイラルを始動させることになる。しかし，自己効力感を高める要因を知ることも大切である。社会的認知理論は，効力感を高める要因として次の4つを挙げている。過去の成功体験，代理経験，言語的説得，情動的喚起である。調査研究によって，困難だがやりがいがあると感じられるような仕事で成功すること（つまり，**過去の成功体験**）が，効力感を高めるうえで最も効果的であることが明らかにされている（Bandura, 2001）。これは，パフォーマンスに関する情報を直接的に提供できるのは，自己効力感の4つの先行要因のうち，過去の成功体験だけだからである。そのため，成功体験をもつことで，より長期にわたって正確に自己効力感をもち続けることができる。しかし，パフォーマンスを達成したからといって，その直接的な結果として自己効力感が変化するというわけではないだろう。むしろ，自己効力感の変化は，これまでのパフォーマンスによって生み出された情報をいかに処理していくかにかかっていると思われる。この考え方は，Salanovaら（2005）の研究によって支持されている。この研究では，学生の過去の優秀な成績（つまり，学業平均値［Grade Point Average］）が，高い自己効力感や学業へのエンゲイジメントとポジティブに関連しているのに対し，過去の悪い成績は，低い効力感やバーンアウトと関連していることが明らかになっている。

　組織という文脈で得られる情報から考えると，**代理経験**も，自己効力感と集合的効力感の感じ方に影響を及ぼす。代理経験は，自身にとって影響を及ぼすような個人や集団が，よく似た課題を遂行しているところを観察することによって生じる。その人がモデルとなる人物と似ていると強く感じるほど，モデルとなる人物は，その人の効力感により大きな影響を及ぼす。従業員が信頼し，専門家とみなしている人物からの**言語的説得**も，自己効力感と集合的効力感を強化するもうひとつの手段となる。

　最後に，自己効力感を高める4番目の主要な要因は，**情動的喚起**である。たとえば，人は，充実感や満足感を覚えるときに自分は有能であると信じや

すくなる。この関連は，Salanovaら（2006）によって実証されている。この研究では，仕事におけるフローが，経時的に教員の自己効力感と双方向に関連することを明らかにしている。集団で働く100名の参加者を対象とした3時点の研究（Salanova et al., 2008）も，集合的効力感，ポジティブな集合的情動（つまり，熱心さ，満足感，快適性），および，集合的課題のエンゲイジメントから成るポジティブな獲得のスパイラルを支持している。この研究では，双方向の関連が確認されただけでなく，時間経過（T1 → T2 と T2 → T3）に伴う集合的効力感の有意な増加も認められた。

　結論として，自己効力感と集合的効力感がその後のエンゲイジメントを高め，これが相互に影響し合うことでパフォーマンスを高める。効力感とエンゲイジメントに関する研究は，獲得のスパイラルの存在を示唆している。このスパイラルでは，効力感が，やりがいがあると考えられるような仕事の要求度と仕事の資源の知覚を通じてエンゲイジメントとパフォーマンスを高め，それが経時的に効力感を高めるのである。

拡張‐形成理論：ポジティブな情動とエンゲイジメント

　Fredrickson（1998, 2001）の拡張‐形成理論は，ポジティブな情動や喜ばしいという感情がいかにしてウェルビーイングを促進するのかを説明しようとするものである。近年確立されたこの理論は，喜び，興味，熱心さ，愛情，誇り，満足などのポジティブな情動が，人の瞬間的な思考‐行動のレパートリーを**拡張**し，物理的，知的，社会的，心理的資源を含む，その人の個人資源を持続的に**形成**する能力を有していることを示唆している（Fredrickson, 2001）。ポジティブな感情状態は，瞬間的な探索行動（例：柔軟性，創造性）を促進することによって**拡張**し，それが学習の機会を生み出す。そして，そのような機会によって，自分を取り巻く環境の中で，何が好ましくて何が脅威をもたらすかということをより正確に把握する力が**形成**され，それは将来，何かに挑戦した際に成功に導く助けとなるのである（Fredrickson, 2003）。

したがって，このように獲得された知識は永続的な資源になっていくため，個人にとって適応的で長期的な価値をもつことになる。結果的に，「拡張を通じた形成」の累積効果により，一時的，あるいは将来的な健康とウェルビーイングが高められると考えられる。

実証研究の結果は，拡張仮説と形成仮説の両方を実質的に支持している。前者に関しては，ポジティブな情動が，注意，認知，行動の範囲を拡張することが研究によって明らかにされている（レビューとしてFredrickson, 2001, 2003参照）。たとえば，FredricksonとBranigan（2005）は，強く活性化された楽しみを経験した群，低く活性化された楽しみを経験した群，あるいはその両方を経験した群は，何ら特別な情動を経験していない群に比べ，より幅広い関心を示し，思考‐行動の衝動がより多く見られることを明らかにしている。別の実験研究では，喜びを喚起するようなビデオを見た後，参加者の顔認識における自身の種族に対する偏見の低下が認められている（Johnson & Fredrickson, 2005）。

これまでに，形成仮説を支持する研究はごくわずかしかない。日記研究によって，日々の仕事の資源が従業員のポジティブな情動体験を生み出し，それが従業員の個人の資源に直接的な効果をもたらすことが明らかになっている（Xanthopoulou, Bakker, Demerouti, & Schaufeli, 2009b）。台湾の保険外交員を対象とした2つの縦断研究では，ポジティブな気分（つまり，熱心さ，興奮）が，対人的な資源（つまり，同僚への支援と同僚からの支援）と個人の資源（つまり，自己効力感と課題に対する粘り強さ）を通じて，個人の仕事のパフォーマンスを高めることが明らかになっている（Tsai, Chen, & Liu, 2007）。しかし，最も強固なエビデンスは，ポジティブな情動体験を増やすための操作を用いたFredricksonら（2008）の実験研究から得られたものであろう。この研究では，ある会社の従業員を慈愛の瞑想(loving-kindness meditation) ワークショップに参加する群と，何ら介入を受けない群のいずれかに振り分けた。その結果，瞑想の実践が毎日のポジティブな情動体験を増加させ，それが8週間後の個人の資源（例：マスタリー，自己受容）の獲

得をもたらすことが明らかになった。結果的に，このような個人の資源の増加によって生活満足度が高められ，抑うつ症状が軽減されることが明らかになった。本研究は，因果関係に対するエビデンスと，時間の経過に伴うポジティブな情動や個人の資源の実質的な増加（つまり，獲得）に対するエビデンスを示した点で，極めて重要な研究と言える。

拡張‐形成理論における上向きのスパイラル

拡張‐形成理論に関する研究のエビデンスが基となり，ポジティブな情動が**上向きの**スパイラルを生み出すという仮説が立てられた。個人の思考‐行動のレパートリーが拡張し，資源が形成されると，それによってその後のポジティブな情動の経験だけでなく，ウェルビーイングや適応機能も促進されるため，ポジティブな情動が上向きのスパイラルの引き金になると考えられる。このダイナミックな拡張‐形成プロセスを通じ，人はレジリエンスを高め，自己効力感を感じやすくなる。その結果，自分自身のためだけでなく重要な他者たち（例：同僚，パートナー）のためにも，ポジティブな情動の喚起を促進するような好ましい環境を生み出すようになる。別の言い方をするなら，ポジティブな情動は人々のその時の気分を良くするだけでなく，ポジティブな獲得のスパイラルを引き起こすことにより，将来的にも人々がうまく機能し，より良い気分になる可能性を高めるのである（Fredrickson, 2003）。

このような仮定を踏まえ，FredricksonとJoiner（2002）は，5週間の追跡期間を伴う縦断研究で，ポジティブな感情と心の広い（broad-minded）コーピング（つまり，問題を広い視野でとらえ，複数の可能な解決策を生み出すこと）が双方向の関連をもつことを明らかにした。ポジティブな感情を経験すると，人は，より幅広い視点をもつ可能性が高くなる。そして，それは自分の問題に対して複数の，潜在的に可能な解決策を見出すうえで役に立つ。また逆に，人は，自分の問題に対して複数の解決策を見出せるとき，ポジティブな感情を経験しやすい。また，追加の分析から，ポジティブな感情と心の広いコーピングが連続的に相互に高め合うことが明らかになった。このよう

にして，ポジティブな情動が情緒的ウェルビーイングへと上向きのスパイラルを始動させるのである。近年，この知見を再検討する研究が行われたが，Burns ら（2008）は，ポジティブな感情と心の広いコーピングが2カ月間にわたって相互に構築し合うことを明らかにした。さらに Burns らは，先行研究を拡張し，上向きのスパイラルが認知的な資源だけでなく，対人的な資源や利益にも関与することを明らかにした。すなわち，ポジティブな感情と対人的信頼感という社会的な資源との間にも同じような上向きのスパイラルの関係が認められたのである。

拡張 - 形成プロセスにおけるワーク・エンゲイジメント

拡張 - 形成理論のエビデンスは，双方向の因果関係と経時的な（資源の）増加をともに実証していることから，上向きのスパイラルの存在を明確に支持している。この理論で取り上げられている心理的メカニズムを考慮すると，拡張 - 形成理論による上向きのスパイラルに関連したワーク・エンゲイジメントの機能として，次の3つを挙げることができるだろう。

1. ポジティブな感情 - 動機づけ状態
2. ポジティブな情動を生み出すもの
3. ポジティブな情動によってもたらされるアウトカム

第一に，ワーク・エンゲイジメントはポジティブな感情 - 動機づけ状態であり，瞬間的な情動に比べて持続的で広がりをもったものである（Schaufeli & Salanova, 2007; 本書の第2章も参照）。この点において，その他の状態とは明確に区別される。また，ワーク・エンゲイジメントは，従業員の思考 - 行動のレパートリーを拡張し，個人の資源を持続的に形成すると考えられている。それに伴い，研究者らは，ワーク・エンゲイジメントが時間の経過とともに認知を拡張し，資源を形成するという仮説を説明するために，拡張 - 形成理論の枠組みを使用してきた。たとえば，Hakanen ら（2008）は，フィ

ンランドの歯科医師を対象とした大規模サンプルを用いた2時点の縦断研究で，ワーク・エンゲイジメントの経験が個人の自発性（つまり，公式に求められる業務を超えた，活動的で自発的な行動）を含む，コーピングと行動のレパートリーを拡張する可能性があることを明らかにした。交差遅延パネル分析の結果，ワーク・エンゲイジメントが3年後の個人の自発性を高めるという考えが支持されただけでなく，同時に，個人の自発性がワーク・エンゲイジメントを高めるという逆の因果関係も支持された。

　拡張-形成理論の「形成」の部分に着目したXanthopoulouら（2009a）は，ワーク・エンゲイジメントが学習と目標達成（つまり，拡張）を通じて自己強化を促進し，仕事の資源（例：自律性，専門的な能力の開発の機会）と個人の資源（自己効力感，組織内自尊感情，楽観性）を時間の経過とともに形成するという仮説を立てた。オランダの電気工学と電子工学の会社に勤務する従業員163名を対象に実施した研究では，ワーク・エンゲイジメントが2年後の仕事の資源と個人の資源の両方に関連していることが明らかになった。最も重要なのは，ワーク・エンゲイジメントと資源は調査期間を通じて双方向の関連があったという点である。

　拡張-形成プロセスに関連したワーク・エンゲイジメントの第二の機能は，ポジティブな情動を**生み出す**点にある。エンゲイジしている従業員は，活力があり，熱心で，課題に没頭しているが，それは彼らが自分の仕事から達成感を引き出すことができるからである。Fredrickson（2001）によれば，ポジティブな情動は個人が楽しい状況に置かれている際に特に喚起されるという。エンゲイジしている従業員は楽しい状況に置かれていると考えられる。なぜなら，そのような従業員は，職場環境の中で脅威となるものや過大な仕事の要求度に対処しなければならない場合でも，それをやりがいのあるものと感じることが多いからである。しかも，仕事の資源と仕事の要求度がともに高い状況では，ワーク・エンゲイジメントが最も高められることが明らかになっている（Bakker et al., 2007）。これに関連して，ワーク・エンゲイジメントを日々変動しうる一時的な情動状態として，そして持続的な性質をも

つものとして検討した研究では，エンゲイジしている従業員ほど，概して日常的（瞬間的）に熱中し，エンゲイジしていることが明らかになっている（Xanthopoulou et al., 2008, 2009c）。別の言い方をするなら，「特性的な（持続的に感じている）」エンゲイジメントが，「一時的な（特定の場面で感じられる）」エンゲイジメントを予測するということである。これらの研究は，日常レベルのエンゲイジメントの経験と，経済的収益のようなパフォーマンス指標との関連を支持するものであり，ポジティブなスパイラルの存在を実証しているものと言える。

　ワーク・エンゲイジメントの第三の機能は，ポジティブな心理的ウェルビーイングの指標となる点にある（Schaufeli & Salanova, 2007）。ここではワーク・エンゲイジメントを，ポジティブな情動の直接的あるいは間接的な**アウトカム**として位置づけている。ワーク・エンゲイジメントをポジティブな情動の**直接的な**アウトカムとしてとらえることで，ポジティブな情動が認知機能の拡張を通じて資源を形成することの理由を説明することができる。つまり，職場でポジティブな情動を頻繁に経験すると，より持続的でポジティブな感情，すなわちワーク・エンゲイジメントにつながる可能性がある。実際，Salanovaら（2008）は，ワーク・エンゲイジメントと課題へのエンゲイジメントが，（個人の・集団の）意欲，満足感，快適性などのポジティブな情動によって高められることを明らかにした。同様に，SchaufeliとVan Rhenen（2006）はオランダの管理職815名を対象とした研究で，仕事に関連したポジティブな感情が，仕事の資源と，ワーク・エンゲイジメントや組織へのポジティブな態度との関連を部分的に媒介していることを明らかにした。ここでは，働いている間にしばしば意欲，誇り，喜びを感じる従業員は，自分が何をする必要があるかに関心をもちやすく，結果として，エネルギー，熱意，仕事への集中といった，より幅広い動機づけ状態に至ると考えられる。エンゲイジしている従業員は，自分の仕事の目標を達成することを内発的に動機づけられており，資源保存理論で想定されたように（上記参照），これらの目標を達成するため，自分の置かれた環境から資源を探す，あるいは新

たに創り出すであろう。資源の豊富な環境は，自分の仕事をうまくコントロールして目標を達成できるという能力（つまり，個人の資源）に対する信念を高めるかもしれない。結果的に，これはウェルビーイングやパフォーマンスの向上につながり，それがより一層のポジティブな情動を経験することにつながると考えられる。

　他方，ワーク・エンゲイジメントをポジティブな情動の**間接的な**アウトカムとしてとらえてみよう。ワーク・エンゲイジメントとポジティブな情動との関連を説明するうえで重要な役割を果たしているのが資源である。これまで見てきたように，拡張 - 形成理論の主要な前提条件は，ポジティブな情動が個人の思考 - 行動のレパートリーを拡張し，個人の資源を形成するというものである（Fredrickson, 2001）。ポジティブな情動を経験する従業員は，より多くの個人の資源をもつだけでなく，より多くの社会的な資源あるいは状況的な資源（つまり，仕事）をもつようになる。この条件は，ポジティブな情動を効力感の主要な先行要因のひとつであると示唆した社会的認知理論とも一致している（上記参照）。仕事の資源と個人の資源は，外発的あるいは内発的な動機づけ要因となりうることから，ワーク・エンゲイジメントの最も重要な予測因子となることを実証した説得力のあるエビデンスが存在する（レビューは Bakker, 2009 を参照）。したがって，（ポジティブな情動によってもたらされた）高いレベルの資源は，エンゲイジした労働力へとつながる。そのため，エンゲイジしている従業員は，よりウェルビーイングが高く，より良いパフォーマンスを示すだけでなく（レビューは，Bakker, 2009 参照），より多くのポジティブな感情を経験し，時間の経過とともに，より多くの資源を獲得していく。これは，ポジティブな情動が個人の資源の獲得へとつながり，それがさまざまなウェルビーイングの構成要素の獲得につながるという Fredrickson ら（2008）の研究とも一致している。

　結論として，ワーク・エンゲイジメントは，以下の3つとしてとらえることができる。(1) ポジティブな感情 - 動機づけ状態，(2) ポジティブな情動を生み出すもの，(3) ポジティブな情動によってもたらされるアウトカム。

これらの3つの機能（特に(2)と(3)）と，それらの根底にある心理的プロセスは，互いに独立したものではないことを明確にしておくことは重要である。むしろこれらは相補的であり，上向きのスパイラルの展開において，情動，資源，エンゲイジメントとの間で考えられうるすべての関連を説明している。別の言い方をするなら，拡張-形成スパイラルのすべての範囲を理解し説明するには，上述したありとあらゆる関連を考慮に入れることが必要である。

結論と展望

本章では，個人の資源・仕事の資源とワーク・エンゲイジメントから構成されるスパイラルの考え方について論じた。産業保健心理学の分野では，獲得のスパイラルに関する研究は少ないが，ポジティブな心理学的概念（資源，ポジティブな情動，エンゲイジメントなど）が相互に強め合っていることを裏づける実証的なエビデンスはいくつか存在する。本章では，仕事の資源，個人の資源，エンゲイジメントの間の複雑なスパイラル状の関連を理解するために，次の3つの理論を用いた。(1)資源保存理論，(2)社会的認知理論，(3)拡張-形成理論である。これら3つの理論は，それぞれが異なる側面に着目し，互いに補足し合いながら，資源とエンゲイジメントとの間にある獲得のスパイラルを説明している。資源保存理論は，さまざまな異なる種類の資源と，それらの資源が獲得のスパイラルの中で時間の経過に伴いどのように蓄積されていくかについて全般的な枠組みを与えてくれる。社会的認知理論は，ワーク・エンゲイジメントの主要な資源は効力感という個人的な要因であり，それがエンゲイジメントやパフォーマンスと双方向に関連するとしている。最後に，拡張-形成理論は，上向きのスパイラルに着目し，資源とワーク・エンゲイジメントとの関連を説明するうえで，ポジティブな情動が中心的な役割を果たすとしている。

本章で紹介した研究のほとんどが，これらの理論で予測された内容と一致しており，資源とエンゲイジメントとの間に双方向でポジティブな関連が存

在することを示唆している。しかし，本章で検討した研究のほぼすべてが，獲得のスパイラルの存在を実証するための第一条件，すなわち双方向の因果関係しか満たしていないということに注意することも重要であろう。第二の条件である，時間の経過に伴うレベルの上昇についてはほとんど認められていない。にもかかわらず，検討された研究は，仕事の資源と個人の資源，ポジティブな情動，ワーク・エンゲイジメント，組織におけるポジティブなアウトカムとの間に複雑な相互作用があるのではないかと主張している。これらの要素はすべて，自己永続的で，複雑で，ダイナミックな動機づけプロセスの要素のようにも見える。自己永続的と言っているのは，これらの要素が双方向に関連しているからであり，複雑であると言っているのは，すべての要素が直接的あるいは間接的に相互に関連しているためである。そして，ダイナミックであると言っているのは，プロセスが時間をまたいで展開し，それによってフィードバックと将来に影響を及ぼす（フィードフォワードの）ループが存在するように考えられるからである。したがって，仕事の資源，個人の資源，ポジティブな情動，ワーク・エンゲイジメント，パフォーマンスの向上の間には，ポジティブなサイクルが実際に存在すると考えられるだろう。すべてのサイクルがそうであるように，開始点や終着点はさほど重要ではない。それよりも，サイクルを形成している因子がどのように，そしてなぜ，相互に受け継がれ，強化し合うのかを理解することのほうが極めて重要である。

批判的考察

獲得のスパイラルに関しては，方法論と理論にいくつかの問題があり，さらなる議論が必要である。すでに述べたように，効果の連鎖を示す双方向の因果関係については，それを裏づける実証的なエビデンスがいくつか示されている。しかしこれらは，仮定された獲得のスパイラルを全面的に支持するための必要条件ではあっても，十分条件ではない。獲得のスパイラルという考えは，時間の経過に伴う本当のポジティブな変化（つまり，レベル

の上昇）（Lindsley et al., 1995 参照）と，本章の初めに示した，獲得のスパイラルの定義も前提としている。本章で紹介した縦断研究は，双方向性の仮定に対しては説得力のある根拠になっているものの，当該変数のレベルの上昇という点で見ると，本来の意味での獲得を支持した研究はほとんどない（Fredrickson et al., 2008）。最後に，Salanova ら（2008）の研究だけが，自己効力感，ポジティブな情動，エンゲイジメントの間の双方向でポジティブな関連と，時間の経過に伴う自己効力感の有意で単調な増加の双方のエビデンスとなる結果を示している。レベルの上昇に着目した，より多くの研究が必要であろう。別の言い方をするなら，今後，一定期間の観察や実験を通じて，資源とエンゲイジメントが相互に構築し合い，時間とともに増幅するようなループを生み出すパターン，つまり，資源とエンゲイジメントが継続的に増加するパターンが実証されるべきだろう。

　資源保存理論と拡張‐形成理論は，獲得のスパイラルと喪失のスパイラルという2つのタイプのスパイラルを説明している。資源あるいはポジティブな情動が存在すると，獲得のスパイラルが始まる一方，資源の欠如や喪失とネガティブな情動が存在すると，喪失のスパイラルが始まることがある。社会的認知理論では，これとは異なる時間の経過を通じたプロセスを提唱している。それは，比較的短期間に上下に変動する可能性がある自己修正サイクルで，「双方向の因果関係のパターンは識別できない」とされる（Lindsley et al., 1995, p.650）。たとえば，資源とエンゲイジメントで言うと，連続的に測定した資源とエンゲイジメントとの間に有意な関連があり，資源とエンゲイジメントのうち少なくとも一方において通常の変化パターンとは反する場合（つまり，上向きのスパイラルにおいて資源かエンゲイジメントのいずれかがネガティブな変化をする，あるいは，下向きのスパイラルにおいて資源かエンゲイジメントのいずれかがポジティブな変化をするような場合），自己修正サイクルが存在するというわけである。今後，資源とエンゲイジメントの獲得と喪失のスパイラルだけでなく，自己修正サイクルについても調べていく必要がある。

最後に

 これまでのところ，厳密に言えば，資源保存理論，社会的認知理論，拡張‐形成理論によって提唱された獲得のスパイラルに関する実証的なエビデンスの数は限られているものの，資源とワーク・エンゲイジメントが相互に影響し合うサイクルについては説得力のある知見が提供されている。資源とエンゲイジメントがポジティブな状態，信念，感情を活性化し，それを維持することができることを示した知見は重要である。この結論は，根底にある心理的メカニズムを同定しているという意味で理論的に重要であると言える。また，資源の豊富な環境は活気のある職場を生み出し，その逆も成り立つということを示唆しているという点で，実践的にも重要であろう。

実践への示唆

 ワーク・エンゲイジメントは，従業員の健康とウェルビーイングにとって不可欠でポジティブな要素であり，組織のアウトカムとも関連するものである。したがって，いかにエンゲイジメントの獲得のスパイラルを開始させ，長期にわたってそれを維持していくかが最も重要な問題となる。獲得のスパイラルは，ポジティブな情動はもちろんのこと，個人の資源や仕事の資源もその火付け役となって始動し，ワーク・エンゲイジメントを介してさまざまなポジティブなアウトカムをもたらすであろう。そして，これらのポジティブなアウトカムが資源を増やし，さらに高いレベルのエンゲイジメントを育むということになる。このような獲得のスパイラルの論理に従えば，スパイラルにつながるそれぞれの部位を刺激することで，ワーク・エンゲイジメントを高めることができると考えられる。
 仕事の資源を増やすことで，より高いレベルのワーク・エンゲイジメントが得られる可能性が高い。そこで，エンゲイジメントを促進するためにどのように仕事を（再）デザインするかということを突き詰めると，それは，仕事の資源を増やす，ということになる。また，配置転換や職務内容の変更は，従業員の意欲をかき立て，動機づけをもたらし，学習と専門的な能力の開発を刺激することになるため，結果的にエンゲイジメントの向上につながるで

あろう。しかも，エンゲイジメントは人から人へ伝わる性質をもっているようであり，仕事のチームメンバー全員に広がることも考えられる（Bakker, van Emmerik, & Euwema, 2006）ことから，上司は，その部下たちのワーク・エンゲイジメントを育むという意味において特別な役割をもっていると言える。理解のあるリーダーシップ，もっと具体的に言うと，変革型リーダーシップをとることで，こうしたワーク・エンゲイジメントをうまく育むことができると考えられる。実際，このようなリーダーシップをとる上司は，従業員のエンゲイジメントを高めるための鍵となる社会的な資源であることが実証研究によって明らかになっている（Tims, Bakker, & Xanthopoulou, 2009）。

　さらに，ワーク・エンゲイジメントを高めることを目的とした，組織における訓練プログラムは，個人の資源（例：効力感，楽観性，レジリエンス）を育むことに焦点を当てている。たとえば，自己効力感は，ワーク・エンゲイジメントを高める資源のひとつとして本章で言及したが，その自己効力感を高める4つの要因を訓練プログラムで育成することもある。最後に，仕事という文脈でポジティブな情動を育むことは，獲得のスパイラルを開始するのに有益と思われる。実際，Fredricksonら（2008）は，慈愛の瞑想によって仕事の中でポジティブな情動体験を生み出すことができることを明らかにした。

　上記で挙げたものを含め，その他のいくつかの研究でも，エンゲイジメントの向上を目的とした方法を提唱している。たとえば，Cifreら（2008）は，スペインのタイル会社で，職場の革新的な風土や人間関係といった仕事の資源の向上に焦点を当てた，ストレス・マネジメントの介入研究を実施した。その結果，介入群では1年後の個人の資源（つまり，自己効力感），仕事の資源，エンゲイジメントのレベルが実際に向上したが，対照群では向上しなかった。さらに，学生を対象とした，（自己効力感を高める要因である）ポジティブな情動状態に焦点を当てたストレス・マネジメントの介入プログラム（Bresó, Schaufeli, & Salanova, 2008）においても，（対照群に比べ）介入群で，エンゲイジメント，自己効力感，学業成績を向上させることに成功している。

文　献

Bakker, A. B. (2009). Building engagement in the workplace. In R. J. Burke & C. L. Cooper (Eds.), *The peak performing organization* (pp. 50-72). Oxon, UK: Routiedge.

Bakker, A. B., & Demerouti, E. (2007). The Job Demands-Resources Model: State of the art. *Journal of Managerial Psychology, 22*, 309-328.

Bakker, A. B., & Demerouti, E. (2008). Towards a model of work engagement. *Career Development International, 13*, 209-223.

Bakker, A. B., Hakanen, J. J., Demerouti, E., & Xanthopoulou, D. (2007). Job resources boost work engagement particularly when job demands are high. *Journal of Educational Psyshology, 99*, 274-284.

Bakker, A. B., Van Emmerik, H., & Euwema, M. C. (2006). Crossover of burnout and engagement in teams. *Work and Occupations, 33*, 464-489.

Bandura, A. (1986). *Social foundations of thought and action: A social cognitive theory.* Englewood Cliffs, NJ: Prentice-Hall.

Bandura, A. (1997). *Self-efficacy: The exercise of control.* New York: Freeman.

Bandura, A. (2001). Social cognitive theory: An agentic perspective. *Annual Review of Psychology, 52*, 1-26.

Bresó, E., Schaufeli, W. B., & Salanova, M. (2008). *Can a self-efficacy-based intervention decrease burnout, increase engagement, and enhance performance? A quasi-experimental study.* Manuscript submitted for publication.

Burns, A. B., Brown, J. S., Sachs-Ericsson, N., Plant, E. A., Curtis, J. T., Fredrickson, B. L., et al. (2008). Upward spirals of positive emotions and coping: Replication, extension, and initial exploration of neurochemical substrates. *Personality and Individual Differences, 44*, 360-370.

Cavanaugh, M. A., Boswell, W. R., Roehling, M. V., & Boudreau, J. W. (2000). An empirical examination of self-reported work stress among U.S. managers. *Journal of Applied Psychology, 85*, 65-74.

Cifre, E., Salanova, M., & Rodriguez, A. (2008). *A stress management intervention based on the Job Demams-Resources model: A longitudinal study.* Manuscript submitted for publication.

Fredrickson, B. L. (1998). What good are positive emotions? *Review of General Psychology, 2*, 300-319.

Fredrickson, B. L. (2001). The role of positive emotions in positive psychology: The broaden-and-build theory of positive emotions. *American Psychologist, 56*, 218-226.

Fredrickson, B. L. (2003). Positive emotions and upward spirals in organization. In K. Cameron, J. Dutton, & R. Quinn (Eds.), *Positive organizational scholarship* (pp. 163-175). San Francisco: Berrett-Koehler.

Fredrickson, B. L., & Branigan, C. (2005). Positive emotions broaden the scope of attention and thought-action repertoires. *Cognition and Emotion, 19*, 313-332.

Fredrickson, B. L., Cohn, M. A., Coffey, K. A., Pek, J., & Finkel, S. M. (2008). Open hearts build lives: Positive emotions, induced through loving-kindness meditation, build consequential personal resources. *Journal of Personality and Social Psychology, 95*, 1045-1062.

Fredrickson, B. L., & Joiner, T. (2002). Positive emotions trigger upward spirals toward emotional well-being. *Psychological Science, 13*, 172-175.

Hackman, J. R., & Oldham, G. R. (1980). *Work redesign*. Reading, MA: Addison-Wesley.

Hakanen, J. J., Perhoniemi, R., & Toppinen-Tanner, S. (2008). Positive gain spirals at work: From job resources to work engagement, personal initiative, and work-unit innovativeness. *Journal of Vocational Behavior, 73*, 78-91.

Hobfoll, S. E. (1989). Conservation of resources: A new attempt at conceptualizing stress. *American Psychologist, 44*, 513-524.

Hobfoll, S. E. (1998). *Stress, culture and community. The psychology and philosophy of stress*. New York: Plenum.

Hobfoll, S. E. (2001). The influence of culture, community and the nested-self in the stress process: Advancing the Conservation of Resources theory. *Applied Psychology: An International Review, 50*, 337-421.

Hobfoll, S. E. (2002). Social and psychological resources and adaptation. *Review of General Psychology, 6*, 307-324.

Hobfoll, S. E., Johnson, R. J., Ennis, N., & Jackson, A. P. (2003). Resource loss, resource gain, and emotional outcomes among inner city women. *Journal of Personality and Social Psychology, 84*, 632-643.

Hobfoll, S. E., & Shirom, A. (2000). Conservation of resources theory: Applications to stress and management in the workplace. In R. Golembiewski (Ed.), *Handbook of organizational behaviour* (pp. 57-81). New York: Dekker.

Jex, S. M., & Bliese, P. D. (1999). Efficacy beliefs as a moderator of the impact of work-related stressors: A multi level study. *Journal of Applied Psychology, 84*, 349-361.

Jimmieson, N. L. (2000). Employee reactions to behavioral control under conditions of stress: the moderating role of self-efficacy. *Work & Stress, 14*, 262-280.

Johnson, K. J., & Fredrickson, B. L. (2005). "We all look the same to me": Positive emotions eliminate the own-race bias in face recognitions. *Psychological Science, 16*, 875-881.

Kohn, M. L., & Schooler, C. (1982). Job conditions and personality: A longitudinal assessment of their reciprocal effects. *American Journal of Sociology, 87*, 1257-1286.

LePine, J. A., Podsakoff, N. P., & LePine, M. A. (2005). A meta-analytic test of the challenge stressor-hindrance stressor framework: An explanation for inconsistent relationships among stressors and performance. *Academy of Management Journal, 48*, 764-775.

Lindsley, D. H., Brass, D. J., & Thomas, J. B. (1995). Efficacy-performance spirals: A multilevel perspective. *Academy of Management Review, 20*, 645-678.

Llorens, S., Bakker, A., Schaufeli, W. B., & Salanova, M. (2006). Testing the robustness of Job Demands-Resources Model. *International Journal of Stress Management, 13*,

378-391.
Llorens, S., Schaufeli, W. B., Bakker, A. B., & Salanova, M. (2007). Does a positive gain spiral of resources, efficacy beliefs and engagement exist? *Computers in Human Behavior, 23*, 825-841.
Mathieu, J. E., & Taylor, S. R. (2006). Clarifying conditions and decision points for mediational type inferences in organizational behavior. *Journal of Organizational Behavior, 27*, 1031-1056.
Ryan, R. M., & Deci, E. L. (2000). Self-determination theory and the facilitation of intrinsic motivation, social development, and well-being. *American Psychologist, 55*, 68-78.
Ryan, R. M., & Frederick, C. M. (1997). On energy, personality, and health: Subjective vitality as a dynamic reflection of well-being. *Journal of Personality, 65*, 529-565.
Salanova, M., Bakker, A., & Llorens, S. (2006). Flow at work: Evidence for a gain spiral of personal and organizational resources. *Journal of Happiness Studies, 7*, 1-22.
Salanova, M., Bresó, E., & Schaufeli, W. B. (2005). Hacia un modelo espiral de las creencias de eficacia en el studio del burnout y del engagement. [Towards a spiral model of efficacy beliefs, burnout and engagement]. *Ansiedad y Estrés, 11*, 215-231.
Salanova, M., Cifre, E., Llorens, S., & Martínez, I. M. (2007). *Caso a caso en la prevencion de riesgos psicosociales. Metodologia WONT para una organizacion saludable* [Case-to-case in the psychosocial risk prevention. WONT methodology to a healthy organization]. Bilbao: Lettera Publicaciones.
Salanova, M., Llorens, S., & Schaufeli, W. B. (2008). *Upward spirals of efficacy beliefs: A longitudinal and multi-sample study.* Manuscript submitted for publication.
Salanova, M., Llorens, S., Cifre, E., Martínez, I., & Schaufeli, W. B. (2003). Perceived collective efficacy, subjective well-being and task performance among electronic work groups: An experimental study. *Small Groups Research, 34*, 43-73.
Salanova, M., Peiró, J. M., & Schaufeli, W. B. (2002). Self-efficacy specificity and burnout among information technology workers: An extension of the Job Demands-Control Model. *European Journal of Work and Organizational Psychology, 11*, 1-25.
Schaubroeck, J., & Merrit, D. (1997). Divergent effects of job control on coping with work stressors: The key role of self-efficacy. *Academy of Management Journal, 40*, 738-754.
Schaufeli, W. B., & Bakker, A. B. (2004). Job demands, job resources and their relationship with burnout and engagement: A multi-sample study. *Journal of Organizational Behavior, 25*, 293-315.
Schaufeli, W. B., & Salanova, M. (2007). Work engagement: An emerging psychological concept and its implications for organizations. In S. W. Gilliland, D. D. Steiner, & D. P. Skarlicki (Eds.), *Research in social issues in management (Volume 5): Managing social and ethical issues in organizations* (pp. 135-177). Greenwich, CT: Information Age Publishers.
Schaufeli, W. B., & Van Rhenen, W. (2006). Over de rol van positieve en negatieve emoties bij het welbevinden van managers: Een studie met de Job-related Affective Wdl-being Scale (JAWS) [About the role of positive and negative emotions in

managers' well-being: A study using the Job-related Affective Well-being Scale (JAWS)]. *Gedrag & Organisatie, 19,* 323-344.

Shea, C. M., & Howell, J. M. (2000). Efficacy-performance spirals: An empirical test. *Journal of Management, 26,* 791-812.

Stajkovic, A. D., & Luthans, F. (1998). Self-efficacy and work-related performance: A meta-analysis. *Psychological Bulletin, 124,* 240-261.

Stetz, T. A., Stetz, M. C., & Bliese, P. D. (2006). The importance of self-efficacy in the moderating effects of social support on stressor-strain relationships. *Work & Stress, 20,* 49-59.

Tims, M., Bakker, A. B., & Xanthopoulou, D. (2009). *Do transformational leaders enhance their followers' daily work engagement?* Manuscript submitted for publication.

Tsai, W. C., Chen, C. C., & Liu, H. L. (2007). Test of a model linking employee positive moods and task performance. *Journal of Applied Psychology, 92,* 1570-1583.

Ventura, M., Salanova, M., & Llorens, S. (2008). *The Predicting role of self-efficacy on burnout and engagement: the role of challenge and hindrance demands.* Manuscript submitted for publication.

Westman, M., Hobfoll, S. E., Chen, S., Davidson, O. B., & Laski, S. (2005). Organizational stress through the lens of conservation of resources (COR) theory. In P. L. Perrewe & D. L. Ganstyer (Eds.), *Research in occupational stress and well-being,* (Vol. 4, pp. 171-224). Oxford: Elsevier.

Xanthopoulou, D., Bakker, A. B., Demerouti, E., & Schaufeli, W. B. (2009a). Reciprocal relationships between job resources, personal resources, and work engagement. *Journal of Vocational Behavior, 74,* 235-244.

Xanthopoulou, D., Bakker, A. B., Demerouti, E., & Schaufeli, W. B. (2009b). *A diary study on the happy worker. How job resources generate positive emotions and build personal resources.* Manuscript submitted for publication.

Xanthopoulou, D., Bakker, A. B., Demerouti, E., & Schaufeli, W. B. (2009c). Work engagement and financial returns: A diary study on the role of job and personal resources. *Journal of Occupational and Organizational Psychology, 82,* 183-200.

Xanthopoulou, D., Bakker, A. B., Heuven, E., Demerouti, E., & Schaufeli, W. B. (2008). Working in the sky: A diary study on work engagement among flight attendants. *Journal of Occupational Health Psychology, 13,* 345-356.

10

エンゲイジメントとスライヴィング：エネルギーと仕事への結びつきに対する補足的視点[1]

Gretchen M. Spreitzer, Chak Fu Lam, and Charlotte Fritz

　本章では，従業員と仕事との結びつきに関する2つの類似した概念であるスライヴィングとエンゲイジメントについてレビューする。これらの概念は，現在までまったく異なるものであると考えられてきた。これら2つの概念について明らかにするためには，相互の関係の中でこれらを精査することが重要である。そのため本章では，はじめにそれぞれの概念について定義を行い，続いて2つの概念が弁別可能ではあるものの概念的には重複していることについて検証する。さらに，それぞれの概念に先行する主要な要因とアウトカムについて検討する。最後に，職場においてエンゲイジメントとスライヴィングを組織的に高める方法について，リーダーシップの視点も含めて議論し，今後の研究の方向性について述べる。

---

[1] この研究に財政的支援をしていただいたミシガン大学ロス・スクール・オブ・ビジネスとボーリング・グリーン州立大学に謝意を表する。

2つの概念の定義

職場におけるエンゲイジメントとは何か

エンゲイジメントの研究には，主に2つの視点がある。ひとつは，**ワーク・エンゲイジメント**に焦点を置いたものであり，この視点による論文数は現在まで20編以上にのぼる。Schaufeli らは，ワーク・エンゲイジメントをバーンアウトに対するポジティブな対立概念として定義している（たとえば，Schaufeli & Bakker［本書の第2章］; Schaufeli, Bakker, & Salanova, 2006a; Schaufeli, Martínez, Pinto, Salanova, & Bakker, 2002; Te Brake, Gorter, Hoogstraten, & Eijk-man, 2007）。エンゲイジメントは，達成感についてのポジティブな感情 - 動機状態として概念化されており，次の3つの側面で構成されている。

- 活力：対極に位置するバーンアウトの下位因子は情緒的疲弊感（Schaufeli & Bakker, 2004）。働いているときの高レベルのエネルギーと精神的な回復力。自分の仕事に努力を投資することへの喜び。容易に疲弊しないでいられる能力。困難に直面したときの粘り強い頑張り。
- 熱意：対極に位置するバーンアウトの下位因子はシニシズム。自分の仕事に対する強い関与。熱心で，有意義感を伴う。誇り高く創造的な感覚（Bakker, Demerouti, Schaufeli, 2005b）。
- 没頭：自分の仕事に全面的に専心し，仕事からなかなか離れられない状態（Schaufeli et al., 2002）。

ワーク・エンゲイジメントに関する最近の研究の中には，エンゲイジメントの最初の2つの次元である活力と熱意のみに焦点を置き，没頭を分析の対象から除外したものがある（たとえば，González-Romá, Schaufeli, Bakker, & Lloret, 2006; Rothmann & Jordaan, 2006）。これは，没頭がバーンアウト

の3つ目の下位因子である職務効力感の低下の対極的概念ではないことに起因することは言うまでもないが，没頭という概念に関わる構成概念妥当性の問題にも原因があると考えられる（Schaufeli & Salanova, 2007a)[2]。

　外向的で行動力があるというだけではなく，あまり神経質でないといったことも，ワーク・エンゲイジメントを高める要素であることが実証的研究から明らかにされている（Langelaan, Bakker, Van Doornen, & Schaufeli, 2006)。ワーク・エンゲイジメントは，仕事への関与や組織へのコミットメントとも区別される（Hallberg & Schaufeli, 2006)。また，ワーク・エンゲイジメントは個人だけではなく集団においても認められる（Bakker, Van Emmerik, & Euwema, 2006)。

　エンゲイジメントに関する2つ目の視点は，Kahn（1990）による**役割**エンゲイジメントに焦点を置いた質的な研究である。Kahnは，役割エンゲイジメントを，「従業員が自分の役割を遂行しているときに自分自身を身体的，認知的，情緒的に表現するときの，従業員と従業員自身の仕事の役割との結びつき」(p.694）と定義した。Kahnは，サマーキャンプのカウンセラーと建築会社の専門職を対象にした質的調査から，人間は自分の仕事を行う過程において意義や心理的安全感を自覚し，非常に重要な資源が利用可能であるという体験をしたときに仕事に完全にエンゲイジする可能性が高くなることを明らかにした。

　Rothbard（2001）によって行われた仕事‐家庭葛藤に関する研究では，Kahnの研究に基づき，役割エンゲイジメントに関する2つの重要な構成要素が指摘された。それは，注意（認知機能の高さと役割について考える際に費やす時間量）と没頭（役割に専念していることと役割に焦点を当てる強度）である。大学に勤務する人々を対象とした大規模調査から，Rothbardは，

---

[2] 加えて，Shirom（2004）は，Schaufeliら（2002）の活力と熱意の次元は幅が広すぎないかという疑問を呈した。Shiromは，活力はレジリエンスと区別されるべきであり，熱意は関与と区別されるべきであることを示唆している。Shiromはさらに，活力は，認知的，情緒的，生理的要素を含むべきだとも提案している。

ひとつの役割（仕事もしくは家庭）におけるエンゲイジメントが，別の役割（仕事もしくは家庭）におけるエンゲイジメントを高める効果と枯渇させる効果の両方をもっていることを明らかにした。男性は，仕事によって家庭生活が豊かになるという経験をもつ傾向があるのに対して，女性は，家庭によって仕事生活が豊かになるという経験をしていた。

以上のように，第一と第二のいずれの視点も没頭の概念を含んではいるが，自分の仕事との結びつきに関するメカニズムという点において両者は異なっている。Schaufeli らは，自分の仕事の役割に対する情動的でエネルギーに満ちた結びつきに言及しているのに対して，Kahn と Rothbard は，自分の仕事の役割に対する認知的で注意に関する結びつきについて言及している。本書は，主にエンゲイジメントの第一の視点であるワーク・エンゲイジメントに焦点を当てたものであることから，本章でもこちらの視点に焦点を当てることにしたい。

スライヴィングとは何か

Spreitzer ら（2005）に基づき，本章ではスライヴィングを，「自分自身の成長に向かって進歩している，あるいは前進しているという感覚」（p.538）ととらえ，学習する力と生命力という，個人の成長に関する2つの次元で構成されるものと定義する。**学習する力**とは，個人が知識や技能を習得し仕事に適用できるという感覚であり（Dweck, 1986; Elliot & Dweck, 1988），個人がどのように発達し，継続的に成長していくかがテーマとなる。**生命力**とは，エネルギーに溢れている（Ryan & Frederick, 1997; Nix, Ryan, Manly, & Deci, 1999），意気込みがある，頭が冴えている，一日一日を楽しみにすることができるというポジティブな感覚である。生命力は，Shirom（2004, 2006）の活力や，Thayer（1978, 1987）の落ち着いたエネルギーの状態と類似している。落ち着いたエネルギーの状態とは，エネルギーに満ちた覚醒と，緊張の減少の両方を感じている状態を指す。学習する力と生命力はどちらもスライヴィングにとって重要な構成要素である（Spreitzer et al., 2005）。も

し，ある人が，学習する力があるにもかかわらず枯渇してバーンアウトしているように感じているとしたら，その人はスライヴィングしていないということになる。逆に，ある人が，生命力に満ちていても，自分の学習が停滞しているように感じていたとしたら，その人もスライヴィングしていないことになる。スライヴィングは，学習する力と生命力が結びついた状態なのである。

　ではなぜ，スライヴィングは学習する力と生命力で構成されるのであろうか。第一に，この2つの次元は，個人的成長に関する心理的経験の感情的次元（生命力）と認知的次元（学習する力）の両方を包括しているということである（たとえば，Carver, 1988; Ryff, 1989）。Ryffは，人間は成長したと感じるとき，自分自身の自己知識と有効性（つまり学習する力）が向上したと認知すると述べている。Ryffは，個人的成長は心理的ウェルビーイングの重要な次元のひとつであるととらえている。Ryffの個人的成長の概念は特に，人が人生の逆境的状況に対処する際に役に立つ。同様に，Carver (1998) はスライヴィングを，エネルギーを与えて活き活きとさせるようなポジティブな能力や，建設的で前向きな方向性（つまり生命力）の心理的経験ととらえている。このように，心理学に関する先行研究では，スライヴィングの情動的基盤と認知的基盤とがすでに強調されていたのである。

　第二に，成長に関する質的研究（Sonenshein, Dutton, Grant, Spreitzer, & Sutcliffe, 2005）においては，人間の成長と発達の過程には学習する力と生命力が重要であることが指摘されている。Sonensheinらは，3つの組織（金融サービス業，製造業，非営利の対人サービス業）を対象とした面接調査において，従業員が自分の人生において仕事でスライヴィングを経験したときのことを想起する際，エネルギーと個人的発達の2つの主要なテーマが示されることを明らかにした。

　スライヴィングは，ある人がある時点においてかなりスライヴしている，あるいはそれほどスライヴしていない，というような連続体としてとらえられる（Spreitzer & Sutcliffe, 2007）。人は，スライヴしているかしていない

かのいずれかの状態を経験するというよりも，むしろある程度の幅をもってスライヴィングを経験しているのである。また，スライヴィングは，個人の特性としてではなく，仕事の文脈で形成される心理状態としてとらえられる。仕事でより多くの（あるいは少ない）スライヴィングを経験するように動機づけるパーソナリティ特性が存在する可能性もある。たとえば，学習への志向性をもつ人は，学習の機会に恵まれるよう，あらかじめ動機づけられているであろう。ただし，ここで私たちが概念化しようとしているのは，状態としてのスライヴィングである。スライヴィングは，学習する力と生命力の同時経験であり，人間の成長に関する主要な構成要素である認知的要素と感情的要素の両方を反映したものである。

スライヴィングに関する実証的研究

最近の実証的研究では，スライヴィングの2次元的概念構造を含めて，構成概念妥当性を概ね支持している（Porath, Spreitzer, Gibson, Cobb, & Stevens, 2008b）。Porathらは，3種類の対象者（MBAプログラムに入学した若い専門職者，大規模な総合大学のブルーカラーの組合員，6つの産業領域における専門職者）に共通して，学習する力と生命力がスライヴィングの高次構成概念に該当することを明らかにした。確認的因子分析では，2因子モデルがデータによく適合していることが示された。学習する力と生命力という2つの次元の信頼性は，.80以上と高かった。さらにPorathらは，実証的に，スライヴィングを繁栄や中核的自己評価といった関連する構成概念から区別した。

職場におけるスライヴィングの役割に関する他の調査研究では，変化する労働環境の真っ只中にあって，スライヴィングが適応にポジティブに貢献することが明らかにされた（Porath, Spreitzer, & Gibson, 2008a）。具体的には，MBAプログラムに入学した若い専門職者において，プログラムの開始に先立ち，より多くのスライヴィングを報告した者は，最初の学期の間に困難な経験に直面しても，よりレジリエント（問題や障壁から立ち直って，そこか

図10-1

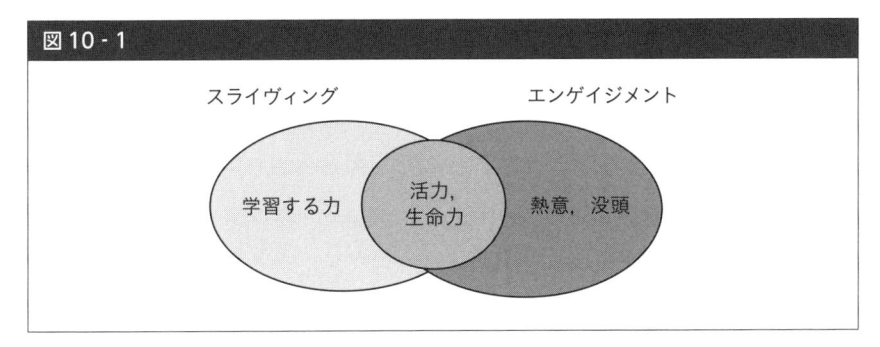

スライヴィング　　　　エンゲイジメント

学習する力 | 活力, 生命力 | 熱意, 没頭

スライヴィングとエンゲイジメントの重複と相違

ら何かを学ぶこと）であることが明らかになった。さらに彼らは，教授陣や他の学生たちとの質の良い結びつきがあることを報告した。6つの産業領域における専門職者においても，より多くのスライヴィングを報告した者は，上司から，キャリア開発において高い自発性をもっている（訓練機会をより多く活用し，将来の方向性について先取的にフィードバックを求めている）と評価された。

　スライヴィングはまた，変革的行動にとって重要であるのはもちろんのこと，役割内と役割外の仕事のパフォーマンスにとっても重要であることが明らかにされている（Porath et al., 2008a）。ブルーカラーの組合員たちの中で，より多くのスライヴィングを報告した者は，その上司から，仕事をより上手にこなしていると評価されていたのである。同じことは，ホワイトカラーの従業員についても当てはまるように思われる。なぜなら，ホワイトカラーの従業員は，役割内の仕事のことについても組織市民行動などの役割外のことについても，良いパフォーマンスを示すことが明らかにされているからである。仕事のパフォーマンスに関するこれらの知見は，仕事の満足感や組織へのコミットメントなどの，仕事のパフォーマンスに関連するとされる伝統的な予測因子よりも重要である。たとえば，イスラエルの専門職者を対象とした研究では，スライヴィングが仕事における高水準の変革的行動と関係していることが明らかにされている（Carmeli & Spreitzer, 2008）。

スライヴィングとエンゲイジメントの類似点と相違点

　スライヴィングとエンゲイジメントには概念的な重複があるのは明らかである（図10-1参照）。両者はともに，ポジティブな感情的-動機的状態である。どちらも安定的なパーソナリティ特性として概念化されてはいない。両者は，エネルギーに焦点を置いた次元を有している（エンゲイジメントにおける活力と，スライヴィングにおける生命力）。しかし，エンゲイジメントにおける活力の定義は，生命力よりも幅が広い。生命力は，仕事でのエネルギーに関するものである一方で，活力は，困難時のレジリエンスと粘り強さの概念を含むからである。

　一方，スライヴィングとエンゲイジメントにはいくつか区別される点もあるように思われる。なお，今日に至るまで，この2つの構成概念を並列して調査した研究はひとつも存在しないことから，ここでは「思われる」という言葉を用いる。したがって，本節の記述は推論的なものになっている点にご注意いただきたい。ワーク・エンゲイジメントが仕事の現状でのパフォーマンスに焦点を置くのに対して，スライヴィングは仕事の改善に，より焦点が当たっているのではないかというのが私たちの見解である。具体的には，活力以外に，エンゲイジメントにはその他の2つの次元として熱意（プライドと有意義性）と没頭（仕事に深く専心していること）がある。これら2つの次元は，いま行うべき仕事に対してその人がどの程度関与し，またそれがどれほどの強さであるかをとらえている。エンゲイジメントは日によって変動することもありうるが（Sonnentag, 2003），現状において仕事にエンゲイジすることに，より焦点が置かれているように思われる。

　対照的に，スライヴィングの第二の次元である学習する力について考慮したとき，スライヴィングには，仕事での改善や成長に，より焦点が置かれていると言える。学習は，より良くなること，成長して自分がなりたい人間になることをテーマとしている。このようにスライヴィングには，ある人が時間とともに発達していく過程における進歩や前向きな動きが象徴的に含まれている。スライヴィングは人の発達の過程，すなわち成長や前向きな進歩を

テーマとしているのである。エンゲイジメントの構成要素である熱意や，特に没頭は，どちらかというと現状における仕事のパフォーマンスに焦点を置いているかもしれないが，スライヴィングの場合には，改善または成長を志向する学習する力という要素が存在するのである。

このように，エンゲイジメントとスライヴィングの定義は相補的だが区別可能だと思われる。エンゲイジメントでは活力，スライヴィングでは生命力というように，それぞれがポジティブなエネルギーを含んでいる。そのため，個人が仕事にエンゲイジしているときには，たいてい，その人はスライヴィングしている可能性も高いと言える。つまり両者はお互いにポジティブな影響を及ぼし合っている可能性があると言えるだろう。とはいえ，エンゲイジメントは熱意と没頭に焦点を置き，スライヴィングは学習する力に焦点を置いているのだから，ある人が仕事にエンゲイジしながらもスライヴしてはいないという可能性はある。たとえば，ある従業員は仕事にエンゲイジしている，すなわちエネルギーに満ちて，自分の仕事の目的に熱意を捧げ，非常に没頭している（おそらくフロー状態にさえなっている）と感じていても，必ずしも学習や成長をしているとは限らない。長期的な仕事に就いている人にとっては，これが現実かもしれない。彼らは，自身の仕事の中で高水準の能力と効力感を経験するのはもちろんのこと，目的意識やその仕事との関わりを心から実感しているかもしれない。しかしそのような状態でも，学習と個人的成長の機会という点では高原状態や停滞状態にあると感じている可能性もあるのである。逆に，スライヴしている（エネルギーに満ちて，新しい方向に学習・成長している）のにエンゲイジしていないということもありうる。このような人は，自己啓発やキャリア開発，自分の仕事，あるいは新しいポジションのための新しい道を探求しながら，現在の仕事への熱意を減じるようなやり方で成長・発展しているという可能性もある。これらの人たちは，重大なキャリア変更を追求している人たちなのかもしれない（Ibarra, 2002）。

まとめると，エンゲイジメントとスライヴィングはエネルギーという次元

では相補的である一方，エンゲイジメントには熱意・没頭，スライヴィングには学習する力という次元が存在する点に違いがあると言える。次の節では，エンゲイジメントとスライヴィングの先行要因と結果を，相違点はもちろんのこと，類似点についても検討する。

エンゲイジメントとスライヴィングの先行要因とその結果

何がエンゲイジメントとスライヴィングを予測するのか

ワーク・エンゲイジメントに関する研究において最もよく調査されている予測因子は，仕事の要求度と仕事の資源である。仕事の要求度についての研究の大多数が，仕事‐家庭葛藤（Mauno et al., 2007）だけでなく，時間的プレッシャー（Demerouti, Bakker, de Jonge, Janssen, & Schaufeli, 2001a），仕事の不安定性（Mauno, Kinnunen, & Ruokolainen, 2007），シフトワーク（Demerouti et al., 2001a），過剰な仕事の負荷（Llorens, Schaufeli, Bakker, & Salanova, 2006）といった仕事の要求度がエネルギーを枯渇させ，ストレインを生み，バーンアウトの原因になることを示している。仕事の要求度は認知的にも身体的にも大きな負担を強いることから，ワーク・エンゲイジメントに本来内在する熱意を低下させる可能性がある。また，高すぎる仕事の要求度は従業員が仕事に没頭するようにさせるどころか，むしろ仕事から脱エンゲイジさせる原因ともなりかねない。

しかし，仕事の要求度のワーク・エンゲイジメントへの効果に関しては，依然として明確な結論を下すには至っていない。仕事の要求度は，ジョブ・エンゲイジメントの没頭と熱意にポジティブな効果をもたらすことが明らかにされている（Llorens et al., 2006）が，活力に対しては何の効果も及ぼしていない（Mauno et al., 2007）。仕事の要求度（課題に関する要求度）とエンゲイジメントの関連性を時間の経過（3週間後）を踏まえて検討したところ，両者の間には何の関係も見出されなかった（Llorens, Schaufeli, Bakker, & Salanova, 2007）。そればかりか，教員を対象とした研究では，仕事の要

求度はエンゲイジメントの活力や熱意とネガティブな関係があることが明らかにされた（Hakanen, Bakker, & Schaufeli, 2006）。このように，仕事の要求度とエンゲイジメントとの関連については一貫した結果が示されていない。

対照的に，仕事のコントロール（Hakanen, Bakker, & Demerouti, 2005; Mauno et al., 2007），社会的支援（Schaufeli & Bakker, 2004），上司からのコーチング（Schaufeli & Bakker, 2004），組織風土（Hakanen et al., 2006），パフォーマンス・フィードバック（Demerouti et al., 2001a; Llorens et al., 2006）のような仕事の資源は，仕事の要求度にうまく対処できるように一貫してエンゲイジメントに燃料を供給し，ストレッサーに対抗するための防御を提供することが明らかにされている。これらの資源は，仕事に対する熱意と仕事との一体感の形成に役立つ（Demerouti, Bakker, Nachreiner, & Schaufeli, 2001b）。仕事の要求度に関する知見には一貫した結果が認められていないものの，仕事の資源については，ワーク・エンゲイジメントの増進に貢献することが一貫して認められている（Llorens et al., 2006）。

今日まで，仕事の要求度，仕事の資源，スライヴィングの間の関係をはっきりと示した研究はほとんどない。そのため，ここでの議論も推測的なものとなる。仕事の資源は，ワーク・エンゲイジメントに対するポジティブな効果と並んで，仕事でのスライヴィングに含まれる生命力を駆り立てることが期待される。資源は，ストレスによる消耗から心身を守る働きをする（Hobfoll, 1989）。先行研究では，信頼や結びつきの強さ（Carmeli & Spreitzer, 2008），意思決定の自律性，幅広い情報の共有，信頼と敬意の風土（Porath, Spreitzer, & Gibson, 2008a）といった仕事の資源が，職場でのスライヴィングに貢献することが明らかにされている。

仕事の要求度が，スライヴィングに対してポジティブな効果をもちうることも推測できる。新しい課題や対応困難な顧客のような仕事の要求度は，スライヴィングに含まれる学習する力を高めることがある。認知的・情動的覚醒を刺激する仕事の要求度は，労働者が仕事で新しいことを試み，リスクを

冒し，挑戦する機会を創造するのである。つまり，仕事の要求度は，仕事における学習と成長に貢献する可能性があるのだ。スライヴィングに対する仕事の要求度の効果に関する明白な研究はまだ存在しないが，リーダーシップの根源的な状態に関する Quinn（2005b）の議論の中で展開された考え方を引用することは可能である。Quinn は，大きな昇進のチャンス，仕事上の失敗のリスク，深刻な病気，離婚，愛する人の死のような困難が，いかに私たちを動揺させ，学習の潜在的可能性を増大させることにつながるかについて議論している。この種の人生における衝撃によって，私たちは，自分の最も根源的な価値と基本的な本能を利用するように動機づけられるのである。こうした考え方は，心理学における心的外傷後の成長に関する膨大な文献とも合致している。(Tedeschi, Park, & Calhoun, 1998)。

仕事の要求度とスライヴィングとの間には，仕事の要求度とエンゲイジメントとの関係と同様に，曲線関係があると仮定してもいいかもしれない。仕事の要求度が低すぎると学習を妨げ，熱意を制限してしまう可能性がある。しかし，極端な時間的プレッシャーがあったり，高水準の感情労働を伴ったりするなど，仕事の要求度が高すぎると，その人はもはやエネルギーを感じられないほどまで資源を枯渇させ，スライヴィングとエンゲイジメントの低下を招きかねない。仕事の要求度が高すぎることは，情報の過剰負荷にもつながり，個人的成長を刺激するどころかむしろ台なしにしてしまうこともある（Porath et al., 2008a）。これらのことから，仕事の要求度はスライヴィングとエンゲイジメントに対して曲線的影響を与える可能性があると言える。

ワーク・エンゲイジメントと，おそらくスライヴィングの予測において最も重要なのは，仕事の要求度と仕事の資源の相互作用かもしれない（Bakker, Demerouti, & Euwema, 2005a）。仕事の資源が高いとき，仕事の要求度はエンゲイジメントを高める効果をもつ（Bakker, Hakanen, Demerouti, & Xanthopoulou, 2007; Hakanen et al., 2005）。私たちは，仕事の要求度と仕事の資源との間に存在する交互作用と同じような関係が，スライヴィングに関しても成立すると推察している。

私たちはさらに，資源が個人の内面から自然に発生するということ（内生性）が，エンゲイジメントとスライヴィングの両方に関係するもうひとつの重要な問題ではないかと考えている。仕事の要求度と仕事の資源はしばしば従業員に影響する外的影響（つまりそれらが外生的，すなわち外部から発生しているということ）としてモデル化されている。両者は，従業員が組み込まれている文脈の特徴を表している。ワーク・エンゲイジメントとスライヴィングは，従業員にとっての内生的資源という特徴を有しているのかもしれない。このような内生的なとらえ方からは，Hobfoll (1989) の資源保存 (conservation of resources [COR]) 理論における獲得のスパイラルの概念と同様に，相互的な因果関係が想定される。スペインの大学生グループを対象とした最近のある研究では，実際に内生的な資源について検討し始めている。その結果，エンゲイジメントが時間とともに効力感を増大させ，それが次に課題の中に含まれる資源を増大させることが示されている（Llorens et al., 2007）。

私たちは，この内生性がスライヴィングに関しても当てはまると考えている。Spreitzerら (2005) は，スライヴしている従業員は，自分たちの労働環境を形成するために意欲的に働くと仮定している。スライヴしている従業員は，ただ単に労働環境から影響を受けるだけではなく，エネルギーを創造し，学習の機会を求めるという自身のニーズに合うように労働環境を形成し，影響を与えていくのである。これは，ジョブ・クラフティング（Wrzesniewski & Dutton, 2001）という形態をとることがある。ジョブ・クラフティングとは，従業員が自分の仕事への取り組み方を大きくないし小さく変えることによって，自分のニーズに合致する方向に進んでいくことをいう。この労働環境の形成は，部下から上司への問題提起（Dutton, Ashford, O'Neill, & Lawrence, 2001）という形態をとることもある。これは，個人が率先して組織を説得し，その個人にとって重要な自発性を組織が高く評価するよう働きかけることをいう。スライヴィングに関する理論的展開のなかでは，労働環境は仕事中の個人に影響を与えるものであるとともに，個人から影響を与え

られるものであるともとらえられている。ワーク・エンゲイジメントについても同じことが言えるようである。次の節では，エンゲイジメントとスライヴィングの主要なアウトカムに目を向けていくことにしよう。

エンゲイジメントとスライヴィングが個人と組織に及ぼす影響

2つの構成概念の主要なアウトカム

エンゲイジメントとスライヴィングは相補的だが区別される側面がある。このことを考慮すると，この2つの構成概念は同じアウトカムを予測する一方で，異なるアウトカムを予測する可能性もあることが考えられる。類似した点としては，これらの構成概念は両方とも仕事の高いパフォーマンスに関係しているということである。いずれの構成概念もエネルギーに満ちた状態を含んでいることから，どちらもパフォーマンスを高めるために必要な動機を供給している。エンゲイジメントは，従業員の高いパフォーマンスや顧客のロイヤルティ［訳注：顧客が利用したホテルやレストランを再訪したいという意思］に関係していることが明らかにされており（Salanova, Agut, & Peiró, 2005），スライヴィングは，キャリア・イニシアティブ［訳注：キャリアに対する方向づけ］や役割内と役割外の仕事のパフォーマンスに関係していることが明らかにされている（Porath et al., 2008a）。

先行研究では，エンゲイジメントと多数のアウトカムとの関係を支持する結果が得られている。これらのアウトカムとしては，組織コミットメント（Llorens et al., 2006），離職意思・転職率の減少（Hallberg & Schaufeli, 2006; Schaufeli & Bakker, 2004），キャリアの満足感（Koyuncu, Burke, & Fiksenbaum, 2006），バーンアウトや健康問題の減少（Bakker et al., 2006; Hallberg & Schaufeli, 2006; Koyuncu et al., 2006; Schaufeli, Taris, & Bakker, 2006b），配偶者のエンゲイジメント（Bakker et al., 2005），前向き行動（Sonnentag, 2003）などがある。

一方，スライヴィングは，変化する環境への適応（Porath et al., 2008a），創造的・革新的行動（Carmeli & Spreitzer, 2008），組織市民行動と正の関係にあることが実証されている。これらのアウトカムには，従業員の役割に要求される以上の行動が含まれている。良好な適応，革新的行動，組織市民行動にエンゲイジするということ自体が，学習という観点から見て，報酬に値するものである。従業員はこれらの行動から何かを学ぶのである。
　スライヴィングは，レジリエンス（問題や障壁から立ち直って，そこから学ぶ能力；Sutcliffe & Vogus, 2003）のようなアウトカムとも関連している（Porath et al., 2008b）。スライヴィングについての研究は比較的初期の段階にあることから，ここではSpreitzerら（2005）によって提案された概念的アイディアに基づき，スライヴィングに関係している可能性のある他のアウトカムについても議論したいと思う。スライヴィングは，より一層エネルギーや有意義感を与えてくれる仕事を創造するためのジョブ・クラフティング（Wrzesniewski & Dutton, 2001），新たな努力による探求と実験，あるいは新しいビジョンに向かうための変化に焦点を置いた変革的リーダーシップ（Bass, 2005）といったような，未来に方向づけられた先取的なアウトカムに関係しているのではないかと思われる。学習と個人的成長に焦点を置けば，スライヴィングとこれらの変化に方向づけられた形態のアウトカムとを結びつけることが可能なのではないかとも考えられる。
　スライヴィングは，どのようなメカニズムでこのような先取的アウトカムを引き起こすのであろうか。ひとつの可能性として考えられるのは，意味形成（Weick, 1993）である。意味形成とは，非常に複雑な，あるいは不確定な状況において決断するために**状況を認識し理解する**プロセスを創造することを指す。スライヴィングに含まれる学習する力とエネルギーは，労働環境のさらなる意味形成を可能にする。スライヴィングに含まれる学習する力により，私たちは自分の仕事で何が機能していて何が改善されうるのかについて，より注意深くなれるのである（Langer, 1990）。また，自分の仕事の文脈についてもより注意深くなり，将来の成長と発達に関係する脅威と機会

(Jackson & Dutton, 1988) について，より明確な考えをもつことができるようになる。意味形成の向上を通じて，従業員は自分のその時々の活動をモニターし，問題を前もって予期し，障壁となる出来事に対しては硬直的ではなく柔軟な方法で迅速に対応することができるようになる。注意深く行動し，重要な調整を即時的に行うことができるようになることで，予想外の出来事に上手に対処し，挑戦的で競争的な環境の中でも将来への方向づけを維持できるようになるのである（Weick & Sutcliffe, 2007）。

考えられるもうひとつのメカニズムは，行動レパートリーの開発である。従業員は，学習が進むにつれて仕事に関する知識を多く得るようになり，結果として，困難な課題を解決するために適用可能な行動レパートリーの範囲が拡大される（Sutcliffe & Vogus, 2003, p.107）。行動レパートリーが開発されると，未来の新たな難題を解決するために既存の知識を組み替えることができるようになる。これはしばしばブリコラージュ（Weick, 1993）と呼ばれる。ブリコラージュの結果，従業員は自分の仕事に対する自己効力感を得ることができるようになる。自己効力感を高めることによって，従業員は物事に対してそれほど身構えなくなったり，危機や失敗に直面した際に身構える経験が減ることでレジリエンスが促されたりする。また，意思決定に関する自己のコントロール感を低減させて，専門家に問題解決をゆだねられるようにもなる。さらには，息抜きのための認知的，情動的，関係的資源を活用することができるようにもなる。これらはいずれもレジリエンスを増大させるものである（Sutcliffe & Vogus, 2003）。スライヴィングは，行動レパートリーの開発を促し，それにより労働者は，逆境や予想外の出来事に直面してもレジリエントになれるのである。

次節では，仕事にエンゲイジし，スライヴもしている部下を成長させるためのリーダーシップについて議論する。また，リーダーがどんな条件ではエンゲイジメントに焦点を当て，どんな条件ではスライヴィングに焦点を当てればよいかについても議論する。

職場でエンゲイジないしスライヴしている部下を
成長させるためにリーダーにとって必要な条件

　エンゲイジメントとスライヴィングの主要なアウトカムについて論じるにあたり，重要な仮定がある。それは，これらの構成概念はいずれも，リーダーが部下に対してぜひそうなってほしいと望む，前向きなものであるということである。本節では，部下がエンゲイジし，スライヴするように，リーダーが考慮すべきいくつかの重要な点について議論する。また，仕事で部下を最適な程度にエンゲイジさせ，スライヴさせるために，リーダーが注意すべき点をいくつか述べる。

リーダーは自分の部下が期待するような人材に自分自身がならなければならない
　部下が仕事にエンゲイジないしスライヴするためには，リーダーがそのようなポジティブな感情 - 動機状態のモデルを示すことが重要である。リーダーのエネルギーが不足していると，部下は，リーダーのエネルギーが不足した仕事の進め方を真似してしまうかもしれない。同様に，リーダーに熱意や没頭が欠けていると，部下も自分自身の仕事に対するやる気をなくしてしまうかもしれない。スライヴィングの視点から言えば，もしリーダー自身が失敗のリスクを冒してまで新しいことを試みない場合には，部下にとっても，新しいことを試みることが心理的に安全だと感じるのは難しいであろう（Edmondson, 1999）。リーダーは，自分の部下のエンゲイジメント（Schaufeli & Salanova, 2007b）とスライヴィングの役割モデルとして行動することが必要である。

リーダーは部下の学習の方向性を選択し，開発する
　生まれながらにして学習へと向かいやすい傾向や，ポジティブな感情や高いエネルギーを抱きやすい傾向をもつ人がいる。Dweck ら（Dweck, 1986;

Dweck & Leggett, 1988) は，いくつかの目標志向性を同定しているが，エンゲイジメントとスライヴィングに最も関連がある志向性は，パフォーマンスと学習に関するものである。私たちがパフォーマンス重視の目標を採用するときには，課題のパフォーマンスによって自らの能力を証明しポジティブな判断を得ようとするか，あるいは自分の能力に対するネガティブな判断を回避しようとするかのどちらかを実行する。パフォーマンス志向の強い人は，失敗に直面すると，それを自分の能力不足のせいにし，ネガティブな感情を経験したり，活動から全面的に撤退したりしようとする。一方，学習志向の強い人は，何か新しいものを理解しようとしたり，ある活動について自分の能力を高めようとしたりする。学習志向の強い人は，挑戦的な課題を探し出すことが好きであり，能力というものは鍛えることが可能で，高められると信じている。失敗しても，それを自分の能力のせいにするのではなく，フィードバックの一形態として扱うことができる。

　リーダーが自分の部下の学習志向性を伸ばすことができれば，より多くの従業員にエンゲイジメントとスライヴィングを生み出すことができると考えられる。パフォーマンス重視の目標を採用する従業員は，自分自身のパフォーマンスと，他人が自分の仕事をどう評価しているかということで頭がいっぱいになっている。そのため，このような従業員は，「自分はどのように仕事をしているのであろうか？」，「他人は私のことをどう評価しているのだろうか？」といった自己意識や自己注目などといったセルフモニタリング活動を行っている。結果的に，目の前のやるべき仕事ではなく，自分のことで頭がいっぱいになってしまうため，エネルギーが枯渇してしまうのである (Kaplan, 1995)。このように，パフォーマンス志向は，エネルギーを枯渇させてしまう可能性が高いと言える。

　逆に，学習志向の高い従業員は，過剰なセルフモニタリングによってエネルギーが枯渇する可能性は比較的低い。挑戦的状況を探索し，興味と好奇心を駆り立てるような探求的学習に従事することで，自己意識が減り，自己注目のためにそれほどエネルギーを枯渇させなくてすむ。リーダーは，学習志

向性をもつ部下に対して，エンゲイジメントやスライヴィングを高めることが可能である。

リーダーは，パフォーマンスを高めるというよりも，むしろストレインを高める仕事の要求度から部下を守る，クッションのような役目を果たすことができる

　仕事の要求度は，スライヴィングに本来備わっている学習する力を引き出す可能性がある。仕事の要求度は，安全な領域から飛び出してリスクを冒し，新しいことを試みるように人々を駆り立てるような挑戦を供給することがある（Quinn, 1996）。一方，仕事の要求度は従業員のエネルギーを枯渇させてしまうことがあることから，スライヴィングとエンゲイジメントに対して多大な損失を与える可能性もある。とりわけ，役割不明瞭性は機能不全に陥った仕事の要求度のうち，リーダーが取り組むことができるもののひとつかもしれない。役割不明瞭性とは，労働者が自分に対する他者の期待について確信がもてないと感じている程度を指す（Rizzo, House, & Lirtzman, 1970）。人は，自分の役割がはっきりしないと，何を行うべきで誰に責任があるのかを解明するために，個人の認知能力を使い切ってしまうのである。そのため，役割不明瞭性はエネルギーを枯渇させてしまうと言える。また，役割不明瞭性は不安感を増大させ，自己意識の感覚も強める。それによって，さらにエネルギーが枯渇していくのである。リーダーは過度の役割不明瞭性を回避するために，個人の役割と責任を明らかにし，業務の境界と責務を明確にすべきである。

リーダーはエンゲイジメントとスライヴィングのために組織資源を構築することができる

　リーダーは部下が働く環境を創り出すことができるため，部下のエンゲイジメントを可能にするために，仕事の資源を供給し，仕事の要求度を調整するような環境を作ることが必要である。従業員は，エネルギーと自分の仕事

への熱意を感じるために必要な物理的，政治的，金銭的，社会的資源を多く得ていればいるほど，エンゲイジすることができるのである。部下のスライヴィングを支援するリーダーも，部下がエネルギーに満ちていると感じ，学習できる状態に入ることができるように,資源を供給する必要があるだろう。
　リーダーが部下に供給しなければならない最も重要な資源のひとつは，心理的安全感である。心理的安全感とは，その環境が対人的なリスクを冒してもいいほどに安全であるという信念に関するものである。Edmondson(1999)は，組織の心理的安全感が，フィードバックを探求し，エラーを議論するといった組織の学習行動に関係しており，これがさらに組織パフォーマンスを向上させることを実証している。Edmondsonによると，置かれた環境がリスクを冒しても安全な場であると感じられるとき，組織構成員は自分の行為によって他人に恥ずかしい思いをさせてしまう可能性で頭がいっぱいにならずにすむという。このことから，心理的安全感はエンゲイジメントとスライヴィングにとって重要であることがわかる。なぜなら，心理的安全感は，エンゲイジメントとスライヴィングの中核的次元であるエネルギーと，スライヴィングの主要次元である学習する力の枯渇を低減させるからである。
　ある環境が心理的に安全でないと知覚されるとき，従業員は，パフォーマンス志向性の場合と同様に，学習期間中にミスを出さないようにするため自己を意識する可能性が高くなる。Kaplan（1995）によれば，このような自己を意識することの高まりはさらなる自己注目を引き起こす。よって，意識的にせよ無意識的にせよ，エネルギーが枯渇することにつながるのである。逆に，リーダーが心理的に安全な環境を創造すれば，部下は，学習に関係しているか否かにかかわらず，失敗に関連したネガティブな情動を経験する可能性が低くなるであろう。なぜなら，失敗はリスクを冒す行動と学習行動の一部として説明されるので，従業員はネガティブな情動をさほど経験しなくてすむからである。このことによって，保存されたエネルギーはその後，学習などの資源を獲得する活動に使用することが可能であり，それが仕事のパフォーマンスレベルの向上に貢献するのである。実験的研究では，学習課題

が課せられた参加者は,「学習の結果については心配しないように」と言われたときや,失敗に関わるネガティブな情動について前もって警告されていたときに,よりうまく課題に焦点を置き,集中できるようになること(認知的エネルギー),それによってその後のパフォーマンスレベルが向上することが明らかになっている(たとえば,Keith & Frese, 2005)。

リーダーが部下に対して供給可能なもうひとつの資源は,エンゲイジメントやスライヴィングに関する個別性の考慮である。部下にはそれぞれ異なるニーズや優先順位がある。ある従業員にとってエネルギーを与えるものが,別の従業員にとってはエネルギーを奪うものとなりかねない。そこで,部下をスライヴさせるためには,個人個人の仕事のやり方に対して,エンパワーするような何らかの刺激を与える必要がある。そのためには,ジョブ・クラフティング(Wrzesniewski & Dutton, 2001)の機会を創造すること,組織に対して問題提起すること(Dutton et al., 2001),仕事における事前対応型の行動をとること(Grant & Ashfold, 2008)が必要になるであろう。これらの行動には自律性が必要になる。自律性は仕事におけるスライヴィングに関係していることが,Porathら(2008b)によって明らかにされている。

リーダーは部下のエンゲイジメントとスライヴィングを最適な水準に保つ必要がある

部下のエンゲイジメントやスライヴィングを最適な水準に保つためにはどうしたらよいだろうか。どちらの構成概念にもエネルギーの次元があることから,「果たしてエネルギーがありすぎるなどということがありうるのだろうか」といったような疑問が生じるかもしれない。確かに,過剰なエネルギーは過活動や注意の拡散の原因になりうる。しかし,仕事の要求度と仕事のストレッサーがいかにエネルギーを枯渇させるかを考えたとき,現実においてエネルギーがあり余っているという状況はまれであろう。

エンゲイジメントのその他の次元に関して言えば,過剰な熱意や没頭が,組織はもちろんのこと,従業員個人にもネガティブな影響を及ぼすことが示

唆される。たとえば，リーダーや組織に対する過剰な熱意（献身）は，現状に対して疑問を投げかけたり異議を唱えたりすることができない「イエス」人間を作りかねない。また，過度に仕事に没頭すると，労働者は目の前の仕事にあまりにも集中しすぎて，労働環境の変化に目を光らせ，変化を感じ取ることができなくなってしまう。この種の集中は，高いパフォーマンスにとって非常に重要な注意深さ（Langer, 1990）ではなく，その逆の不注意につながる可能性がある。加えて，過度の没頭は，仕事 - 家庭葛藤を促す恐れがある。仕事に没頭しすぎて，一日の終わりになかなか仕事から離れられなくなってしまうからである。したがって，リーダーは，部下のエンゲイジメントのレベルを観察して，最適な水準になるように調整すべきである。ただし，どの程度のエンゲイジメントが適切かについての判断は，まさにその部下次第ということになる。

　スライヴィングの第二の次元である学習する力に関しても，過剰な場合，個人と組織にとって問題になる可能性がある（Porath et al., 2008a）。従業員は，常に学習モードにあると，日常の業務を行うために必要な能力を向上させることが困難になる場合がある。過度の学習は，部下にとって刺激が多すぎる可能性があるからである。常に何か新しいことを学習しようとばかりしていると，仕事で生産的になる機会を得られなくなってしまうのである。学習に対する志向性が強い人たち（Dweck, 1986）の中には，高い水準の学習環境に置かれても耐えることができる人たちもいる。しかし，パフォーマンス志向の強い人たちにとっては，中程度の水準の学習が役に立つ場合がある。リーダーは，学習する機会を制限する方法も学び，学習が部下にとって圧倒的なものとならないように配慮する必要がある。

結論と将来の研究への方向性

　エンゲイジメントもスライヴィングも，両方ともポジティブな感情 - 動機状態である。しかし，どちらがより重要なのであろうか。両方の構成概念が

本当に必要なのであろうか。この疑問に対する答えとして，これまで述べてきたことを踏まえれば，いずれも重要であり，互いに関連があることを指摘することができる。どちらの構成概念も，仕事におけるエネルギーを強調している。しかし，従業員はいかにして仕事からエネルギーを得られるのであろうか。このことについての理解にとどまらず，それを超えるものが，それぞれの概念には与えられている。エンゲイジメントは，現在の仕事とのつながりに焦点を置いている。エネルギーだけでなく，従業員が自分の仕事に対して抱いている熱意や没頭に焦点を置いているのである。エンゲイジメントは，無我夢中で，とりこにされたように仕事に注意（没頭）を向けて，目の前にある仕事と緊密なつながりを築くことに言及している。一方，スライヴィングは，仕事とのつながりを改善することを重視している。スライヴィングは，人がいかに学習し，成長し，未来へと発展していくかに関わるものである。このように，これら2つの構成概念は相補的な関係にある。多くの場合，組織としては，従業員が現在の状況で仕事とのつながりをより強く感じる（エンゲイジしている）ように支援するための方法に関心があるに違いない。しかし，人間が成長し，発達し，自分の道を決定する（スライヴする）ように支援する方法も大切である。本節では，この2つの構成概念の関連性と必要性を再確認したうえで，将来の研究のために関連する分野をいくつか紹介し，本章を締めくくることにする。

　私たちは，スライヴィングとエンゲイジメントに関係する多数の領域において，今後，以下の内容についてさらに多くの研究が行われることを期待する。第一に，本章で問題提起した両者の区別についてさらに検討するために，この2つの構成概念を並行して研究することである。今日に至るまで，両者の区別は理論的ではあるものの推測的なものであった。スライヴィングとエンゲイジメントの両方を測定し，確認的因子分析を通じて弁別的妥当性を検証するような調査研究が必要である。また，これらが理論的に重複する一方で，先述したようにそれぞれ別個の先行要因やアウトカムと関連することも実証する必要がある。

第二に，スライヴィングに関する調査研究の方向性についてもいくつか提案したい。以下に提示した項目の一部は，研究が先行しているエンゲイジメントの実証研究の成果を基盤としたものである。先行研究によれば，スライヴィングはポジティブな適応や仕事のパフォーマンスを含むアウトカムと関連していることが示されている。今後は，研究者が仕事におけるスライヴィングの理論的位置づけについて，より強力な論理展開を行うことが重要である。このような研究を行うことによって，スライヴィングに関する理論が発展し，スライヴィングに関する予測や推測がより確実なものとなるであろう。どのような職場環境がスライヴィングを促進させるのかについて，Spreitzer ら（2005）は，職場の背景因子として，スライヴィングを高めるものと枯渇させるものとをいくつか提案している。Spreitzer らによれば，仕事の分担，幅広い情報の共有，信頼と敬意の風土は，職場でのスライヴィングを増大させるという。このような因子は，これまで個人のスライヴィングの自己制御的性質を可能にしていると理論上想定されてきたが，今後の研究では，これらの因子の役割について，さらに詳しく調査する必要があるだろう。

　また，将来のスライヴィングに関する調査研究においては，休憩時間，夜間，週末などの仕事以外でのリカバリー活動によって，いかに仕事でのスライヴィングが可能になるのかを検討すべきである。Winwood ら（2007）は，仕事以外の時間に前向きで充実した活動を行うことで，仕事上のストレッサーの影響が緩和されることを明らかにしている。また，Sonnentag（2003）によれば，前日のリカバリーが翌日のエンゲイジメントとポジティブに関係していることも示されている。

　今後の研究では，スライヴしやすいような個人の特性についても調査されるであろう。プロアクティブ・パーソナリティ［訳注：環境を変容させるために前向き行動を行う性格傾向］（Bateman & Crant, 1993），成長欲求の強さ（Hackman & Oldham, 1980），ポジティブ感情性（Forgas & George, 2001），コーリング・オリエンテーション［訳注：自分にとって喜びや意義を感じる仕事に従事している

実践への示唆

　リーダーシップに関する先の節の大半では，リーダーがどうしたらエンゲイジメントとスライヴィングを一層促進できるかについて多くの実践的な方法を紹介している。ここでは，職場でより一層スライヴィングし，エンゲイジできるようにするための方法について，従業員個人に向けた実践的な方法をいくつか紹介する。議論の焦点は，特にエネルギーに置かれている。これは，エネルギーが，スライヴィングとエンゲイジメントの両方の中核的次元だからである。

　リカバリーに関する文献（Sonnentag, 2003; Fritz & Sonnentag, 2005, 2006）によれば，人は，夜や週末，休暇の時間をどのように過ごそうかとあれこれ思いをめぐらすことにより，勤務日の間に枯渇してしまったエネルギーや活力といった資源を養うことができることが示唆されている。たとえば，リラックスして身体的にも認知的にも仕事から離れることで，自分の仕事をポジティブに振り返る機会が提供されると同時に，何かを習得できるような仕事以外の活動に従事することで，エネルギーを回復させることができるのである。さらに，最近の調査研究では，次の7項目によってもエネルギーの回復は可能であることが示唆されている。(1) 自己を制御するエネルギーを補充できるように勤務中に定期的に休憩を入れる（Trougakos et al., 2008）。(2) 興味を引くような環境に身を置く（Kaplan, 1995, 2001）。(3) ブドウ糖が含まれる軽い食事を摂る（Gailliot et al., 2007）。特に，グリセミック指数の低いものを摂る（Loehr & Schwartz, 2003）。(4) 認知的注意を維持するためにカフェインを摂取する（Lorist et al., 1994）。(5) 適度な運動をする（Thayer, 1987）。(6) 良い睡眠習慣をもつ（Sonnentag et al., 2008; Zohar et al., 2005）。(7) 水分補給をする（Loehr & Schwartz, 2003）。

　最近の研究の中には，人は，仕事でエネルギーを維持し，さらには生成することが可能であるとさえ提唱するものもある。たとえば，有意味で明確な目的がある仕事（Loehr & Schwartz, 2003），技能と課題の困難度がつり合っている仕事（Quinn, 2005a），ポジティブなフィードバックと，成長しているという感覚を得られる仕事（Bandura, 1997），意欲と自律性を実感できる仕事（Ryan & Deci, 2000），質の高い人間関係を伴う仕事（Dutton & Heaphy, 2003）などである。これらはすべて，仕事を行うなかで活力を向上させるメカニズムを含んでいる。

という感覚］の高さ（Wrzesniewski, McCauley, Rozin, & Schwartz, 1997）といった特徴をもつ人は，より一層スライヴィングしやすいのかもしれない。

　今後の研究には，双方向の影響やフィードバック・ループについての話題も含まれるであろう。これらは社会的認知理論（Bandura, 1986; Wood & Bandura, 1989）とも関連した話題である。Spreitzerら（2005）による理論的研究では，スライヴィングが組織内で4種類の資源を生み出す可能性が示唆されている。それらは，知識，ポジティブな意味，ポジティブな感情，関係である。これらの資源ひとつひとつが個人と個人が所属している組織にエネルギーを供給するのである。スライヴしている労働者は，単に資源を消費するのではなく，資源を上手に生産して，時間の経過とともに自身のパフォーマンスを向上させる可能性がある。今後の研究は，スライヴィングの資源を生成する性質と，将来のスライヴィングを可能にする資源を理解することに焦点を当てる必要がある。

文　献

Bakker, A. B., Demerouti, E., & Euwema, M. (2005a). Job resources buffer the impact of job demands on burnout. *Journal of Occupational Health Psychology, 10,* 170-180.

Bakker, A. B., Demerouti, E., & Schaufeli, W. (2005b). The crossover of burnout and work engagement among working couples. *Human Relations, 58,* 661-689.

Bakker, A. B., Hakanen, J. J., Demerouti, E., & Xanthopoulou, D. (2007). Job resources boost work engagement, particularly when job demands are high. *Journal of Educational Psychology, 99,* 274-284.

Bakker, A., Van Emmerik, H., & Euwema, M. C. (2006). Crossover of burnout and engagement in work teams. *Work and Occupations, 33,* 464-489.

Bandura, A. (1986). *The social foundations of thought and action.* Englewood Cliffs, NJ: Prentice-Hall.

Bandura, A. (1997). *Self-efficacy: The exercise of control.* New York: W. H. Freeman.

Bass, B. M. (2005). *Transformational leadership.* New York: Routledge.

Bateman, T., & Crant, M. (1993). The proactive component of organizational behavior. *Journal of Organizational Behavior, 14,* 103-118.

Carmeli, A., & Spreitzer, G. (2008). *Trust, connectivity, and thriving: Implications for innovative work behavior.* Workking paper.

Carver, C. S. (1998). Resilience and thriving: Issues, models, and linkages. *Journal of*

Social Issues, 54, 245-266.
Demerouti, E., Bakker, A. B., de Jonge, J., Janssen, P. P. M., & Schaufeli, W. B. (2001a). Burnout and engagement at work as a function of demands and control. *Scandinavian Journal of Work, Environment and Health, 27*, 279-286.
Demerouti, E., Bakker, A. B., Nachreiner, F., & Schaufeli, W. B. (2001b). The job demands-resources model of burnout. *Journal of Applied Psychology, 86*, 499-512.
Dutton, J., Ashford, S., O'Neill, O., & Lawrence, K. (2001). Moves that matter: Issue selling and organizational change. *Academy of Management Journal, 4*, 716-737.
Dutton, J. E., & Heaphy, E. D. (2003). The power of high-quality connections. In K. S. Cameron, J. E. Dutton, & R. E., Quinn (Eds.), *Positive Organizational Scholarship: Foundations of a new discipline*. Berrett-Koehler: San Francisco.
Dweck, C. S. (1986). Motivational processes affecting learning. *American Psychologist, 41*, 1040-1048.
Dweck, C. S., & Leggett, E. L. (1988). A social-cognitive approach to motivation and personality. *Psychological Review, 95*, 256-273.
Edmondson, A. (1999). Psychological safety and learning behavior in work teams. *Administrative Science Quarterly, 44*, 350-383.
Elliott, E. S., & Dweck, C. S. (1988). Goals - an approach to motivation and achievement. *Journal of Personality and Social Psychology, 54*, 5-12.
Forgas, J. P., & George, J. M. (2001). Affective influences on judgment, decision making, and behavior in organizations: An information processing perspective. *Organizational Behavior and Human Decision Process, 86*, 3-34.
Fritz, C., & Sonnentag, S. (2005). Recovery, health, and job performance: Effects of weekend experiences. *Journal of Occupational Health Psychology, 10*, 187-199.
Fritz, C., & Sonnentag, S. (2006). Recovery, well-being, and performance-related outcomes: The role of work load and vacation experiences. *Journal of Applied Psychology, 91*, 936-945.
Gailliot, M., Baumeister, R. F., DeWall, C. N., Maner, J. K., Plant, E. A., Tice, D. M., et al. (2007). Self-control relies on glucose as a limited energy source: Willingpower is more than a metaphor. *Journal of Personality and Social Psychology, 92*, 325-336.
González-Romá, V., Schaufeli, W. B., Bakker, A. B., & Lloret, S. (2006). Burnout and engagement: Independent factors or opposite poles. *Journal of Vocational Behavior, 68*, 165-175.
Grant, A. M., & Ashford, S. J. (2008). The dynamics of proactivity at work. *Research in Organizational Behavior, 28*, 3-34.
Hackman, J. R., & Oldham, G. (1980). *Work redesign*. Reading, MA: Addison-Wesley.
Hakanen, J. J., Bakker, A. B., & Demerouti, E. (2005). How dentists cope with their job demands and stay engaged: The moderating role of job resources. *European Journal of Oral Sciences, 113*, 479-487.
Hakanen, J. J., Bakker, A. B., & Schaufeli, W. (2006). Burnout and work engagement among teachers. *Journal of School Psychology, 43*, 495-513.
Hallberg, U. E., & Schaufeli, W. B. (2006). "Same same" but different: Can work

engagement be discriminated from job involvement and organizational commitment? *European Psychologist, 11*, 119-127.

Hobfoll, S. E. (1989). Conservation of resources: A new attempt at conceptualizing stress. *American Psychologist, 44*, 513-524.

Ibarra, H. (2002). *Working identity*. Cambridge: Harvard Business School Press.

Jackson, S., & Dutton, J. (1988). Discerning threats and opportunities. *Administrative Science Quarterly, 33*, 370-387.

Kahn, W. A. (1990). Psychological conditions of personal engagement and disengagement at work. *Academy of Manegement Journal, 33*, 692-724.

Kaplan, S. (1995). The restorative benefits of nature: Toward an integrative framework. *Journal of Environmental Psychology, 15*, 169-182.

Kaplan, S. (2001). Meditation, restoration, and the management of mental fatigue. *Environment and Behavior, 33*, 480-506.

Keith, N., & Frese, M. (2005). Self-regulation in error management training: Emotion control and metacognition as mediators of performance effects. *Journal of Applied Psychology, 90*, 671-691.

Koyuncu, M., Burke, R. J., & Fiksenbaum, L. (2006). Work engagement among women managers and professionals in a Turkish bank: Potential antecedents and consequences. *Equal Opportunities International, 25*, 299-310.

Langelaan, S., Bakker, A. B., Van Doornen, L., & Schaufeli, W. B. (2006). Burnout and work engagement: Do individual differences make a difference? *Personality and Individual Differences, 40*, 521-532.

Langer, E. J. (1990). *Mindfulness*. Boston, MA: Addison-Wesley.

Llorens, S., Bakker, A. B., Schaufeli, W. B., & Salanova, M. (2006). Testing the robustness of the job demands-resources model. *International Journal of Stress Management, 13*, 378-391.

Llorens, S., Schaufeli, W., Bakker, A. B., & Salanova, M. (2007). Does a positive gain spiral of resources, efficacy beliefs and engagement exist? *Computers in Human Behavior, 23*, 825-841.

Loehr, J., & Schwartz, T. T. (2003). *The power of full engagement*. New York: Free Press.

Lorist, M. M., Snel, M. J., & Kok, A. (1994). Influence of caffeine on information processing stage in well rested and fatigued subjects. *Psychopharmacology, 113*, 411-421.

Mauno, S., Kinnunen, U., & Ruokolainen, M. (2007). Job demands and resources as antecedents of work engagement: A longitudinal study. *Journal of Vocational Behavior, 70*, 149-171.

Nix, G. A., Ryan, R. M., Manly, J. B., & Deci, E. L. (1999). Revitalization through self-regulation: The effects of autonomous and controlled motivation on happiness and vitality. *Journal of Experimental Social Psychology, 35*, 266-284.

Porath, C., Spreitzer, G., & Gibson, C. (2008a). *Social structural antecedents of thriving at work: A study of six organizations*. University of Michigan: Working paper.

Porath, C., Spreitzer, G., Gibson, C., Cobb, A., & Stevens, F. (2008b). *Construct validation of a measure of thriving at work*. University of Michigan: Working paper.

Quinn, R. (1996). *Deep change*. San Francisco: Jossey-Bass.
Quinn, R. (2005a). Flow in knowledge work: High performance experience in the design of national security technology. *Administrative Science Quarterly, 50*, 610-641.
Quinn, R. (2005b). Moments of greatness: Entering the fundamental state of leadership. Harvard Business Review.
Rizzo, J. R., House, R. J., & Lirtzman, S. I. (1970). Role conflict and ambiguity in complex organizations. *Administrative Science Quarterly, 15*, 150-163.
Rothbard, N. P. (2001). Enriching or depleting? The dynamics of engagement in work and family roles. *Administrative Science Quarterly, 46*, 655.
Rothmann, S. & Jordaan, G. M. E. (2006). Job demands, job resources and work engagement of academic staff in South African higher education institutions. *South African Journal of Industrial Psychology, 32*, 87-96.
Ryan, R. M., & Deci, E. L. (2000). Self-determination theory and the facilitation of intrinsic motivation, social development, and well-being. *American Psychologist, 55*, 58-68.
Ryan, R. M., & Frederick, C. M. (1997). On energy, personality and health: Subjective vitality as a dynamic reflection of well-being. *Journal of Personality, 65*, 529-565.
Ryff, C. D. (1989). Happiness is everything, or is it? Explorations on the meaning of psychological well-being. *Journal of Personality and Social Psychology, 57*, 1069-1081.
Salanova, M., Agut, S., & Peiró, J. M. (2005). Linking organizational resources and work engagement to employee performance and customer loyalty: The mediation of service climate. *Journal of Applied Psychology, 90*, 1217-1227.
Schaufeli, W. B., & Bakker, A. B. (2004). Job demands, job resources, and their relationship with burnout and engagement: a multi-sample study. *Journal of Organizational Behavior, 25*, 293-315.
Schaufeli, W. B., Bakker, A. B., & Salanova, M. (2006a). The measurement of work engagement with a short questionnaire. *Educational and Psychological Measurement, 66*, 701-716.
Schaufeli, W. B., Martínez, I. M., Pinto, A. M., Salanova, M., & Bakker, A. B. (2002). Burnout and engagement in university students: Across-national study. *Journal of Cross-cultural Psychology, 33*, 464-481.
Schaufeli, W. B., & Salanova, M. (2007a). Efficacy or inefficacy, that's the question. *Anxiety, Stress, and Coping, 20*, 177-196.
Schaufeli, W. B., & Salanova, M. (2007b). Work engagement: An emerging psychological concept and its implications for organizations. In S. W. Gilliland, D. D. Steinef, & D. P. Skarlicki (Eds.), *Research in Social Issues in Management (Volume 5): Managing Social and Ethical Issues in Organizations* (pp. 135-177). Greenwich, CT: Information Age Publishers.
Schaufeli, W. B., Taris, T. W., & Bakker, A. B. (2006b). Dr. Jekyll or Mr. Hyde: On the differences between work engagement and workaholism. In R. J. Burke (Ed.), *Research companion to working time and work addiction* (pp. 193-220). Cheltenham, Glos, UK: Edward Elgar.

Shirom, A. (2004). Feeling vigorous at work? The construct of vigor and the study of positive affect in organizations. In D. G. P. L. Perrewe (Ed.), *Research in organizational stress and well-being* (Vol. 3, pp. 135-165). Greenwich, CN: JAI Press.

Shirom, A. (2006). Explaining vigor: On the antecedents and consequences of vigor on positive affect at work. In C. Cooper & D. Nelson (Eds.), *Positive Organizational Behavior* (pp. 86-101). Thousand Oaks, CA: Sage Publications.

Sonenshein, S., Dutton, J., Grant, A., Spreitzer, G., & Sutcliffe, K. (2005). *Narratives of thriving*. Paper presented at the Academy of Management Meeting, August 7-10, Hawaii.

Sonnentag, S. (2003). Recovery, work engagement, and proactive behavior: A new look at the interface between work and non-work. *Journal of Applied Psychology, 88*, 518-528.

Sonnentag, S., Binnewies, C., & Mojza, E. J. (2008). Did you have a nice evening? A day-level study on recovery experiences, sleep and affect. *Journal of Applied Psychology, 93*, 674-684.

Spreitzer, G., Sutcliffe, K., Dutton, J., Sonenshein, S., & Grant, A. M. (2005). A socially embedded model of thriving at work. *Organization Science, 16*, 537-549.

Spreitzer, G. M. & Sutcliffe, K. (2007). Thriving in organizations. In D. Nelson & C. Cooper (Eds.), *Positive Organizational Behavior* (pp. 74-85). Thousand Oaks, CA: Sage.

Spreitzer, G. M., & Stevens, F. (2008). *Thriving at work: A construct validation*. Working paper, University of Michigan Ross School of Business.

Sutcliffe, K. M., & Vogus, T. J. (2003). Organizing for resilience. In K. S. Cameron, J. E. Dutton & R. Quinn (Eds.), *Positive organizational scholarship: Foundations of a new discipline* (pp. 94-110). San Francisco: Berrett-Koehler.

Te Brake, H., Gorter, A. M., Hoogstraten, J., & Eijk-man, M. (2007). Professional burnout and work engagement among dentists. *European Journal of Oral Sciences, 115*, 180-185.

Tedeschi, R. G., Park, C. L., & Calhoun, L. G. (1998). *Posttraumatic growth: Positive change in the aftermath of crises*. Mahwah, NJ: Lawrence Erlbaum.

Thayer, R. E. (1978). Factor analytic and reliability studies on the activation-deactiviation adjective check list. *Psychological Reports, 43*, 747-756.

Thayer, R. E. (1987). Energy, tiredness, and tension effects of sugar snack versus moderate exercise. *Journal of Personality and Social Psychology, 52*, 119-125.

Trougakos, J. P., Beal, D. J., Green, S. G., & Weiss, H. M. (2008). Making the break count: An episodic examination of recovery activities, emotional experiences, and positive affective displays. *Academy of Management Journal, 51*, 131-146.

Weick, K. E. (1993). *Sensemaking in organizations*. Thousand Oaks, CA: Sage.

Weick, K. E., & Sutcliffe, K. (2007). *Managing the unexpected. Resilient performance in an age of uncertainty*. San Francisco: Jossey-Bass.

Winwood, P., Bakker, A. B., & Winefield, A. (2007). An investigation of the role of non-work time behavior in buffering the effects of work stress. *Journal of Occupational and Environmental Medicine, 29*, 862-871.

Wood, R., & Bandura, A. (1989). Social cognitive theory of organizational management. *Academy of Management Review, 14*, 361-384.

Wrzesniewski, A., & Dutton, J. (2001). Crafting a job: Employees as active crafters of their work. *Academy of Management Review, 26*, 179-201.

Wrzesniewski, A., McCauley, C. R., Rozin, P., & Schwartz, B. (1997). Jobs, career & and callings: People's relations to their work. *Journal of Research in Personality, 31*, 21-33.

Zohar, D., Tzischinsky, O., Epstein, R., & Lavie, P. (2005). The effects of sleep loss on medical residents' emotional reactions to work events: A cognitive-energy model. *Sleep, 28*, 47-54.

11

思考から行動へ：
従業員のワーク・エンゲイジメントと
仕事のパフォーマンス

Evangelia Demerouti and Russell Cropanzano

　この数十年にわたり，組織心理学者らは，職務満足感や心理的ウェルビーイングといった仕事への適応を示す指標が仕事のパフォーマンスとポジティブに関連していることを明らかにしてきた。また，研究で明らかにされた仕事のパフォーマンスと仕事への適応指標との関連は，概ね一貫したものであった。しかし，仕事のパフォーマンスと仕事への適応との関連の強さについては，それほど大きくないことも明らかにされている。さらに，仕事のパフォーマンスと仕事に関連した健康指標（たとえば，バーンアウト）との間にはネガティブな関連があることも明らかにされてきた。しかし，その関連の強さは，直感的に予測されるほど強くはなかった。
　本章では，ワーク・エンゲイジメントと仕事のパフォーマンスとの関連に特に焦点を当て，これまでの研究結果を再検討していく。それにより，「ワーク・エンゲイジメントは，仕事に関連したポジティブな心理面をとらえる指標とみなすことができる」と，私たちは主張したい。また，ワーク・エンゲイジメントと仕事のパフォーマンスとの関連と同様に，職務満足感や幸福感といったポジティブな指標との関連についての研究結果も再検討していく。

さらに，ワーク・エンゲイジメントのネガティブな対立項であるバーンアウトとの関連についても追究していくつもりである。

まず，本章では「仕事のパフォーマンス」を定義する。次に，ワーク・エンゲイジメントと関連する構成概念として，職務満足感とバーンアウトから学べる教訓を明らかにしていく。最後に，ワーク・エンゲイジメントがどの程度パフォーマンスを直接的に予測できるかを検討した実証研究の結果を示す。その際，ワーク・エンゲイジメントとパフォーマンスとの間に関連が認められた研究を単に羅列するのではなく，両者の関連を理論的に説明することに特に注意を払っている。より具体的には，以下に示す概念的枠組みに焦点を当てて検討していく。その概念的枠組みとは，SchaufeliとBakker（2004）のワーク・エンゲイジメントに関する3次元的アプローチ，仕事の要求度 - 資源モデル（job demands resources model），資源保存モデル（conservation of resources［COR］model），幸福で生産的な労働者仮説（happy productive worker thesis），拡張 - 形成理論（broaden and build theory）である。ワーク・エンゲイジメントは，「できる（'can do'）」という次元と，「するつもりである（'will do'）」という次元の両方を含んだ概念であるため，その他の概念よりも仕事のパフォーマンスに強い影響を与える傾向があると論じていきたい。本章の最後では，ワーク・エンゲイジメントと仕事のパフォーマンスとの関連について私たちの理解を深めるために，将来の研究への提案を行いたいと考えている。

仕事のパフォーマンスとは何か？

あなたがこれまでに経験してきたさまざまな仕事について考えてみよう。それらの仕事で，「パフォーマンス」とは何か？と問われたとする。そのときあなたは，仕事あるいは状況のすべてを表すことが可能な「仕事のパフォーマンス」を定義することがいかに難しいかわかるだろう。人は，仕事において，与えられた無数の業務を次々とこなしていく。しかし，これらの業務の中には，正式な職務内容として記載さえされていないものもあるだろう。

エンゲイジメントに関するこれまでの研究でさえも,「パフォーマンス」の定義がそれぞれ異なっているという現状がある。そのため,「パフォーマンス」と一口に言っても,研究内容の細部を検討しなければ,パフォーマンスを解釈する際に問題が増幅されてしまう危険性がある。これからこの章で検討していくことになるのだが,幸福で生産的な労働者仮説を探求する研究者は,パフォーマンスを「全般的な」次元でとらえることに依拠してきた。一方,資源保存理論を探求する研究者は,パフォーマンスを3つの因子に区別してきた。このように,研究者の間でもさまざまな定義が存在していた事実からすると,1990年代まで「パフォーマンス」に関する定義が一般的に定式化していなかったと知っても驚きではないだろう（特に,Campbell, 1990; Kanfar, 1990; Roe, 1999 参照）。

　パフォーマンスの定義は,パフォーマンスの**プロセス**に着目するか（プロセスアプローチ）,パフォーマンスの**アウトカム**に着目するか（アウトカムアプローチ）,またはその両方に着目するかによって異なっている。**プロセス**アプローチは,人がパフォーマンスを達成するために特定の行為や行動を示すこと,もしくは個人が自身の労働状況で行うことに焦点を置いている（Roe, 1999）。たとえば,研究者を例にとると,科学的文献を読むこと,研究計画を立てること,研究を実施することといった行為・行動がプロセスに含まれるだろう。**アウトカム**アプローチは,生産される製品あるいはサービス,またそれらが組織の全体的な戦略的目標と一致しているかどうかといった観点からパフォーマンスを定義している（Roe, 1999）。研究者にとって重要なアウトカムは,科学的論文の生産である。現在までの研究のレビューでは,パフォーマンスのアウトカムをパフォーマンス評価（performance ratings）という形でとらえている。パフォーマンス評価がアウトカムとして選択されてきた理由は,それが実践的な側面をとらえる指標だからである。

　私たちがこの章で検証する文献では,パフォーマンスが,役割内業務遂行と役割外業務遂行とに分けて定義されている（レビューとしては,Hoffman, Blair, Meriac, & Woehr, 2007; Organ, 1988 参照）。**役割内**業務遂行は,組織

の目標に直接役立つような，正式に要求された成果や行動として定義されている（Motowidlo & Van Scotter, 1994）。役割内業務遂行では，組織の目標に対して個人のパフォーマンスが果たす道具的役割（instrumentality）が強調されている。これは，組織が成り立つうえで非常に重要な考え方である。一方で，仕事上で定義されうるパフォーマンスについて，そのすべてを描写してはいない。なぜなら，ほとんどの従業員は役割外行動も行っているからである（あるいは行うべきでもある）（Morrison, 1994）。**役割外**あるいは**文脈的**業務遂行は，従業員側の自由裁量の行動として定義されている。従業員個人の生産性に直接的に影響することは必ずしもないが，組織の効果的な機能を直接的に促進すると信じられている行為や行動ととらえられている（MacKenzie, Podsakoff, & Fetter, 1991）。役割外業務遂行には，組織市民行動が含まれている。しかし，個人の自発性（Frese & Fay, 2001）や建設的な発言権の行使（Van Dyne & LePine, 1998）など，インセンティブを与える行為や行動を示すものも含まれている。そのうえ，組織市民行動は，組織，個人の両方に対して方向づけが可能である（Dalal, 2005; Ilies, Nahrgang, & Morgeson, 2007）。

　もうひとつ区別しておくべきことがある。私たちが検討する研究のほとんどが，上司が特定の従業員を評価するときのように，パフォーマンスを個人のレベルで測定しているという点である。個人レベルのパフォーマンスを測定することは，組織全体のパフォーマンスと比べればほんの一部にすぎない。パフォーマンスの評価についてのその他の研究には，組織そのものによって収集された記録文書や部署レベルでパフォーマンスを評価したものがある。

エンゲイジメントに類似している概念は，どのようにパフォーマンスに関連しているのか？

　ワーク・エンゲイジメントを取り上げた文献の数々は，ワーク・エンゲイジメント以外の既存の概念から着想を得たものである。そのため，ワーク・エンゲイジメントの研究で用いられているその他の概念が，パフォーマンス

にどのように関連しているのかについて簡潔に紹介しておく。まずはじめに，職務満足感とバーンアウトについて紹介する。職務満足感は，仕事に対するポジティブな態度を象徴する幅広い構成概念であり，今日まで幅広く研究されてきた概念のひとつである。一方で，バーンアウトは，ワーク・エンゲイジメントの仮説上の対立項と位置づけられている。したがって，バーンアウトと仕事のパフォーマンスとの関連は，ワーク・エンゲイジメントとパフォーマンスとの関連とちょうど反対の関係にあると考えることができる。職務満足感と仕事のパフォーマンスとの関連について，本章ではメタ分析の研究結果を参照するに留めておく。しかし，バーンアウトと仕事のパフォーマンスとの関連については，資源保存理論を用いた研究に特に着目して紹介する。これは，資源保存理論が，バーンアウトとパフォーマンスを結びつけるメカニズムをうまく説明していること，そのため，基盤となるメカニズムについて洞察を深めるという本章の目的に合致しているからである。

職務満足感

職務満足感と仕事のパフォーマンスとの間のとらえにくい関係

　職務満足感とパフォーマンスとの因果関係について，また，これらの変数間に未解明の関連が存在するかどうかについて，長年にわたり多くの議論が交わされてきた。職務満足感とパフォーマンスとの関連についての議論の発端は，BrayfieldとCrockettによるレビュー論文（1955）の発表にある。入手可能な文献を質的にレビューした結果（当時はまだメタ分析は遠い未来のものであった），BrayfieldとCrockettは，「満足感は……極めて優れたパフォーマンスに導くような強い動機づけには必ずしもなっていない」(p.421)と，かの有名な結論を下した。実際に，BrayfieldとCrockettによって報告された相関係数も.15程度であった。それから9年後，Vroom（1964）が報告したレビュー論文では，両者の相関係数の中央値は.14であった。

　その後，メタ分析の技法が広く利用できるようになると，研究者たちは

早速，職務満足感とパフォーマンスとの関連についてメタ分析を行った。しかし，得られた結果は残念ながら互いに異なっていた。Pettyら（1984）は，$\rho=.31$ という，これまでとは大きく異なる関連を示したのに対して，IaffaldanoとMuchinsky（1985）によって示された関連はそれほど強くなく，$\rho=.17$ であった。これらのメタ分析に対しては，多くの批判が寄せられた。Organ（1988）は，Pettyらの示した $\rho=.31$ という結果は，「パフォーマンス」の定義が広義なものであるために誇張されている可能性があると注意を促した。特に，Pettyらはメタ分析において，組織市民行動を測定した研究も含めており，その結果，「広義のパフォーマンス」が「実際のパフォーマンス」よりも職務満足感と強い関連を示した可能性があったのである。一方で，Wright（2005）は，IaffaldanoとMuchinskyの結果はおそらく保守的であろうと指摘した。Wright（2005）は，有名な $\rho=.17$ という結果は，実際には個別の側面に関する満足感（例：給料への満足感，同僚への満足感など）の平均値であると述べている。IaffaldanoとMuchinskyの知見を個別的な職務満足感でなく，全般的な職務満足感に限定して解析し直すと，相関関係は.29と高くなり，Pettyらによって得られた.31に非常に近似した結果となった。

後年，これらの問題点（個別的満足感と全般的満足感）を分類するために，Judgeら（2001）は，先行研究の知見に十分な注意を払いながらメタ分析を行い，両者の間に $\rho=.30$ の相関を見出した。この結果は，Pettyら（1984）の結果とほぼ同じであり，IaffaldanoとMuchinsky（1985）の結果を全般的な職務満足感に限定して再解析した値とも近似していた。これらの結果によって，職務満足感とパフォーマンスとの関連についての懐疑的な見方は払拭されるようになった。現在では，職務満足感（少なくとも全般的な職務満足感）と仕事のパフォーマンスとの相関は，$\rho=.30$ 台の前半であろうと考えられている（Wright, 2005）。

職務満足感をパフォーマンスと関連づける概念的枠組み

研究者たちは時おり，なぜ職務満足感はパフォーマンスと関連しているのかということよりも，なぜ関連していないのかについて思いを巡らせてきた（例：Fisher, 1980）。このような懐疑的な雰囲気は，強力な理論の展開に資するものではなかったため，職務満足感とパフォーマンスとの関連についての概念的枠組みはなかなか進展しなかった（Judge et al., 2001）。しかしながら，ここで紹介する Judge らによる研究の確固たる結果は，将来の調査に活気を与えるものになりうると考えられる。以下に挙げる 7 つのモデルを指針として，Judge らは職務満足感とパフォーマンスとの関係を説明している。

- モデル 1：職務満足感がパフォーマンスの原因になる。
- モデル 2：パフォーマンスが職務満足感の原因になる。
- モデル 3：職務満足感とパフォーマンスは相互に関係している。
- モデル 4：職務満足感とパフォーマンスは，共通する第三の変数によって引き起こされている。すなわち，関連は擬似的である。
- モデル 5：職務満足感とパフォーマンスとの関係は何らかの第三の変数（ひとつまたは複数）によって調整されている。
- モデル 6：職務満足感とパフォーマンスとの間には何も関連がない。
- モデル 7：職務満足感，パフォーマンスのいずれか，または両方とも，再度概念化する必要がある。たとえば，感情が仕事のパフォーマンスの原因となることや，職務満足感が感情の原因となること（あるいは，職務満足感が感情そのものとなること）もありうる。

職務満足感とパフォーマンスとの間には関連がないとするモデル 6 は，排除される可能性が高い。一方，他の 6 つのモデルは検証が必要である（Judge et al., 2001）。モデル 6 以外の 6 つのモデルには方向性がある。ただし，これらのモデル上では，必ずしもはっきりとした検証可能な心理的メカニズム

が特定されているわけではない。私たちは、仕事に満足していることがどのようなパフォーマンスにつながるのかについてほとんど知らない。Judge らの見解にも認められるように、職務満足感とパフォーマンスとの関連を明らかにするためには、さらに多くの研究が行われる必要がある。

職務満足感とパフォーマンスとの関連について、Wright（2005），Lyubomirsky ら（2005），Zelenski ら（2008）は、別の懸念すべき事項を挙げている。彼らは、職務満足感とパフォーマンスとの関連の強さを、パフォーマンスと心理的ウェルビーイングといった他の変数との関連の強さと比較した。そして、心理的ウェルビーイング、あるいは単純に「幸福（happiness）」のほうが、職務満足感よりも、本質的にパフォーマンスの予測因子になりうるのではないかと論じた。この可能性については本章の後半で再び取り上げることにする。

バーンアウトと資源保存理論

資源保存理論（Hobfoll, 1988）は、職業性ストレスに関する理論のひとつである。資源保存理論では、**資源**を理論の中心に置き、資源を「個人的に価値を置いていたり、あるいは目的を達成するための手段として役に立ったりする物、個人の特性、状態、エネルギー（Hobfoll, 1989, p.516）」と定義している。個人に利益を与える可能性がある潜在的資源は、これまでにもたくさん考えられてきている。たとえば、社会的支援（Halbesleben, 2006），自律性，意志決定への関与などである。これらの資源は、個人が仕事の要求度に対処するのを助けることから、非常に貴重なものと考えられている。仕事の要求度には、日常的な言い争いや役割ストレスといった、多数の要素が含まれる。資源が枯渇しないようにするために、また、資源が枯渇した結果、仕事の要求度に対処できなくなるのを防ぐために、人々は資源を獲得し、保護し、貯蔵しようと努力する。資源の喪失（または喪失の恐れ）があるとき、あるいは、仕事の要求度に対処するには資源が不十分であるとき、人々はストレスを感

じ，さらにはバーンアウトに至るとされている（Hobfoll & Freedy, 1993）．

バーンアウトに資源保存理論を適用した初期の研究
《これまでの知見の概要》
　理論的研究において，HobfollとFreedy（1993）は，「資源保存理論はバーンアウトの理解にとって有用な概念的枠組みである」と説得力のある主張を行った（Halbesleben, 2006も参照）。資源保存理論を用いてバーンアウトとパフォーマンスとの関連を理解しようと試みた初期の研究に，WrightとBonett（1997a）によって実施された縦断研究がある。彼らは，MaslachとJackson（1986）によるバーンアウトの定義を用いて，バーンアウトの3つの構成要素である「情緒的疲弊感」，「非人間化」，「個人的達成の低下」を測定した。さらにその2年後，WrightとBonettは，パフォーマンスの評価を調査した。2年の歳月が経過した後でも，情緒的疲弊感とパフォーマンスとの相関係数は−.31であり，情緒的疲弊感がパフォーマンスの予測因子として有用であることが見出された。一方，バーンアウトの他の要素である非人間化と個人的達成の低下は，有意な予測因子ではないという結果であった。WrightとCropanzano（1988）は，これらの知見について追跡調査を実施した。具体的には，バーンアウトの要素でも有意でない2つの予測因子（非人間化と個人的達成の低下）を除外し，情緒的疲弊感の予測的価値について調査した。その結果，WrightとBonett（1997a）の研究と同様，情緒的疲弊感は，パフォーマンスと有意に関連していた（r=−.27）のに対して，職務満足感とは関連していなかった（r=.11）。また，情緒的疲弊感は，1年後の自発的な離職を予測した（r=.34）が，職務満足感は自発的な離職と大きな関連は認められなかった（r=−.05）。さらに，資源保存理論を職務満足感とパフォーマンスとの関連に適用してみたが，大きな成果は得られなかった。この研究結果をもとに，WrightとBonett（1997b）は，「職務満足感からは，パフォーマンスの評価は予測されない」と結論づけた。
　資源保存理論をバーンアウトとパフォーマンスの理解に応用した初期の調

査研究によって，バーンアウト（あるいは少なくとも情緒的疲弊感）は，パフォーマンス評価の有用な予測因子であると断定することができたと言える。WrightとBonett（1997a），および，WrightとCropanzano（1998）の知見を考慮すれば，バーンアウトは，パフォーマンスの予測因子として職務満足感よりも優れている可能性がある。それでも，資源保存理論の初期の調査研究における適用範囲は制限されていたように思われる。なぜなら，資源保存理論に含まれている重要な心理的メカニズムを調査するために，これら初期の調査研究はほとんど何も貢献していなかったからである。たとえば，先述した調査研究では，最も注目すべきプロセスの予測を調査し検証する努力が乏しかった。また，これらの調査では，情緒的疲弊感については大いに強調しているものの，バーンアウトの他の次元については，はじめからそれほど関連が強くないと結論づけていたように思われる（Wright & Bonett, 1997a は例外である）。これらの問題に取り組んでいる研究として，HalbeslebenとBowler（2005, 2007）による研究を次の節で紹介したい。

バーンアウトに資源保存理論を適用した最近の研究

バーンアウトに資源保存理論を適用するにあたり，HalbeslebenとBowler（2005）はまず，原因となるバーンアウトと，結果となるパフォーマンスについて考察することから始めた。Demeroutiら（2001）の研究に基づき，HalbeslebenとBowlerは，MaslachとJackson（1986）によるバーンアウトの3因子構造を否定し，情緒的疲弊感と脱エンゲイジメントを取り上げた。彼らはまた，仕事のパフォーマンスを，役割内業務遂行，組織に向けられた組織市民行動（organizational citizenship behaviors directed toward the organization [OCB-O]），個人に向けられた組織市民行動（organizational citizenship behaviors directed toward individuals [OCB-I]）の3つに分割してとらえた。

HalbeslebenとBowler（2005）は，情緒的疲弊感が脱エンゲイジメントを生み出すといったように，因果的な経路が存在すると主張した。さらに彼

らは，資源保存理論を踏まえると，動機が有益な資源となりうると主張した。人は，バーンアウトを経験すると，最大の見返りを得るために，動機も含めた自分の資源を標的にする必要がある。したがって，従業員は，ある分野では自分の資源を保存し，他の分野では自分の資源を拡張する必要があるのである。

- 人は，疲弊していると，自分の仕事にそれほど努力を注がなくなる。したがって，情緒的疲弊感と役割内業務遂行との間には負の関連があるに違いない。WrightとBonett（1997a）によって示唆されたように，脱エンゲイジメントは，役割内業務遂行とは無関係のはずである。
- 人は，疲弊して労働環境から脱エンゲイジしていると，エネルギーを保存し，自分自身を組織から切り離そうとする。したがって，情緒的疲弊感と脱エンゲイジメントはともに，組織に向けられた組織市民行動と負の関連をもつはずである。
- 社会的支援は，バーンアウトの低減に役立つ（Halbesleben, 2006）。疲弊した人は，それほど疲弊していない人々よりも社会的支援を多く必要としていることから，対人関係を維持できるように，危険にさらさないように，と願うであろう。したがって，情緒的疲弊感は，個人に向けられた組織市民行動と**正**の関連をもつはずである。もちろん，脱エンゲイジした労働者たちは，他人と距離を置こうとする。したがって，脱エンゲイジメントは，組織に向けられた組織市民行動，個人に向けられた組織市民行動との間に**負**の関連をもつはずである。

HalbeslebenとBowler（2005）は，初期の研究で，自分たちのモデルを強く支持する結果を得た。これらの知見を基盤として，HalbeslebenとBowler（2007）は，研究の焦点を情緒的疲弊感と3つの生産的な仕事のパフォーマンスに限定した。その3つとは，役割内業務遂行，組織に向けられた組織市民行動，個人に向けられた組織市民行動である。脱エンゲイジメン

トを除外したうえで，彼らは，人々が熱心に働くのには3つのタイプの「努力（striving）」あるいは理由があると論じた。それらは，より高い役割内業務遂行へと人々を押し進める**達成努力**（achievement striving），より高い組織に向けられた組織市民行動へ導く**ステータス努力**（status striving），より高い個人に向けられた組織市民行動へ導く**コミュニケーション努力**（communion striving）である。努力と生産的行動との間には，すべて正の関連が認められた。情緒的疲弊感は，これらの努力に影響を与え，生産性を向上させたり，低下させたりする。疲弊した従業員は，動機資源の保存を余儀なくされると，達成努力とステータス努力を減らしてしまう。そのため，役割内業務遂行と組織に向けられた組織市民行動がそれぞれ低減してしまう可能性がある。一方，強い対人関係を築き，維持していこうとする場合に，情緒的に疲弊した従業員は，コミュニケーション努力を**増大させる**傾向にあり，その結果，個人に向けられた組織市民行動が高まる可能性がある。HalbeslebenとBowlerが実証的に示した結果は，全般的に支持されるものであった。

エンゲイジメントはどのようにパフォーマンスと関係しているのか

このような重要な命題にとっては大変残念なことではあるが，ワーク・エンゲイジメントとパフォーマンスとの関連に関するエビデンスの多くは，最近出版されたものばかりである。さらに，最近出版されたものの中でも結果が限定的であることが多いうえ，概念的にも統合されていないという現状がある。私たちが探し出すことのできた研究の中には，多数の概念的枠組みを理論的に組み合わせて用いているものもある。また，方法論的にも多様で，横断研究もあれば，縦断研究もある。少数であるが，経験サンプリング法（experience sampling technique）を用いているものもある。さらに，先述したように，パフォーマンスの定義や基準も研究によってかなり異なる。全

般的なパフォーマンスを測定しているものもあれば，パフォーマンスを役割内と役割外に分割しているものもある。その他，役割外業務遂行を下位次元に分割しているものも少数見受けられた。私たちは，これらの研究を人工的にある分類に押し込めてしまうのでなく，むしろ，原著者に自ら語らせ，各研究をそれ自体の理論的背景を考慮しながら記述することにした。このようなアプローチを用いた理由は，本書の読者が，入手可能な根拠を元々の文脈の中で理解するうえできっと役立つはずだと考えたからである。さらに，各研究を原著者が語るという方式をとることによって，さまざまな概念的アプローチの差異をより明確にすることもできるだろう。

Schaufeli と Bakker（2004）のエンゲイジメントの3次元モデル

ワーク・エンゲイジメントは，仕事に関連したポジティブで充実した心理状態であり，活力，熱意，没頭で特徴づけられる（Schaufeli & Bakker, 2004）。**活力**は，「就業中の高い水準のエネルギーや精神的な回復力」を，**熱意**は，「仕事の有意味感，仕事への強い関与，インスピレーション，誇りや挑戦」を，**没頭**は，「仕事に完全に没入し，時間が矢のように過ぎ，仕事からなかなか離れられない状態」をそれぞれ意味している（ワーク・エンゲイジメントの類似の概念化としては，May, Gilson, & Harter, 2004 も参照）。Schaufeli と Bakker（2001）は，エンゲイジしている従業員は率先して仕事に取り組み，自分自身にポジティブなフィードバックを行っていることを明らかにした。端的に言うと，エンゲイジしている従業員はエネルギッシュで自分の仕事に熱心である，ということである（May et al., 2004 も参照）。

Schaufeli と Bakker は，ワーク・エンゲイジメントを測定するために，ユトレヒト・ワーク・エンゲイジメント尺度（Utrecht Work Engagement Scale [UWES]; Schaufeli & Bakker, 2003; Schaufeli, Martínez, Marques Pinto, Salanova, & Bakker, 2002; 本書の第2章も参照）を開発した。UWESには，Schaufeli らの定義に含まれたエンゲイジメントの3つの次元である，活力，熱意，没頭を評価するための項目が含まれている。この尺度を用いて，

Schaufeliらは，エンゲイジメントと仕事のパフォーマンスとの関連を2つの研究で検証してきた。まず，Schaufeliら（2006）は，特性ワーク・エンゲイジメントと仕事のパフォーマンスとの関連を調べた。この横断研究は，オランダ人のデータを用いて実施された。このオランダ人のデータは，大規模で，かつ異なる職種のデータが含まれており，オランダの労働力全体を代表するものでもあった。この研究でSchaufeliらは，ワーク・エンゲイジメントは，役割内業務遂行（$r=.37$），役割外業務遂行（$r=.32$），革新性（$r=.37$）と正の関連があることを見出したが，ワーカホリズムには，それらとの関連は見出せなかった。興味深いことに，Schaufeliらの研究では，過度にハードに，かつ強迫的に働く従業員（すなわち，ワーカホリック）は，優れた役割外業務遂行を示すことが明らかとなった。

次に，ワーク・エンゲイジメントを教育分野に拡大してみよう。Schaufeliら（2002）は，エンゲイジしている学生は，次の学期の試験に合格する可能性が高いことを明らかにした。Schaufeliらは，スペイン，オランダ，ポルトガルの学生を対象として，受験した試験の総数と相対的に合格できた試験の比率を算出した。その結果，高い水準の活力を報告している学生は，合格できた試験の比率が高いという結果が示された。また，職務効力感というバーンアウトの次元とも正の関連があることが明らかとなった。この結果は，どの国の学生であるかに関係なく当てはまることが示され，ワーク・エンゲイジメントは学生の学業成績を予測しうると想定された。

仕事の要求度 - 資源モデル

仕事の要求度 - 資源モデル（job demands-resources ［JD-R］ model; Demerouti et al., 2001）は，健康や動機づけとそれらの先行因子との関係，さらには，仕事のパフォーマンスを含むアウトカムとの関係を理解するための包括的な概念的枠組みである。仕事の要求度 - 資源モデルの特徴は，平行する2つのプロセスを仮定している点にある。プロセスの1つ目は健康障害プロセス，2つ目は動機づけプロセスと呼ばれている。

この2つのプロセスを理解するためには，仕事の要求度と仕事の資源という2つの先行因子をそれぞれ区別することが重要である。**仕事の要求度**は，従業員に対して求められる仕事への努力を指している。このような努力のために，仕事の要求度は，疲弊などの心理的・生理的な代償と関連している。また，仕事の要求度には，従業員の健康に対して悪影響を与え，パフォーマンスを低下させる可能性が潜在的に含まれている。一方，**仕事の資源**は，仕事の側面のうち，目標達成のために機能するものであり，仕事の要求度の影響を最小限にしたり，個人の成長を刺激したりする側面を含んでいる。これらのことから，仕事の資源は，動機づけあるいはエンゲイジメントの先行因子であるとされている。

　仕事の要求度‐資源モデルは，Oldenburg バーンアウト尺度（Oldenburg Burnout Inventory［OLBI］：Demerouti, 2008）に示されている，バーンアウトを2次元的に概念化する方法を採用している。第一の次元は，疲弊をネガティブな極とし，活力をポジティブな極とするものである。第二の次元は，脱エンゲイジメントをネガティブな極とし，エンゲイジメントをポジティブな極とするものである。当初，OLBIは，バーンアウトを評価するために開発されたものであった。しかし，OLBIには，ポジティブに表現された項目と，ネガティブに表現された項目が両方含まれていることから，ワーク・エンゲイジメントを評価する尺度としても使用可能であると考えられた。そのため，OLBIを用いてワーク・エンゲイジメントを評価した研究が，González-Romáらのレビューにも含まれている（González-Romá, Schaufeli, Bakker, & Lloret, 2006; Demerouti, Mostert, & Bakker, 2010 参照）。

　健康障害プロセスと動機づけプロセスの2つのプロセスをもつ仕事の要求度‐資源モデルは，最近の研究により実証的に支持されてきている。Bakkerら（2004）は，仕事の特性，バーンアウト，パフォーマンス（同僚間の評価によるもの）との関連を調べるために仕事の要求度‐資源モデルを用いた。その結果，仕事の要求度（例：仕事のプレッシャーや情緒的負担）は，疲弊の最も重要な先行因子であることが明らかになった（この研究では，疲

弊はOLBIを用いて活力と疲弊の側面から測定された）。また，疲弊は，役割内業務遂行を予測するという結果が示された。一方，自律性や社会的支援といった仕事の資源は,脱エンゲイジメントの最も重要な予測因子であった。また，脱エンゲイジメントは，役割外業務遂行の強力な予測因子でもあった。さらに，これらの関連に加えて，仕事の要求度は，役割内業務遂行に正の影響を直接もたらすことも明らかとなった。このモデルは，役割内と役割外の両方のパフォーマンスにおける同僚間評価の分散の8%を説明した。この8%という数字は，他のパフォーマンス評価を用いた先行研究で報告されているもの（Schaufeli & Enzmann, 1988ではおよそ1%）よりも明らかに高い結果であった。

　仕事の資源と個人の資源は，ワーク・エンゲイジメントにとって重要であること，さらに，結果的にパフォーマンスにとっても重要であることは，3件の日記研究によって実証されている。Xanthopoulouら（2009）は，仕事の資源（自律性,コーチング,チームの雰囲気）の日々の変動が,従業員のワーク・エンゲイジメントと収益にどのように関連しているのかを調査した。この研究では，あるファーストフード企業の3つの店舗に勤務している従業員42名に，5日間連続した勤務日において，質問紙と小日記に記入することを求めた。日単位の仕事の資源は，日単位のワーク・エンゲイジメントと直接的な正の関連を示した。また，エンゲイジメントは，毎日の収益，すなわち，特定の勤務時間内の収益の総計を予測した。

　他の研究において，Xanthopoulouら（2008）は,同僚からのサポートの日々の変動が，自己効力感とワーク・エンゲイジメントを通じて，自己報告による日々の仕事パフォーマンスのレベルを予測するかについて調査した。この研究では，客室乗務員44名が，連続した3回の大陸間フライトの前後に小日記に記入するという方法をとった。得られたデータについてマルチレベル分析を行った結果，ワーク・エンゲイジメントが自己効力感と役割内・役割外の業務遂行との関連を媒介していることが明らかとなった。また，同僚サポートは，ワーク・エンゲイジメントを通じて役割内業務遂行に間接的に影

響を与えていることも明らかになった。興味深い結果として、日単位のワーク・エンゲイジメントは、日単位の役割内業務遂行と役割外業務遂行の両方に正の関連を示すことも明らかとなった。

これらの結果は、Sonnentag（2003）による3件目の日記研究の結果と概ね一致している。Sonnentag（2003）は、ホワイトカラー労働者を対象に、日単位のワーク・エンゲイジメントと自己報告された自発性の2つの側面との関連を調査した。2つの側面とは、連続5日間にわたる日単位の個人の自発性と、学習の追求である。これらは自己報告されたイニシアティブ行動の2側面と言える。ワーク・エンゲイジメントは、従業員が仕事に自発的に取り組み、学習目標を追求するうえで日常的に役立っていることが明らかとなった。さらに、リカバリーと自発的な行動との関連を媒介する役割を担っていることも明らかになった。

パフォーマンスを役割内業務遂行と役割外業務遂行の2つの次元に区別することは、バーンアウトとワーク・エンゲイジメントの予測的価値を高めた。仕事の要求度-資源モデルの長所は、包括的であることである。なぜなら、仕事の要求度-資源モデルは、労働環境の特定の側面が、いかにして特定のウェルビーイングの指標を通じて仕事のパフォーマンスの多様なパラメータに影響を与えるかについても説明できるという特徴をもつからである。

資源保存理論を仕事の要求度-資源モデルと比較する

HalbeslebenとBowler（2005, 2007）の資源保存理論は、全体的に見て仕事の要求度-資源モデルと多くの点で共通している。いずれの理論も、情緒的疲弊感から組織市民行動への間接的経路を考慮に入れており、またその経路を通じて、少なくとも部分的に、情緒的疲弊感から組織市民行動への影響に脱エンゲイジメントが媒介していることを仮定している。また、いずれの理論も、脱エンゲイジメントは役割内業務遂行と直接的には関連しないと仮定している。さらに、身体的疲弊によって効果的な職務行動が低減することをいずれの理論も認めている。しかし、HalbeslebenとBowlerの研究にお

いては，資源保存のニーズが中心的であるように思われるのに対して，仕事の要求度 - 資源モデルでは，動機づけの経路も想定している。

　その他いくつかの相違点もある。資源保存理論は，情緒的疲弊感から組織市民行動への直接的な経路を仮定しているが，仕事の要求度 - 資源モデルでは，そのような経路は仮定していない。これら2つの理論の重要な違いは，組織市民行動についての考え方にある。資源保存理論には，組織に向けられた組織市民行動と個人に向けられた組織市民行動という，2つのタイプの組織市民行動があるのに対して，仕事の要求度-資源モデルには1つしかない。組織市民行動の研究者たちの間では，組織市民行動の構造について現在も議論が行われている。組織市民行動を1つの変数としてとらえるか，それとも2つの変数としてとらえるか，どちらが最善であるかについては，いまだ合意には至っていない。組織市民行動に関連する文献の完全なレビューは本章の域をはるかに超えるものであるが，ここ最近，組織に向けられた組織市民行動と個人に向けられた組織市民行動の区別についてはかなりの研究で主題として取り上げられていることは確かである（Dalal, 2005; Hoffman et al., 2007; Ilies et al., 2007 参照）。

幸せで生産的な労働者仮説

　幸せで生産的な労働者仮説に関する調査研究は，非専門的な概念である「幸福」を多数の異なる方法で操作化しうることを示している（Cropanzano & Wright, 2001; Wright, 2005; Wright & Cropanzano, 2004, 2007 によるレビューを参照）。従来の最も確実なアプローチにおいては，ポジティブな感情を経験する傾向がある一方で，ネガティブな感情を経験しない傾向がある人々について検討しており，主観的ウェルビーイング（Diener, Suh Lucas, & Smith, 1999），情緒的ウェルビーイング（Diener & Larsen, 1993），心理的ウェルビーイング（Cropanzano & Wright, 2001; Wright & Coropanzano, 2007）といった名称を用いて研究が実施されてきた。このように定義されたウェルビーイングについて，Wrightらは，一貫して仕事のパフォーマンス

に関連しているはずであると主張した。

　ウェルビーイングと仕事のパフォーマンスとの関連における Wright らの主張は，科学的根拠に基づいたものであった。たとえば，福祉サービス労働者の小規模な標本において，Wright ら (1993) は，従業員の報告したウェルビーイングが，1 年後の上司による仕事のパフォーマンス評価を予測していたことを明らかにした。また，ウェルビーイングと仕事のパフォーマンスとの相関は，大きなもので .42 であった。後年の縦断研究では，さまざまな変数をコントロールした後でも，先述した結果とよく似た結果が得られた (Cropanzano & Wright, 1999; Wright & Bonett, 1997b)。

職務満足感を超えたウェルビーイングの予測的価値

　Wright (2005) は，ウェルビーイング (あるいは幸福) が，仕事のパフォーマンスの予測因子として職務満足感よりも優れていると論じた。Wright の見解は，過去の研究をレビューした結果に基づくものである。職務満足感とパフォーマンスとの相関係数の値は，調整を加えたあとでも，およそ .30 であった。また，ウェルビーイングとパフォーマンスとの相関は .40 台，あるいは .50 台の前半に届くものであった。したがって .30 という値は，職務満足感，さらにはウェルビーイングと仕事のパフォーマンスとの関連を考える際の大雑把な下限のように思われる。私たちの知る限り，ウェルビーイングとパフォーマンスとの関連について，これまで一度もメタ分析が行われていない。すなわち，Wright によって引用されたウェルビーイングと仕事のパフォーマンスとの関連は，測定誤差が未修正のままであると考えられる。

　多くの研究において，仕事のパフォーマンスに対するウェルビーイングのポジティブな役割について検討されてきた。たとえば，2 つのフィールド研究で，Wright と Cropanzano (2000) は，職務満足感とウェルビーイングの両方をパフォーマンス評価の予測のために使用した。その結果，ウェルビーイングとパフォーマンス評価との関連は，どちらの標本でも有意であった ($\beta = .19$, $\beta = .20$)。しかし，職務満足感は，どちらの標本においても

有意ではなかった。Wrightら（2002）による縦断研究では，ウェルビーイングが1年後のパフォーマンス評価と関連することが明らかになった。これは，Time1でのパフォーマンス，職務満足感，ポジティブ感情，ネガティブ感情を予測の方程式に含めた場合でも同様であった。しかし，職務満足感とパフォーマンスとの関連は，ほとんどゼロであった。類似した結果は，Zelenskiら（2008）による最近の経験サンプリング研究でも明らかになっている。このテーマに関しては，さらなる調査研究が必要であるが，入手可能な科学的根拠においては，Wright（2005）の提案，すなわち，(a) 幸福（ウェルビーイングとして定義されている）は仕事のパフォーマンスを予測し，(b) その予測は職務満足感よりも優れている，という提案を支持している。

情緒的疲弊感を超えるウェルビーイングの予測的価値

仕事のパフォーマンス評価とウェルビーイング（または幸福）との関連を検討した文献は，情緒的疲弊感との関連を検討した文献に比べてはるかに少ない。仕事のパフォーマンス評価との関連の強さについて，ウェルビーイングと情緒的疲弊感とを比較したものに，WrightとBonnet（1997b）の研究がある。彼らの研究では，ウェルビーイングは2年後の仕事のパフォーマンス評価を予測したが（$r=.48$），情緒的疲弊感は仕事のパフォーマンス評価を予測しなかった（$r=-.12$）。パフォーマンスを予測するために，情緒的疲弊感と心理的ウェルビーイングを同時に用いた場合では，心理的ウェルビーイングとの関連は有意であった（$\beta=.24$）のに対して，情緒的疲弊感との関連は有意ではなかった（$\beta=-.10$）。

ここでレビューされている研究を見る限りにおいては，心理的ウェルビーイングは予測的価値があるように思われる。しかしだからといって，これらの研究結果がバーンアウトの予測的価値を否定しているとするにはためらいがある。WrightとBonnet（1997b）により報告された情緒的疲弊感についての結果に認められるように，バーンアウトの予測的価値が有意ではないという結果を無条件に受け入れるのは危険であると考える。特に，Wrightと

Bonnet では調査対象者数が 44 名であり，Wright らの研究でも調査対象者数は 90 名と標本の人数があまり多くなかったことを考慮しなければいけない。このように考えると，ウェルビーイングとバーンアウトにおけるパフォーマンスの予測的価値についてはさらなる研究が必要であると考えられる。

拡張-形成理論

　初期の研究では，ウェルビーイングと仕事のパフォーマンスとの関連を証明することにかなりの関心が向けられてきたため，なぜこのような関連が生じるのかという理由についてはあまり関心が寄せられてこなかった。これはおそらく，幸せで生産的な労働者に関する初期の研究に対する学会の懐疑的な**時代風潮**の影響であったと考えられる。その後，数多くの研究者（たとえば，Wright, 2005; Wright & Cropanzano, 2007; Zelenski et al., 2008）が，この概念的なニーズに対処しようとしてきた。その中で，幸せで生産的な労働者仮説を擁護する人たちは，Fredrickson（2001, 2003）の拡張-形成理論に依拠する傾向があった。

　Fredrickson（1998, 2001）の研究は，それぞれの情動は，私たちを自動的にいくつかの行動に向かわせる素因になるという認識から始まる。たとえば，人は困惑したときに顔を覆う傾向がある。また，怒ったときには攻撃を試み，怯えたときには脅威となっている状況から退こうと試みる。情動と行動素因間の緊密な結びつきは，これまでの研究でも多く記録されており，情動の研究者の間では長らく知られてきたことでもある（たとえば，Ekman, 1992; Mascolo & Griffin, 1998; Mascolo & Harkins, 1998）。Fredrickson はこの点を拡大した。心理学の歴史において頻繁に言えることではあるが，行動傾向（action disposition）の研究には，激怒，嫌悪，恥といった，ネガティブな情動を強調する傾向があった。これまで，ポジティブな情動と関連する行動傾向を強調した研究は比較的少なかったのである（Fredrickson & Branigan, 2001, 2005）。

　ポジティブな情動の拡張-形成理論（Fredrickson, 2001）によれば，喜び，

興味，満足といったある種のポジティブな情動には，いずれも，心に浮かぶ一連の思考や行動の幅を広げる役割がある。さらに Fredrickson は，この過程を通して，ポジティブ感情は人々の瞬間的な思考‐行動レパートリーを拡張し，個人資源（身体的資源や知的資源から，社会的資源や心理的資源までの幅がある）を形成するとしている。たとえば，喜びは，活動的かつ創造的になりたいと求める衝動を生み出すことで資源を拡張していく。興味も，探求したい，新しい情報や経験を同化して成長したいという願望を育む。拡張仮説については，それを裏づける証拠が Fredrickson と Branigan（2005），Isen（2000）により報告されている。このようにポジティブ感情は，多岐にわたるデータを統合する能力だけでなく，幅広く柔軟な認知機能をも生み出すことがわかっている。ポジティブ感情が喚起されることによる利益はその他にも存在している。Fredrickson（2003）は，ポジティブな情動には，新しい技能を学ぶ，親しい対人関係を形成するといったように，従業員の成長を促す傾向があると提唱している。ポジティブな情動には，ほどほどにリスクを冒し，ネガディブなフィードバックにも建設的に反応するように促す働きもある（Wright, 2005; Wright & Cropanzano, 2007）。ポジティブな情動はまた，対人的にも協力的な戦略を用いるように促すことから，職場の対立を減らすことにもつながる（Barsade, Ward, Turnover, & Sonnenfeld, 2000）。

　ところで，この「拡張‐形成」効果は，果たして仕事のパフォーマンスの向上という形で現れるのであろうか。この疑問に対しては，「拡張‐形成」効果によって個人資源が蓄積されるという理由から回答することができるだろう。Fredrickson（2001, 2003）は，思考‐行動のレパートリーが拡張され，それがどのようにして意思決定と行動に変化する，あるいは現れてくるのか（そもそも変化するのかどうか）を調査する必要があると論じた。Fredrickson と Losada（2005）は，組織の文脈において，管理職のネガティブな情動に対するポジティブな情動の比率が相対的に高いとき，会議の最中により多くの質問をする傾向が見出されることや，主張と質疑の幅がより広

がったことを報告した。これは，パフォーマンスの向上を暗に示していると言える。

　情動が与える影響は，時間の経過にしたがい，徐々に増大していく傾向があることに注目する必要がある。個人的に成長することで，より多くのポジティブな情動が生まれるのである。さらに，より多くのポジティブな気分が生まれることにより，人間は，個人的に成長しようとさらに努力するようになるのである。このように，ウェルビーイングは有益な上向きのスパイラルを発生させ，時間の経過とともにその効果が蓄積していく（Fredrickson & Branigan, 2005; Fredrickson & Joiner, 2002）。当然のことながら，ウェルビーイングの高い人たちは，将来にわたって十分な利益を得ることができる。しかし，これにはネガティブな面もある。ウェルビーイングの低い人たちは，失敗をさらに経験する傾向があり，それによって，その人たちの幸福度はさらに衰退しかねない（Wright, 2005; Wright & Cropanzano, 2004）。いずれにせよ，ウェルビーイングの蓄積効果は，それがポジティブなものであるか，ネガティブなものであるか，あるいはその両方であるかに関わらず，幸福と仕事のパフォーマンスとの間の持続的な関係を説明するかもしれないと考えられている。両者の関係は，多数の縦断研究から明らかにされている。また，日々の気分の効果を超えてまで，なぜウェルビーイングは仕事のパフォーマンスを予測できるのかという問いについても説明できるかもしれない（たとえば，Wright, Cropanzano, & Meyer, 2004）。

　拡張‐形成理論がかなり有望である一方で，幸せで生産的な労働者仮説に関する調査研究では，これまで心理的メカニズムを直接的に検証したことはほとんどなかった。最近の研究で，Wrightら（2007）は，拡張‐形成理論に基づき，「ウェルビーイングの高い人たちはポジティブな人生の出来事をより上手に活かすことができる」と論じた。Wrightら（2007）は，もしこの仮説が正しければ，満足のいく仕事を受けもっていることは，ウェルビーイングの低い人たちにとってはパフォーマンス改善にほとんど役に立たないが，ウェルビーイングの高い人たちにとってはパフォーマンスを押し上げる

うえで有効となるであろうと推論した。別の言い方をすれば，拡張‐形成理論によれば，幸福と職務満足感は相互に作用し合うはずであるため，ウェルビーイングが高いときにのみ，職務満足感はパフォーマンスと関連するということになる。Wrightらは，この主張を支持する証拠を得た。Zelenskiら（2008）は，拡張‐形成理論では，ポジティブな情動，ネガティブな情動のどちらかが仕事のパフォーマンスを予測できると論じ，ネガティブな情動よりもポジティブな情動のほうが重要な役割を担っていると思われると述べた。これは，Fredrickson（2003）の研究結果と合致している。

　Wrightら（2007）とZelenskiら（2008）の最近の研究は，心理的メカニズムを探求した代表的なものである。しかし，全般的に，幸せで生産的な労働者仮説に関する研究は，拡張‐形成理論の主義主張を直接的に検証してこなかった傾向にある（ただし，いくつかの証拠は存在している。Fredrickson & Branigan, 2005; Fredrickson & Joiner, 2002参照）。このような理論に基づいた研究の不足に関しては，今後の学術研究の取り組みに期待したい。

自己制御とエピソードプロセスモデル

　Bealら（2005）は，状態エンゲイジメントが日々のパフォーマンスに与える影響を検討するための理論的基盤を提供した。個人内の差異を誤差の範囲とみなす従来のパフォーマンスモデルとは対照的に，Bealら（2005）による**パフォーマンス・エピソード**モデルは，短期間のパフォーマンスにおける個人の可変性に焦点が置かれている。その主な主張は，人は目の前にある課題に完全に集中しているときに，より良いパフォーマンスを示すというものである。Bealらは，課題に対して資源をどう割り当てるかが，パフォーマンスの成功にとって非常に重要であると提唱している。たとえば，電話の着信によって自分の仕事がたびたび中断させられてしまうといった理由で，従業員が自分の全資源を現在の業務に割り当てられない場合，最適なパフォーマンスをとることは難しくなる。自己制御ができるということは，あ

る業務に取り組んでいるときや一日のパフォーマンスの成功にとって非常に重要である（Beal et al., 2005 参照）。Beal らが示唆するように，従業員は，自分に興味のある業務に取り組んでいるときには，潜在的に気を散らす可能性のあるものを無視して，容易かつ効果的に業務に注目することができる。エンゲイジしている従業員は，業務に対して熱意をもっている。なぜなら，エンゲイジしている従業員は，業務を遂行するときに注意を集中するよう，内発的に動機づけられているからである。このような従業員は，自分の注意や他の個人資源を業務に向けようと，前向きな姿勢をとることになる。すなわち，ワーク・エンゲイジメントはより優れたタスク・パフォーマンスを導くものであると言えるだろう。Beal らによる個人資源を戦略的に用いるという主張は，Halbesleben と Bowler（2005, 2007）によるバーンアウトの資源保存理論と概念的に類似していることに着目してほしい。これらの重要な相違点は，Beal らは，**個人内**アプローチをとっているのに対して，Halbesleben と Bowler は，相補的な**個人間**アプローチをとっているということである。

　特定のパフォーマンス・エピソードを調べたわけではないが，Bakker と Bal（2010）は，就労日における個人内パフォーマンスに特に注目している。Bakker と Bal は，教員を対象に，1 週間ごとの日記研究を実施した。日単位のワーク・エンゲイジメントと日単位のパフォーマンスとの関連と，毎日の仕事資源と日単位のワーク・エンゲイジメントとの関連についても調査した。教員たちは 5 週連続で，毎週金曜日に日記形式の質問紙に記入するように求められた。パフォーマンスの指標は，各参加者によって報告されたような，役割内業務遂行と役割外業務遂行を混合したものであった。結果から，ワーク・エンゲイジメントの状態レベルが，仕事資源である自律性，上司とのやりとり，成長の機会などによって上昇し，役割内と役割外の業務遂行を予測する（$r=.42, p<.001$）ことが明らかになった。この知見によって，従業員のワーク・エンゲイジメントが個人内で変化しやすいこと，また，その個人内の変化によって，日々の仕事のパフォーマンスが説明可能であることを

実証することができた。

部署レベルのエンゲイジメント

　これまで私たちは，エンゲイジメントを個人レベルの変数として考察してきた。しかし先述したように，パフォーマンスはしばしば，多くの従業員による努力が結合した結果として表現される。したがって，あるチーム構成員のエンゲイジメントが他の構成員のエンゲイジメントとクロスオーバーする，あるいは影響を与える，ということは考えられうることである。このため，チームレベルのエンゲイジメントは，パフォーマンスに有益な効果をもたらすグループレベルの現象となりうる。ただし，現在入手可能な調査研究はほとんど存在しない。しかし，部署レベルのエンゲイジメントが存在するという理論的な理由については説明することが可能である。

　ひとつの説明可能なメカニズムは，いわゆるクロスオーバー，すなわち情動の伝播である。クロスオーバーは，一人の人からもう一人の人にポジティブ（あるいはネガティブ）な経験が移行することと定義される（Westman, 2001）。同僚がお互いにワーク・エンゲイジメントに関して影響を及ぼし合うと，チームとしてより優れたパフォーマンスを導くことが可能となる。このような情動伝播のプロセスには根拠がある。Barsade（2002）による革新的な実験室研究では，グループ構成員間での気分の移行と，それがパフォーマンスに与える影響について調査された。Barsadeは，訓練を受けた仲間の研究者にある特定の「気分」を演じてもらうことにより，その研究者の楽しい気分が，経営管理のシミュレーションエクササイズ（リーダー抜きのグループ討論）でチームの他の構成員たちの気分（画像符号化装置による評価）に影響することを明らかにした。ポジティブな気分が伝播したことで，結果的に，より協力的な行動と課題に対するより良いパフォーマンスへとつながったのである。

　職場において，研究者たちは，情動の伝播に焦点を置いてきた。これは，一緒に働いている従業員間の相互的な情動反応としてとらえられる。ある

フィールド研究で，Totterdellら（1998）は，共有されている仕事上の問題が解決された後でさえ，チーム構成員の気分がお互いに関連していることを明らかにした。加えて，Bakkerら（2006）は，85のチームで働いている合計2229名の公務員を対象とした研究で，チームレベルのワーク・エンゲイジメントが個々の構成員のエンゲイジメントに関連していることを明らかにした。個人レベルの仕事の要求度と資源を統制した後でも，同様の結果が得られた。このように，仕事にエンゲイジし，同僚に自分の楽観性，ポジティブな態度，イニシアティブ行動を伝達する労働者は，自分たちがどのような要求度や資源にさらされているかとは無関係に，ポジティブなチームの風土を創造することができると言える。このことから，エンゲイジしている労働者は，その同僚たちに良い影響を与えることができると言える。そして結果的に，チームとしてより良いパフォーマンスを発揮することにつながるのである。

　最近の研究から，エンゲイジメントが部署，あるいは，部署レベルでの客観的なパフォーマンスとポジティブに関連していることが示されている。部署レベルのワーク・エンゲイジメントとパフォーマンスとのポジティブな関連を裏づける根拠を最初に提供したのが，Salanovaら（2005）による研究である。Salanovaら（2005）は，レストランやホテルのサービス部門で働く接客スタッフを対象として，ワーク・エンゲイジメントのレベルが，サービス風土を通じて，顧客によるパフォーマンス評価と関連していることを明らかにした。接客スタッフのワーク・エンゲイジメントのレベルは，ホテルやレストランのサービス風土を向上させ，その結果，接客スタッフが提供するサービスはもちろんのこと，接客スタッフが顧客に向けて示す共感も高めたのである。

　また，Harterら（2002）は，36社の約8000の部署から得られたデータを用いて，部署レベルの従業員の満足感やエンゲイジメントと，顧客満足感，生産性，利益，離職率，事故との関連を検討した。しかし，Harterらは，実際には，ワーク・エンゲイジメントの経験そのものではなく，仕事の資源，

つまり，ワーク・エンゲイジメントの先行要因に関する満足感を測定していることに注意する必要がある。メタ分析の結果，全般的な満足感および従業員のエンゲイジメントと各指標との相関係数は，顧客の満足感・ロイヤルティで順に .32, .33, 離職率で順に - .36, - .30, 安全で順に .20, .32, 生産性で順に .20, .25, 収益性で順に .15, .17 であった。このように，部署レベルで測定された全般的満足感と従業員のエンゲイジメントはともに，部署レベルのパフォーマンスを示す変数との関連を示した。

このレビューから私たちは何を学ぶのか

　本章では，広範囲に及ぶ内容を短いレビューでカバーした。本章で取り上げたさまざまな理論に共通して言えることは，ワーク・エンゲイジメントはパフォーマンスの向上につながる可能性があるということである。しかしながら，ワーク・エンゲイジメントがパフォーマンスの向上を予測しうると仮定されている背景には，さまざまに異なるメカニズムが考えられる。これは，ワーク・エンゲイジメントとパフォーマンスとの関連が，おそらく直線的で単純なものではないことを示唆している。多数の媒介メカニズムがこの関係の説明に関わっている可能性がある。関係が，拡張‐形成理論と資源保存理論が提案するように，資源の向上によるものなのか，自己制御理論が提案するように，適切な資源の割り当てによるものなのか，あるいは適切なチーム風土によるものなのかは，いまなお推測の域を出ていない。したがって，可能性のあるメカニズムを操作化し，実証的な検証を行うことは価値のあることだと言えるだろう。このような方向性で情緒的疲弊感と仕事のパフォーマンスとの関連を媒介するものを検証している優れた例が，HalbeslebenとBowler（2007）による研究である。

　ワーク・エンゲイジメントの3つの下位概念モデルには長所があるものの，パフォーマンスにとって最も決定的に重要なのは，ワーク・エンゲイジメントの活力の側面であるように思われる。それはなぜかを問う前に，まずバー

ンアウトの3つの次元の中で，情緒的疲弊感（すなわち，エネルギーの欠如）がパフォーマンスと一貫して有害な関連を示すことを思い出してほしい。これは，Shirom（2006）によっても強調されてきた点である。Shiromは，ワーク・エンゲイジメントを，単にエネルギー（身体的強さ，情緒的エネルギー，認知的活発さ）から構成されているにすぎないとみなしている。しかも，ウェルビーイングの尺度には，ポジティブ気分とネガティブ気分の指標と並んで，エネルギー（あるいはエネルギーの欠如）の側面も含まれている。したがって，活力あるいは活力の欠如（すなわち，疲弊）の測定は，仕事のパフォーマンスの予測にとって特に有用となる可能性がある。ワーク・エンゲイジメントの活力が仕事のパフォーマンスに関連するという研究は特別な注目に値すると思われる。

　レビューした研究のうち，経験的サンプリング法を適用したものが数件存在した。このアプローチは非常に有益であると言える。このアプローチでは，個人間の相違についてももちろん考慮されている。しかし，このアプローチ特有の強みは，個人内の違いを検討できるところにある。この検討は，複数の日あるいは複数の状況，あるいはその両方にわたって，一群の人々を追跡することによって実施される。このアプローチを用いた研究結果から，ある可能性が浮上している。それは，人はそれぞれ自分のエンゲイジメントをパフォーマンスに変容していく方法が異なっているのかもしれないということである。これらの方法は，個人の特性によるものかもしれない。また，状況によっても異なる可能性がある。異なる状況が異なるメカニズムを通じて，ワーク・エンゲイジメントをパフォーマンスに変容させるということも考えられる。これは状態的なものだと考えられる。これらの理由から，日記研究という経験的サンプリング法は特に有用であると言える。この方法を採用している研究であれば，エンゲイジメントが仕事のパフォーマンスに影響を与えることの特性的な相違も状態的な相違もカバーできるためである。Xanthopoulouら（2008, 2009）による研究は，このアプローチを採用した優れた例である。

エンゲイジメントとパフォーマンスとの関係において，パーソナリティといった個人の特性が担う役割については，現時点では研究が不足している。しかし，一部のパーソナリティ特性が他の特性よりもうまくワーク・エンゲイジメントを変容させ，増加させることができるという可能性は考えられる。たとえば，Demerouti（2006）は，仕事におけるフロー（ワーク・エンゲイジメントとよく似た構成要素である没頭，仕事の楽しみ，内発的動機づけを含む）は，パフォーマンスにとって有益であることを明らかにした。しかし，この関係は誠実な従業員にしか当てはまらないものであった。さほど誠実でない従業員については，フローとパフォーマンスとの間に何の関連も見出されなかったのである。おそらく，さほど誠実でない従業員は，有益な業務に努力を投じないためであると推測される。このような特性も考慮する必要があるため，将来の研究では，パーソナリティ特性が，ワーク・エンゲイジメントとパフォーマンスに与える調整効果について検討することが推奨される。

パフォーマンスの測定についても，非常に重要な課題であると思われる。本章で述べてきたように，パフォーマンスのある次元と他の次元との区別に成功した研究では，パフォーマンスについて，よりうまく説明できていた（例としては，Bakker et al., 2004; Halbesleben & Bowler, 2007）。一方，全般的なパフォーマンス指標（Schaufeli & Enzmann, 1998 のレビューに含まれているような指標）を用いている研究では，それほどうまく説明されない傾向にあった。このことは，パフォーマンスが画一的な構成概念ではないこと，ワーク・エンゲイジメントがパフォーマンスのそれぞれ異なる側面とそれぞれ異なる仕方で関連していることを強調して示していると言える。さらに，仕事の要求度 - 資源モデルと資源保存理論はいずれも，エンゲイジメントを異なるパフォーマンス次元と結びつけ，異なる心理的プロセスが存在すると主張している。私たちは，部署のパフォーマンスを客観的に測定した研究を数件見つけた。しかし今後は，個人のパフォーマンスを客観的に測定する研究がさらに必要であると思われる。

ワーク・エンゲイジメントと仕事のパフォーマンスとの関連を説明するには，従来心理学で用いられてきた刺激－有機体－反応という説明では不十分であると考えられる。刺激－有機体－反応の枠組みで説明するというよりはむしろ，労働環境だけでなく，ワーク・エンゲイジメントも含めた個人の経験が仕事のパフォーマンスに影響するといった説明のほうが適切かもしれない。これが，ワーク・エンゲイジメントと仕事のパフォーマンスとの関係をより複雑なものにしている理由のひとつではある。しかし，その複雑さこそ，研究者だけでなく実践家も，より一層追及すべきものなのではないだろうか。

実践への示唆

　関連文献をレビューした後の避けがたい疑問は，「エンゲイジメントと仕事のパフォーマンスとの関連の強さは果たしてどれほどのものか」ということである。もしかすると，エンゲイジメントと仕事のパフォーマンスとの関連は，弱く，一貫性の欠けたものかもしれない。あるいは，職務満足感と仕事のパフォーマンスとの関連と同程度の強さしかないという可能性もあるだろう。一方，エンゲイジメントとパフォーマンスとの関連は，もっと強く，ウェルビーイングとパフォーマンスとの関連と同程度であるということも考えられる。実際のところ，私たちは楽観的な印象をもっている。ウェルビーイングとパフォーマンスとの間に認められた関連の強さによく似た関係を，ワーク・エンゲイジメントとパフォーマンスとの間に見出せる可能性は高いと考えている。この可能性については，おそらく，ワーク・エンゲイジメントの3つの下位概念を考えることで説明することができるだろう。ワーク・エンゲイジメントの3つの下位概念とは，活力，熱意，没頭である。これら3つの構成要素を総合した価値は，それぞれの独立した効果よりも大きいと考えられる。
　組織は，従業員のワーク・エンゲイジメントを大切にすべきである。そして，エンゲイジした生産的な労働力を創造するために，仕事の資源の強化に焦点を置いた介入を実施すべきである。このような組織による介入は，個人資源，および，結果的にワーク・エンゲイジメントを向上させることができるからである。たとえば，従業員が行う必要のある業務を上司は明確に伝えるべき

である。また，従業員が業務を達成するために必要なあらゆる手段を提供すべきでもある。そして，従業員のパフォーマンスを測定するための明確で客観的な基準を設定すべきである。これに関連して，私たちがこのレビューの中で気づいたことがある。それは，バーンアウトを構成する情緒的疲弊感は，役割内業務遂行に望ましくない影響を与えること，すなわち，ワーク・エンゲイジメントの向上を妨げるということである。したがって，組織は，仕事の要求度が従業員の健康に望ましくない影響を与えないよう，その軽減，あるいは最適化を試みるべきであると考える。たとえば，身体的業務に対しては人間工学に基づく設備を提供するとよいだろう。また，要求度の高い業務と低い業務との間に変化をつけることもできるだろう。このように，組織は従業員から最適なパフォーマンスを引き出すことができるように，ワーク・エンゲイジメントを向上させ，バーンアウトのリスクを最小限に抑えることが重要である。

文　献

Bakker, A. B., & Bal, P. M. (2010). Weekly work engagement and performance: A study among starting teachers. *Journal of Occupational and Organizational Psychology, 83*, 189-206.

Bakker, A. B., Demerouti, E., & Verbeke, W. (2004). Using the job demands-resources model to predict burnout and performance. *Human Resource Management, 43*, 83-104.

Bakker, A. B., Van Emmerik, I. J. H., & Euwema, M. C. (2006). Crossover of burnout and engagement in work teams. *Work and Occupations, 33*, 464-489.

Barsade, S. G. (2002). The ripple effect: emotional contagion and its influence on group behavior. *Administrative Science Quarterly, 47*, 644-677.

Barsade, S. G., Ward, A. J., Turner, J. D. F., & Sonnenfeld, J. A. (2000). To your heart's content: A model of affective diversity in top management teams. *Administrative Science Quarterly, 45*, 802-836.

Beal, D. J., Weiss, H. M., Barros, E., & MacDermid, S. M. (2005). An episodic process model of affective influences on performance. *Journal of Applied Psychology, 90*, 1054-1068.

Brayfield, A. H., & Crockett, W. H. (1955). Employee attitudes and employee performance. *Psychological Bulletin, 52*, 396-424.

Campbell, J. P. (1990). Modeling the performance prediction problem in industrial and organizational psychology. In M. D. Dunnette & L. M. Hough (Eds.), *Handbook of Industrial and Organizational Psychology* (Vol. 1, pp. 687-732). Palo Alto: Consulting

Psychologists Press.
Cropanzano, R., & Wright, T. A. (1999). A five-year study of change in the relationship between well-being and job performance. *Consulting Psychology Journal, 51*, 252-265.
Cropanzano, R., & Wright, T. A. (2001). When a "happy" worker is really a "productive" worker: A review and further refinements of the happy-productive worker thesis. *Consulting Psychology Journal, 53*, 182-199.
Dalal, R. S. (2005). A meta-analysis of the relationship between organizational citizenship behavior and counterproductive work behavior. *Journal of Applied Psychology, 90*, 1241-1255.
Demerouti, E. (2006). Job resources, work-related flow and performance. *Journal of Occupational Health Psychology, 11*, 266-280.
Demerouti, E., & Bakker, A. B. (2008). The Oldenburg Burnout Inventory: A good alternative for the assessment of burnout and engagement. In J. Halbesleben (Ed.), *Handbook of stress and burnout in health care*. New York: Nova Science.
Demerouti, E., Bakker, A. B., Nachreiner, F., & Schaufeli, W. B. (2001). The job demands-resources model of burnout. *Journal of Applied Psychology, 86*, 499-512.
Demerouti, E., Mostert, K., & Bakker, A. B. (2010). Burnout and work engagement: A thorough investigation of the independency of the constructs. *Journal of Occupational Health Psychology, 15,* 209-222.
Diener, E., & Larsen, R. J. (1993). The experience of emotional well-being. In M. Lewis & J. M. Haviland (Eds.), *Handbook of emotions* (pp. 405-415). New York: Guilford Press.
Diener, E., Suh, E. M., Lucas, R. E., & Smith, H. L. (1999). Subjective well-being: Three decades of progress. *Psychological Bulletin, 125*, 276-302.
Ekman, P. (1992). An argument for basic emotions. *Cognition and Emotion, 6*, 169-200.
Fisher, C. D. (1980). On the dubious wisdom of expecting job satisfaction to correlate with performance. *Academy of Management Review, 5*, 607-612.
Fredrickson, B. L. (1998). What good are positive emotions? Review of General Psychology, *3*, 300-319.
Fredrickson, B. L. (2001). The role of positive emotions in positive psychology: The broaden-and-build theory of positive emotions. *American Psychologist, 56*, 218-226.
Fredrickson, B. L. (2003). Positive emotions and upward spirals in organizations. In K. S. Cameron, J. E. Duton, & R. E. Quinn (Eds.), *Positive organizational scholarship: Foundations of a new discipline* (pp. 163-175). San Francisco, CA: Berrett-Koeler.
Fredrickson, B. L., & Branigan, C. A. (2001). Positive emotions. In T. J. Mayne & G. A. Bonnano (Eds.), *Emotion: Current issues and future directions* (pp. 123-151). New York: Guilford Press.
Fredrickson, B. L., & Branigan, C. A. (2005). Positive emotions broaden the scope of attention and thought-action repertoires. *Cognition and Emotion, 19*, 313-332.
Fredrickson, B. L., & Joiner, T. (2002). Positive emotions trigger upward spirals toward emotional well-being. *Psychological Science, 13*, 172-175.
Fredrickson, B. L., & Losada, M. F. (2005). Positive affect and the complex dynamics of human flourishing. *American Psychologist, 60*, 678-686.

Frese, M., & Fay, D. (2001). Personal Initiative (PI): A concept for work in the 21st century. *Research in Organizational Behavior, 23*, 133-188.

González-Romá, V., Schaufeli, W. B., Bakker, A. B., & Lloret, S. (2006). Burnout and work engagement: Independent factors or opposite poles? *Journal of Vocational Behavior, 62*, 165-174.

Halbesleben, J. R. B. (2006). Sources of social support and burnout: A meta-analytic test of the conservation of resources model. *Journal of Applied Psychology, 91*, 1134-1145.

Halbesleben, J. R. B., & Bowler, W. M. (2005). Organizational citizenship behaviors and burnout. In D. L. Turnipseed (Ed.), *Handbook of organizational citizenship behaviors: A review of good soldier activity* (pp. 399-414). Hauppauge, NY: Nova Science.

Halbesleben, J. R. B., & Bowler, W. M. (2007). Emotional exhaustion and job performance: The mediating role of motivation. *Journal of Applied Psychology, 92*, 93-106.

Harter, J. K., Schmidt, F. L., & Hayes, T. L. (2002). Business-unit-level relationship between employee satisfaction, employee engagement, and business outcomes: A meta-analysis. *Journal of Applied Psychology, 87*, 268-279.

Hobfoll, S. E. (1988). *The ecology of stress*. New York: Hemisphere.

Hobfoll, S. E. (1989). Conservation of resources: A new attempt at conceptualizing stress. *American Psychologist, 44*, 513-524.

Hobfoll, S. E., & Freedy, J. (1993). Conservaion of resources: A general stress theory applied to burnout. In W. B. Schaufeli, C. Maslach, & T. Marek (Eds.), *Professional burnout: Recent developments in theory and research* (pp. 115-129). New York: Taylor & Francis.

Hoffman, B. J., Blair, C. A., Meriac, J. P., & Woehr, D. J. (2007). Expanding the criterion domain? A quantitative review of the OCB literature. *Journal of Applied Psychology, 92*, 555-566.

Iaffaldano, M. T., & Muchinsky, P. M. (1985). Job satisfaction and job performance: A meta analysis. *Psychological Bulletin, 97*, 251-273.

Ilies, R., Nahrgang, J. D., & Morgeson, E. R. (2007). Leader-member exchange and citizenship behaviors: A meta-analysis. *Journal of Applied Psychology, 92*, 269-277.

Isen, A. M. (2000). Positive affect and decision making. In M. Lewis & J. M. Haviland-Jones (Eds.), *Handbook of emotions* (2nd ed., pp. 417-435). New York: Guilford Press.

Judge, T. A., Thoresen, C. J., Bono, J. E., & Patton, G. K. (2001). The job satisfaction - job performance relationship: A qualitative and quantitative review. *Psychological Bulletin, 127*, 376-407.

Kanfer, R. (1990). Motivation theory and industrial and organizational psychology. In M. D. Dunnette & L. M. Hough (Eds.), *Handbook of Industrial and Organizational Psychology* (2nd ed., Vol. 1, pp. 75-170). Palo Alto, CA: Consulting Psychologists Press.

Lee, R. T., & Ashforth, B. E. (1996). A meta-analytic examination of the correlates of the three dimensions of job burnout. *Journal of Applied Psychology, 81*, 123-133.

Lyubomirsky, S., King, L., & Diener, E. (2005). The benefits of frequent positive affect: Does happiness lead to success? *Psychological Bulletin, 131*, 803-855.

MacKenzie, S. B., Podsakoff, P. M., & Fetter, R. (1991). Organizational citizenship behavior and objective productivity as determinants of managerial evaluations of salespersons. *Organizational Behavior and Human Decision Processes, 50*, 123-150.

Mascolo, M. F., & Griffin, S. (1998). Alternative trajectories in the development of anger-related appraisals. In M. F. Mascolo & S. Griffin (Eds), *What develops in emotional development?* (pp. 219-249). New York: Plenum Press.

Mascolo, M. F., & Harkins, D. (1998). Toward a component systems model of emotional development. In M. F. Mascolo & S. Griffin (Eds.), *What develops in emotional development?* (pp. 189-217). New York: Plenum Press.

Maslach, C., & Jackson, S. E. (1986). *Maslach burnout inventory manual* (2nd ed.). Palo Alto, CA: Consulting Psychologists Press.

May, D. R., Gilson, R. L., & Harter, L. M. (2004). The psychological conditions of meaningfulness, safety and availability and the engagement of the human spirit at work. *Journal of Occupational and Organizational Psychology, 77*, 11-37.

Morrison, E. W. (1994). Role definitions and organizational citizenship behavior: The importance of employee's perspective. *Academy of Management Journal, 37*, 1543-1567.

Motowidlo, S. J., & Van Scotter, J. R. (1994). Evidence that task performance should be distinguished from contextual performance. *Journal of Applied Psychology, 79*, 475-480.

Organ, D. W. (1988). *Organizational citizenship behavior: The good soldier syndrome.* Lexington, MA: Lexington Books.

Petty, M. M., McGee, G. W., & Cavender, J. W. (1984). A meta-analysis of the relationships between individual job satisfaction and individual performance. *Academy of Management Review, 9*, 712-721.

Roe, R. A. (1999). Work performance: A multiple regulation perspective. In C. L. Cooper & I. T. Robertson (Eds.), *International review of industrial and organizational psychology* (Vol. 14, pp. 231-335). Chichester: Wiley.

Salanova, M., Agut, S. & Peiró, J. M. (2005). Linking organizational resources and work engagement to employee performance and customer loyalty: The mediation of service climate. *Journal of Applied Psychology, 90*, 1217-1227.

Schaufeli, W. B., & Bakker, A. B. (2001). Work en wel-bevinden: Naar een positieve benadering in de Arbeids- en Gezondheidspsychologie [Work and well-being: Towards a positive approach of occupational health psychology]. *Gedrag & Organisatie, 14*, 229-253.

Schaufeli, W. B., & Bakker, A. B. (2003). *UWES - Utrecht Work Engagement Scale: Test Manual.* Utrecht University, Department of Psychology (http://www.schaufeli.com).

Schaufeli, W. B., & Bakker, A. B. (2004). Job demands, job resources, and their relationship with burnout and engagement: A multi-sample study. *Journal of Organizational Behavior, 25*, 293-315.

Schaufeli, W. B., & Enzmann, D. (1998). *The burnout companion to research and practice: A critical analysis.* London: Taylor & Francis.

Schaufeli, W. B., Martínez, I., Marques Pinto, A., Salanova, M., & Bakker, A. B. (2002). Burnout and engagement in university students: A cross national study. *Journal of Cross-Cultural Psychology, 33*, 464-481.

Schaufeli, W. B., Taris, T. W., & Bakker, A. B. (2006). Dr. Jekyll or Mr. Hyde: On the differences between work engagement and workaholism. In R. J. Burke (Ed.), *Researcn companion to working time and work addiction* (pp. 193-217). Cheltenham, Glos, UK: Edward Elgar.

Shirom, A. (2006). Explaining vigor: On the antecedents and consequences of vigor as a positive affect at work. In C. L. Cooper & D. Nelson (Eds.), *Occupational behavior: Accentuating the positive at work* (pp. 86-100). Thousand Oaks, CA: Sage Publications.

Sonnentag, S. (2003). Recovery, work engagement, and proactive behavior: A new look at the interface between non-work and work. *Journal of Applied Psychology, 88*, 518-528.

Totterdell, P. S., Kellet, K., Teuchmann, K., & Briner, R. B. (1998). Evidence of mood linkage in work groups. *Journal of Personality and Social Psychology, 74*, 1504-1515.

Van Dyne, L., & LePine, J. A. (1998). Helping and voice extra-role behaviors: Evidence of construct and predictive validity. *Academy of Management Journal, 41*, 108-119.

Vroom, V. H. (1964). *Work and motivation*. New York: Wiley.

Westman, M. (2001). Stress and strain crossover. *Human Relations, 54*, 557-591.

Wright, T. A. (2005). The role of "happiness" in organizational researeh: Past, present and future directions. In P. L. Perrewé & D. C. Ganster (Eds.), *Research in occupational stress and well-being* (Vol. 4, pp. 221-264). Amsterdam, NL: Elsevier.

Wright, T. A., & Bonett, D. G. (1997a). The contribution of burnout to task performance. *Journal of Organizational Behavior, 18*, 491-499.

Wright, T. A., & Bonett, D. G. (1997b). The role of pleasantness-based and activation-based well-being in performance prediction. *Journal of Occupational Health Psychology, 2*, 212-219.

Wright, T. A., Bonett, D. G., & Sweeney, D. A. (1993). Mental health and work performance: Results of a longitudinal field study. *Journal of Occupational and Organizational Psychology, 66*, 277-284.

Wright, T. A., & Cropanzano, R. (1998). Emotional exhaustion as a predictor of job performance and voluntary turnover. *Journal of Applied Psychology, 83*, 486-493.

Wright, T. A., & Cropanzano, R. (2000). Psychological well-being and job satisfaction as predictors of job performance. *Journal of Occupational Health Psychology, 5*, 84-94.

Wright, T. A., & Cropanzano, R. (2004). The role of psychological well-being in job performance: A fresh look at an age-old quest. *Organizational Dynamics, 33*, 338-351.

Wright, T. A., & Cropanzano, R. (2007). The happy/productive worker thesis revisited. In J. J. Martocchio (Ed.), *Research in personnel and human resources management* (Vol. 26, pp. 269-307). Amsterdam, NL: Elsevier.

Wright, T. A., Cropanzano, R., & Bonett, D. G. (2007). The moderating role of employee positive well-being on the relation between job satisfaction and job performance. *Journal of Occupational Health Psychology, 12*, 93-104.

Wright, T. A., Cropanzano, R., Denny, P. J., & Moline, G. L. (2002). When a happy worker is a productive worker: A preliminary examination of three models. *Canadian Journal of Behavioural Science, 34*, 146-150.

Wright, T. A., Cropanzano, R., & Meyer, D. G. (2004). State and trait correlates of job performance: A tale of two perspectives. *Journal of Business and Psychology, 18*, 365-383.

Xanthopoulou, D., Bakker, A. B., Demerouti, E., & Schaufeli, W. B. (2009). Work engagement and financial returns: A diary study on the role of job and personal resources. *Journal of Occupational and Organizational Psychology, 82*, 183-200.

Xanthopoulou, D., Bakker, A. B., Heuven, E., Demerouti, E., & Schaufeli, W. B. (2008). Working in the sky: A diary study on work engagement among flight attendants. *Journal of Occupational Health Psychology, 13*, 345-356.

Zelenski, J. M., Murphy, S. A., & Jenkins, D. A. (2008). The happy-productive worker thesis revisited. *Journal of Happiness Studies, 9*, 521-537.

12

エンゲイジメントを向上させる：
介入の計画と評価

Michael P. Leiter and Christina Maslach

　本書では，ワーク・エンゲイジメントについて順序立てて説明してきた。ワーク・エンゲイジメントは，それ自体望ましい状態であり，従業員にとっても会社にとっても価値のあるアウトカムを創造するものである。エンゲイジしている従業員からポジティブな結果を引き出せるとすれば，ワーク・エンゲイジメントを向上させるどのような取り組みからも大きな利益を得られるはずである。では，ワーク・エンゲイジメントを向上させるにはどんな介入が効果的だろうか。

　介入は，個人レベル，集団レベル，組織レベルで行われる。そして，個人，集団，組織とレベルが上がるにつれて，介入の影響を受ける人数や介入による変化の可能性が増大していく。従来の介入は，社会や組織よりも個人に焦点を当てる傾向があった。これは，職場では，個人要因よりも状況要因や組織要因がより大きな影響力をもつという先行研究からすると，逆説的なものである。また，職場でのストレッサーは，個人的なストレッサーよりもはるかにコントロールしにくいため，個人を対象とした介入は比較的効果が小さいと言える。それでも個人に焦点が当てられてきたのは，個人に原因を帰属させるという考えや，組織を変えるよりも個人を変えるほうが容易で，安上

がりであるという実際的な理由のためである（Maslach & Goldberg, 1998）。

　本章では，経営に対する介入に焦点を置く。だからといって，個人が仕事に対する自身のエンゲイジメントを高めるために個人的な行動をとる可能性を否定したり，それが得策ではないと論じたりするものではない。実際，私たちは先行研究で，さまざまな個人的アプローチについて考察してきた（Leiter & Maslach, 2005）。経営に対する介入では，本書の主要なテーマである組織的な文脈を考慮している。経営に対する介入では，個人を社会的環境の中の存在としてとらえ，個人のアイデンティティの主要な部分は，職場での役割や職場に存在する他者との相互作用から形成されるとみなしている。職場は，個人の生存，地位，達成，所属に影響を与えるような，情緒的な負荷を伴う個人の比較的一貫した行動を規定するのである．

　現段階において，エンゲイジメントを向上させるための介入の計画，実行，評価に関する研究はほとんど存在しない。したがって，本章では，エンゲイジメントに対する介入についての主要な問題をいくつか紹介し，前向きな議論を展開することを目的とする。そのため，まず，バーンアウトに関する先行研究を概観し，エンゲイジメントに焦点を当てることを支持する知見を見出すことから議論を始める。エンゲイジメントを向上させるという目標は，バーンアウトを低減させるという目標と質的に異なるのだろうか。それとも，これらは何らかの形で関係しているのだろうか。介入の効果評価研究を行う際の課題は何だろうか。本章では，最近の介入研究を二，三引用することによって，これらの問題のいくつかについて具体的な説明を試みる。次に，ワーク・エンゲイジメントに関する2つのモデルの概念的枠組みを示し，職場でのエンゲイジメントの向上を目的とする介入の計画と実行について論じる。ここから浮かび上がってくるガイドラインが，この分野の将来の研究に対して情報を提供し，この分野の研究が活気づくことを願っている。

バーンアウト研究から得られた知見

　ワーク・エンゲイジメントとバーンアウトは，仕事に関する別個の心理的関係を記述するものであるととらえられている。両者を区別する特徴は，従業員の主観的エネルギー，職務遂行能力，職務効力感である。バーンアウトは，これら相互に関連し合う3つの性質のネガティブな要素に位置づけられる。一方，ワーク・エンゲイジメントは，ポジティブな要素に位置づけられる。よって介入の最もシンプルな目的は，従業員をワーク・エンゲイジメントに近づけ，バーンアウトから遠ざけることであると言える。個人レベルにおいて焦点となるのは，エンゲイジメントに対する個人の主観的な認知に直接影響を与える方法，つまり，より多くの活力，熱意などをもたせる方法である。一方，組織レベルにおいては，エンゲイジメントに間接的に影響を与える方法，つまり，ワーク・エンゲイジメントを向上させ，バーンアウトにつながりにくいような職場環境をつくることが焦点となる。

ポジティブな概念的枠組みとネガティブな概念的枠組み

　バーンアウト研究の初期の数十年間，研究者たちは，バーンアウトを低減させるアプローチをとってきた。バーンアウトに替わるポジティブなものとしてワーク・エンゲイジメントが導入されて以来（Maslach & Leiter, 1997），ワーク・エンゲイジメントを開発する方法についても研究者や実践家は検討するようになっている。エンゲイジメントを向上させるようなポジティブな概念的枠組みを用いることには明白なメリットが存在する。ひとつは，動機的側面である。人は，不快な問題に対処することよりも，事態をより良い状態に導くために努力することを好む。従業員をエンゲイジさせ，最高の職場になることに焦点を置く組織は，バーンアウトを減らそうと取り組んでいる組織よりもポジティブなイメージをもたれるだろう。実際，バーン

アウトに焦点を置くことが組織にとって不利益になることが示されている。なぜなら，バーンアウトに焦点を置くことで，組織に問題が存在していることや，組織がバーンアウトに対処するために何も努力を払ってこなかったことが明らかになるからである。したがって，ワーク・エンゲイジメントというポジティブな目標に焦点を当てて問題に取り組めば，このような危険性が少なくなり，組織にとって良い変化を引き起こすことが期待できるのである。

エンゲイジメントとバーンアウトの概念的枠組みを比べると，ある疑問が浮かび上がる。それは，個人や集団がよりポジティブになれるよう支援することを目的として計画された介入は，従業員の苦悩を緩和することを目的として計画された介入と質的に異なるのであろうか，ということである。結論から言えば，ある意味で，その答えは「イエス」であろう。

問題に対処するための努力は，利得を促進するための努力とはかなり異なっている。たとえば，症状に対処するときには，症状をゼロに引き下げることが理想的な目標となるが，新たな能力を開発する場合の理想的な目標は，豊かな能力を確立することとなる。Herzberg (1966) は，40 年以上前にこれらを同一線上のものとみなし，2 つのプロセスが仕事の満足感を規定していると論じた。Herzberg の理論は，衛生要因が基本的な生理的欲求を支配し，動機づけ要因が社会的欲求，承認欲求，自己実現欲求を支配しているとするものである。Herzberg の理論では，これら 2 つのプロセスは，それぞれ別個の介入によって発動させることができると論じられている。最近では，一部の理論家たちから，ポジティブな情動状態とネガティブな情動状態とは互いに独立しているという提案がなされている (Diener, 1999)。ワーク・エンゲイジメントについて言えば，Schaufeli と Bakker (2004) は，マスラック・バーンアウト尺度 (Maslach Burnout Inventory [MBI]) のネガティブな下位尺度がユトレヒト・ワーク・エンゲイジメント尺度 (Utrecht Work Engagement Scale [UWES]) のポジティブな下位尺度から独立していることから，ワーク・エンゲイジメントがバーンアウトとは別の，独立した概念であると論じている（ただし，MBI のネガティブな下位尺度と，UWES の

ポジティブな下位尺度との間には，強い相関関係が認められている）。

　両者が独立しているという視点をもつことによって，エンゲイジメントへの介入とバーンアウトへの介入の「ターゲット」や「プロセス」の違いについて考慮することが可能になる。「ターゲット」に関しては，エンゲイジメントへの介入は，新たな学習の機会や仕事の実行に十分な資源を提供するといった，ポジティブな労働条件の創造に焦点が置かれる。これに対して，バーンアウトへの介入は，同僚同士の対立を減らす，役に立たない上司を異動させるといったように，ネガティブな労働条件の緩和に焦点が置かれるだろう。「プロセス」に関して言えば，ある人を中立的な状態からワーク・エンゲイジメントへと導く場合と，ある人をバーンアウトから中立的な状態へと導く場合とで同じプロセスをたどるのだろうかという疑問はあるものの，いずれの場合でも，その変化はよりポジティブな方向への転換であると言える。しかし，基本的なアプローチが個人の短所あるいは組織の問題を修正することにあるのか，それとも個人の自己実現あるいは組織の生産性を促進することにあるのかという点には違いがある。このことから，エンゲイジメントへの介入がバーンアウトへの介入よりもポジティブなプロセスであるのかという点については疑問が残る。

　一方，バーンアウトの低減とエンゲイジメントの向上とは本質的にコインの裏表であり，これらへの介入は独立したのもではなく類似したものであるという視点もある。このような視点は，ネガティブな状態の低減とポジティブな状態の促進という両方を目指す介入は基本的に連続線上にあり，一方への介入は他方にも自ずと影響を与えるという考え方に基づくものである。ただし，この考え方については，ワーク・エンゲイジメントを向上させるためのポジティブなプロセスとしての介入が，バーンアウトに対しても影響を与えるのかという点が疑問である。今後の研究では，エンゲイジメントとバーンアウトのどちらか一方だけを測定するのではなく，両方を測定の対象に含めるべきだろう。

　エンゲイジメントとバーンアウトを連続線上でとらえるという視点は，ネ

ガティブな事象とポジティブな事象との関係性としてはよくあるものである。ネガティブな事象を解決するために重要なことは，多くの場合，ポジティブな事象の存在である。では，エンゲイジメントへの介入を促進させるには，どのようなことを考えることが必要なのだろうか。それは，ベースライン時点やそれ以前にネガティブな事象が存在していなくても，何らかの改善やポジティブな事象を達成することは可能なのかということを考えることと，ポジティブな事象を向上させるには，先にネガティブな事象を解決する必要があるのかということを考えることである。ネガティブな問題を解決することは，より良くなるという曖昧な目標とは異なり，はっきりとしたものである。これは，問題を解決することに価値が置かれているからかもしれない。

　さらに，バーンアウト研究から得られる教訓もある。それは，バーンアウトに取り組むのに適切な経営や組織への介入は，何もバーンアウトの低減に留まるものではないということである（Maslach, Schaufeli, & Leiter, 2001）。バーンアウトの防止は良い経営につながるし，ワーク・エンゲイジメントを向上させることにもつながる。そのため，ワーク・エンゲイジメントのみを向上させるといった介入を行うことは，逆に難しいだろう。

　ここで提起されている数多くの問題を具体的に説明している，エンゲイジメントへの介入研究がある（Salanova, Cifre, & Rodriguez, 2008）。この研究では，対象とされた部署に対する新たな介入手法が開発され，その効果が，適切な対照群との比較によって検証されている。介入前のアセスメントで明らかにされたこの部署の中核的な問題は，革新性の文化が存在していないことだった。研究者たちは，業務の再設計，従業員教育，上司の配置替えという3つの要素を含んだ介入を作成した。業務の再設計については，従業員の仕事のコントロール，創造性，革新性を増大させるために，部署を小さな2つのユニットに分割した。従業員教育では，経営層が仕事の中核機能を伝えるためのプロセスを改善した。しかし，最も決定的なものは，上司の配置替えであった。この部署の上司は，本人の技術的・社会的能力に適合する他の分野・職務へと配置転換された。そのうえで経営層は，その部署の仕事に必

要な技術的・社会的能力を有し，同僚の信頼も得ていた部署のメンバーの一人を昇進させた。このような介入によって，革新的文化，職務効力感，職務遂行能力，エンゲイジメント（UWESの活力と熱意の尺度）に有意な改善が認められた。

　この研究は，複雑な介入手法を用いたという点と，エンゲイジメントに対する介入の効果を明らかにしたという点で，称賛に値する希少なものである。その一方で，（上司の能力不足も一因であるが）介入への動機づけの低さが問題となった。しかし，このことが結果的に介入を促進させることにもなり，介入におけるネガディブな問題の重要性についても検討されている。この研究では，業務の再設計，人員の再配置といった，エンゲイジメントとは異なる側面に対する介入が実施されている。介入がバーンアウトにも影響を与えたかどうかについては検討されなかったが，だからと言ってバーンアウトが低減した可能性を否定することはできない。この介入はポジティブな効果を引き起こしたが，理論上であれ実践上であれ，ワーク・エンゲイジメントだけを単独で介入のターゲットとすることができるかどうかについては，いまだに検討する余地が残されている。

介入研究の課題

　仕事に関するバーンアウト研究を振り返ると，バーンアウトの低減に成功した介入研究が驚くほど少ないことに気づく（Halbesleben & Backley, 2004; Maslach & Goldberg, 1998; Maslach, Schaufeli, & Leiter, 2001 参照）。多くの論文では，自分たちの研究の応用的意義として介入方法の提案を行っているが，そのような介入が実際に実施され評価されることはまれである。このように介入研究が少ない理由には，介入方法を実施し評価することに関心がないということではなく，研究を進めるうえでさまざまな課題があるためだと私たちは考えている。

　たとえば，どのような介入であっても，事前と事後に複数回の評価を行う

ことは大変困難である。1回の測定であれば，快く調査に協力してくれる組織もあるだろう。しかし，縦断研究デザインを用いて複数回測定を行うことになると，協力してくれる組織はぐんと減る。また，当初は複数回の測定に応じてくれた場合でさえ，何らかの要因（たとえば組織のリーダーが変わった）によって，複数回の測定が不可能になることもありうる。なお，横断研究の多くは，完了することができなかった縦断研究の初回の測定結果であることがある。

複数回の測定が可能な場合でも，個人のデータを縦断的に連結することが可能かという問題が生じる。従業員への調査は，通常，匿名で実施される。そのため，データを連結するための一般的な手続きとしては，個々の従業員が独自のコードを作成し，研究者や雇用者にはそのコードがわからないようにすることになる。研究者が個人のデータを連結できるかどうかは，従業員がそれぞれの測定時点で，正確にコードを入力することができるかどうかにかかっている。

さらに，現状を測定したいという組織は，多少危うい状況にある可能性が高いという問題もある。そのため，縦断研究を行っている間に，何か大きな出来事が発生する可能性があり，それが組織全体に明らかな影響を及ぼす場合がある。たとえば，組織改編により部署の統廃合が行われ，組織の構造が変化してしまうことがある。要求度の高い業務を行う組織の場合には，このような出来事によって研究が中断される可能性がある。

組織的な介入を企画・実施していく際に避けることのできない問題は，介入によって，職業生活の中核的な要素を大幅に変えなければならない点にある。介入では，従業員の職業生活に重大かつ持続的な影響を与えてしまうような，経営プロセスや組織構造の変革に取り組まなければならない。仕事の方針や手順を変えるような介入を行う場合には，経営層が相当な組織的権力を行使して，このような変化を実現させようと努力することが必要となる。しかし，経営層からこのような熱心な支援を研究者が受けられることはほとんどない。

とはいえ、組織がワーク・エンゲイジメントやバーンアウトを無視しているわけではない。別の形で、これらの問題には取り組んでいる。ただし、組織、特に民間企業の場合には、組織改善を行う際に、研究者よりも経営コンサルタントと手を組むことを好んでいる。その理由のひとつに、企業が厳密な守秘を好むことが挙げられる。企業は、このような活動が研究として公表される可能性を、メリットというよりもむしろデメリットとしてとらえているのである。企業が秘密主義になるのは、企業の弱みを暴露されるのを避けたいという理由がある。つまり、組織は競合他社との競争に勝つための強みを手に入れたいのであって、時間を投資し、変化というリスクを冒した結果、(研究者のように) 知識を得たいなどとは考えていないのである。

経営コンサルタントが主導権を握ることで、研究者による介入効果を評価する機会が奪われ、効果評価を行う研究が増えないことにつながっている。経営コンサルタントによる介入プログラムの評価が、学術的評価ほど厳密に行われることは滅多にない。なぜなら、経営コンサルタントの興味は、介入の成功によって得られる金銭と名声だからである。また、介入の成果も、学術研究のように査読のプロセスを経て発表されるわけではない。このように、研究者による介入研究は、バーンアウトへの対処を意図するか、それともワーク・エンゲイジメントの向上を意図するかに関わらず、困難な挑戦であり続けるだろう。

経営への介入

経営への介入は、従業員の職業生活を変えるための手段として、経営プロセスを変革させることから始まる。経営プロセスの変革には、それを変える権威と知識をもつ経営層が責任を負っている。従業員の思考や感情は、経営層が直接コントロールすることはできないが、経営環境の変化を通じて、間接的にコントロールすることができる。経営層による介入は、バーンアウトの改善であれ、ワーク・エンゲイジメントの向上であれ、経営プロセスを変

革させることから始まるのである。

　経営への介入では，経営のプロセスを評価することが重要となる。経営のプロセスを評価すれば，どの領域が変化を必要としているのかを確認することもできる。この作業を支援するために，私たちは，職場環境の関連要因，主要な経営プロセス，およびバーンアウトとエンゲイジメントを連続体としてとらえる測定尺度を含んだ調査パッケージを開発した（Leiter & Maslach, 2000）[1]。これまでに多くの職種を対象にした研究から，組織に存在する多数のリスク要因が同定されているが（Maslach & Leiter, 2005b; Maslach et al., 2001; Schaufeli & Enzmann, 1998 のレビュー参照），これらの要因は，職場環境の主要な領域である，仕事の負担，コントロール，報酬，共同体，公平性，価値観の6つに集約できる。これら6領域を測定する尺度が，Areas of Worklife Scale（AWS）である。AWSには，ポジティブに表現された項目とネガティブに表現された項目とが含まれていることから，バーンアウトとワーク・エンゲイジメントの両方に影響を与えるような介入を検討する際に役に立つ（AWSを活用したさまざまな研究の紹介，およびその分析結果については，Leiter & Maslach, 2004 を参照）。AWSと一緒に用いられる経営プロセスの測定尺度では，変化，監督，コミュニケーション，スキルの開発，グループの凝集性に関する従業員の評価を測定することができる。バーンアウトとエンゲイジメントは，Maslach Burnout Inventory - General Survey（MBI-GS）によって測定する（Schaufeli, Leiter, Maslach, & Jackson, 1996）。

　このような調査のプロセス自体が，組織の強みと弱みの概要が把握できるという点で，組織の「健康診断（点検）」として機能し，この情報が経営へ

---

[1] 出版社を通じてすべてのパッケージを入手することは現在不可能であるが，当該尺度については著者にお問い合わせ願いたい。Areas of Worklife Scale（仕事の負担，コントロール，報酬，共同体，公平性，価値観）と Management Areas（変化，監督，コミュニケーション，スキルの開発，グループの凝集性）は，ウェブサイト（http://cord.acadiau.ca/products）を通じて入手可能である。MBI-GS は Consulting Psychologist Press（www.cpp.com）を通じて入手可能である。

の介入プログラム開発の指針になる。調査は，定期的な間隔で繰り返し実施することが可能であるため，この情報はさらなる組織の成長を評価する際の基準にもなる。

エンゲイジメント向上に向けたチェックプロセスの活用

組織チェックプロセスの実践事例として，キリスト教改革派世界救援団体（Christian Reformed World Relief Committee［CRWRC］）によって行われた介入を紹介する。CRWRC は，教会を基盤とした組織であり，世界中の貧困地域でコミュニティを開発するサービスを提供している（CRWRC, 2006）。信仰をもとに活動する組織であるため，CRWRC のスタッフたちは，自身の仕事に非常に献身的に取り組む（Edward, 2005; Fry, 2005）。彼らは，ささやかな報酬で住民を貧困地域から移住させるという厳しい仕事を引き受け，しかもこの仕事に非常にエンゲイジしているのである。CRWRC のスタッフにはバーンアウトの問題を示すような徴候は認められなかったが，組織はバーンアウトの潜在的なリスクを懸念しており，さらに，スタッフの仕事に対する強い熱意に対して，必要な支援を確実に提供したいと望んでいた。したがって，組織チェックの第一の目的は，スタッフのワーク・エンゲイジメントの程度をとらえ，それを向上させることであった。

CRWRC は，特に困難な現場で働いているスタッフを可能な限り支援できていることを確認するために，組織チェックを実施した。3つの測定尺度（MBI-GS，AWS，経営問題）に加え，調査には，宗教的信念，健康，将来計画に関する項目，現場環境（インフラ構造，仕事／家庭の境界）に対する評定も含まれた。この調査が，スタッフの経験を評価し，スタッフが働き続けられるような支援策を検討する機会となった。

図12-1は，時点1（2005年）における測定の概要である。このプロフィールでは，3つの測定領域別に，ポジティブなスコアは上方に，ネガティブなスコアは下方に表示されている。グラフの中心線は，基準データの平均値を示している（N=16,678; Leiter & Maslach, 2006）。標準的人口分布に基づき，

図12-1

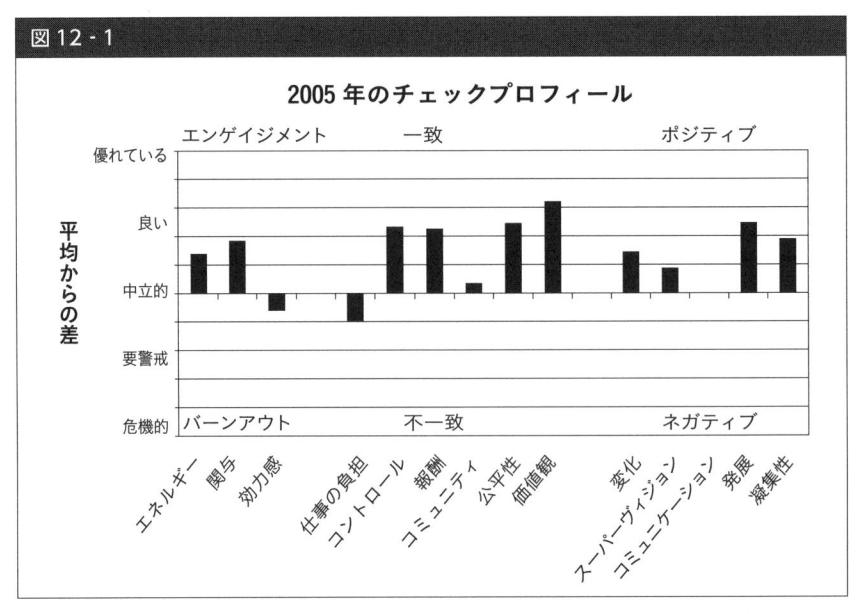

2005年のチェックプロフィール

（縦軸：平均からの差　優れている／良い／中立的／要警戒／危機的）
（上部：エンゲイジメント　一致　ポジティブ）
（下部：バーンアウト　不一致　ネガティブ）
（横軸：エネルギー、関与、効力感、仕事の負担、コントロール、報酬、コミュニティ、公平性、価値観、変化、スーパーヴィジョン、コミュニケーション、発展、凝集性）

チェックプロフィール　時点Ⅰ

プロフィールの尺度は，±1標準偏差以内を示している。

このプロフィールを全般的に眺めてみると，この組織はうまく機能しているという印象を受ける。標準レベルを下回っている尺度は，「効力感」と「仕事の負担」だけである。ただし，「コミュニティ」と「コミュニケーション」は，平均を若干上回っているにすぎず，「スーパーヴィジョン」は，ポジティブではあるが，中程度の評価しか得ていない。他の尺度はすべて，ポジティブな方向に平均を大きく上回っている。全体的なプロフィールから，この組織にとっての課題は，バーンアウトの低減というよりも，むしろワーク・エンゲイジメントの向上であることが明らかになった。

その後，コミュニティ，リーダーシップ，コミュニケーションを含めた，仕事の社会的環境に関する問題について，詳細な追加分析が行われることになった。一連の調査結果から，この組織の社会的環境は脆弱な状態にあることが明らかになった。この結果は，議長や共同議長に受け入れられ，100名

のスタッフが5大陸23カ国で働いているという組織構造に関する特殊な課題を認識することにつながった。実際，一部の現場では，伝えられた技術が役に立たないことが問題となりつつあった。たとえば，遠く離れた現場の中には，毎日限られた時間しか電気が利用できないところがあった。調査データと経験的知識とがひとつになったことで，このような課題に対処することの重要性が改めて認識されたのである。

CRWRCの経営層は，2006年に以下の一連の方策を実施した。これは，CRWRCがもつ中心的な価値に対して，幹部らの関与を強調するものであった。

- 共同議長による優先事項推進審議会（Co-director's Priorities Advancement Council［CPAC］）が創設され，重要な会議で行われた決定が即座に責任者によって実施されるようになった。
- 地域のチームリーダーやスーパーヴァイザーとの半年ごとのミーティングで，人事部門は，スタッフとのコミュニケーションも含めて，スーパーヴィジョン技術の強化を優先することになった。
- 経営層は，リーダーシップ・ミーティングでの決定事項がきちんと実施されているか，厳密な注意を払うことを約束した。
- より良いコミュニケーションを促進させるために，低速インターネットサービスしか利用できなかった国の現場事務所に対して，財政的支援が提供された。その結果，高速インターネットサービスへのアクセスが可能になったとともに，電力のバックアップシステムが確保された。
- 中央事務局の職員は，モラルに関する月例の電話報告に基づき，対応を強化することを約束した。

初回調査の1年後，同じ項目を用いた2回目の調査を実施した。図12-2に2005年と2006年のプロフィールを合わせて表示している。グラフは，全般的に改善傾向を示している。2005年に比べて2006年に悪化したのは，エ

図12-2

2005年と2006年のチェックプロフィール

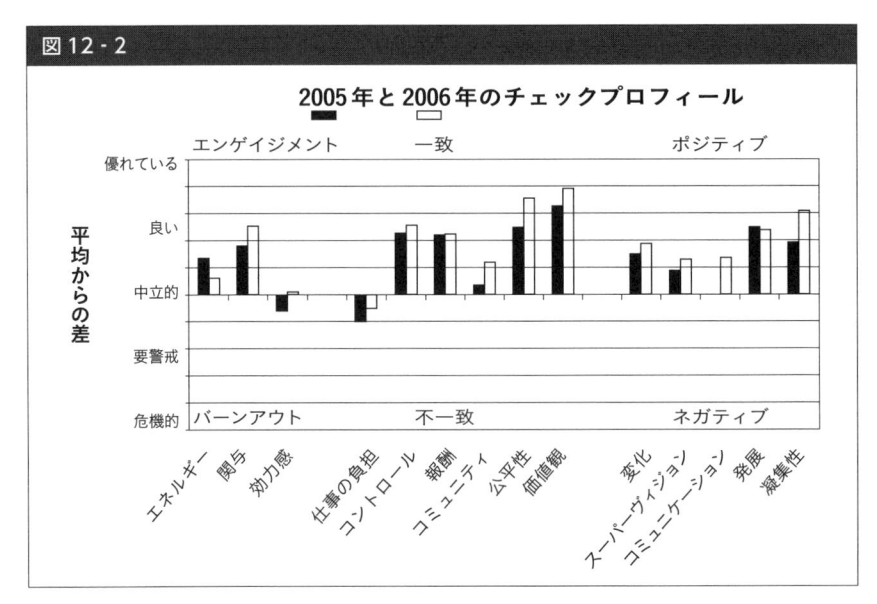

(グラフ：平均からの差／優れている・良い・中立的・要警戒・危機的)

エンゲイジメント　一致　ポジティブ
バーンアウト　不一致　ネガティブ

項目：エネルギー／関与／効力感／仕事の負担／コントロール／報酬／コミュニティ／公平性／価値観／変化／スーパーヴィジョン／コミュニケーション／発展／凝集性

チェックプロフィール　時点1と時点2

ネルギーの次元だけであったが，その違いは小さなものであった。

　社会的環境の改善に焦点を当てたことによって，「コミュニティ」，「コミュニケーション」，「スーパーヴィジョン」，グループの「凝集性」の項目で，良い方向に有意な得点の変化が得られることが予想された。2005年に調査を完了したコホートと2006年に調査を完了したコホートとを比較した対応のない t 検定において，「コミュニケーション」（$t_{(179)}=2.88, p<.005$）と「凝集性」（$t_{(179)}=2.46, p<.01$）に有意差が認められた。両調査ともに回答した62名を対象とした対応のある t 検定では，「コミュニケーション」に関してのみ（$t_{(61)}=2.66, p<.01$）有意差が認められた。この比較では人数が少なかったため，「凝集性」においては統計的な有意差は認められなかった（$t_{(61)}=1.76, p=.083$）。

　「効力感」の得点は，2005年には平均値を下回っていたが，2006年には良好な方向に若干変化した（$t_{(61)}=1.22, ns$）。「効力感」は2005年時点において

も問題となる程度ではなかったが，エンゲイジメントの他の2つの側面である「エネルギー」や「関与」に比べて相対的に低くなっていた。この理由には，救済現場では，明確な前進が滅多に見られないことが挙げられる。困難な状況でのコミュニティ開発や災害支援は，どうしても進行のスピードが遅い。後退することも日常的で，貧困，気象条件，政府の厳しい統治体制といった前進への障害になるものには抗し難いものがある。「効力感」の項目は，効果的で有意味な仕事に参加したことによる，スタッフの達成感に主に着目していると言える。

2006年の調査では，ワーク・エンゲイジメントに関して，「活力」と「没頭」を測定する4項目が追加された（Schaufeli & Bakker, 2004）。これらの項目は，職務活動がどのような影響を及ぼすかに関わらず，職務活動にはそれ自体に意義があるという点に着目している。現場スタッフの「没頭」得点は，「効力感」得点（$t_{(42)}=2.81, p=.008$）よりも，有意に良好な値を示した。一方，現場以外のメンバーでは，これら2つの尺度間で有意な得点差は認められなかった（$t_{(43)}=1.76, p=.086$）。このことは，現場スタッフという特殊な母集団に対しては，ワーク・エンゲイジメントの「活力」と「没頭」を測定することが妥当であるという考えを支持するものである。

チェックプロセスを活用した問題の早期予測

介入の中には，組織が注目しなければならない特定の人々に焦点を置いたものがある。たとえば，バーンアウトの初期症状を示している人には，効果の高い予防的介入を行わなければならない。組織のチェックプロセスを活用した縦断調査（Maslach & Leiter, 2008）において，筆者らは，次の2つのパターンによって，1年後にバーンアウトする危険性のある従業員を特定することに成功した。1つ目のパターンは，「早期警戒」得点の出現である。これは，バーンアウトの疲弊感かシニシズムのどちらか一方にのみ高得点が示されているとき（つまり，両方とも高得点ではないとき）に出現する。2つ目のパターンは，「分岐点」の出現である。これは，「早期警戒」状態にあ

る従業員が，6つの職場領域のうち少なくとも1つの領域において，自分の期待と職場の現実との間にズレを報告したときに出現する。現実の職場状況が期待した状況よりも悪いというネガティブな分岐点を経験している従業員は，1年後にバーンアウトする方向に動いていた。一方，これらの6つの職場領域について，現実の職場状況が期待した状況よりも良いというポジティブな認識をしている従業員は，バーンアウトの初期症状に対処することができ，1年後に仕事にエンゲイジする方向に動いていた。

　この調査研究の意義は，組織のチェックプロセスを測定した際の得点パターンから，変化に対して特に脆弱な従業員を事前に特定できる点，従業員をエンゲイジメントへと移行させるのに効果的な介入方法について組織が判断しやすくなる点にある。特定の個人に対して介入が必要になる場合もあるが，これらの得点パターンが特定の職場に集中している場合には，ターゲットを絞った組織的介入を行ったほうが有効であろう。

　他の縦断研究では，MBI-GSの疲弊感得点によって，1年後のけがの発生頻度を予測できることが明らかにされている（Leiter & Maslach, 2009）。さらに，Bakkerら（2008）は，バーンアウトがその後のパフォーマンスを予測することを見出した。これらの得点は，潜在的な問題を示す初期の指標として使用可能であるだけでなく，将来生じうるリスクを減らして，よりエンゲイジした健康的な職場環境を醸成するための介入を計画する指針ともなりうる。

エンゲイジメントへの介入のための理論的枠組み

　これまでは先行研究から得られた知見をいくつか振り返ってきたが，これからは，エンゲイジメントの理論モデルに注目していくことにしよう。これらの理論モデルでは，エンゲイジメントの向上にとって最も重要な目標や，それを達成するための最も効果的なプロセスが指摘されており，介入のための重要な実践的指針が提供されている。

介入方法を考える際に指針となるのが，エンゲイジメントに関する2つのモデルである。1つ目のモデルは仕事の要求度 - 資源モデル（job demands-resources［JD-R］model）（Bakker & Demerouti, 2007; Demerouti, Bakker, Nachreiner, & Schaufeli, 2001）である。このモデルは，バーンアウトをエネルギープロセスの機能不全から生じた結果であるとみなしている。これは，資源保存理論（conservation of resources［COR］theory）をベースとするモデルである。資源保存理論では，ウェルビーイングを維持するうえで，個人のエネルギー資源が中心的な役割を担っている。仕事の要求度 - 資源モデルでは，エネルギーに加えて動機づけのプロセスが提示されている。豊富な職務資源は，活力と熱意を鼓舞する形で従業員を動機づけ，これがワーク・エンゲイジメントにつながる。まとめると，エネルギーと動機づけのプロセスは，それぞれが並行しながら，バーンアウトとワーク・エンゲイジメントにつながっているのである。

2つ目のモデルは，バーンアウトとエンゲイジメントの媒介モデル（Leiter & Maslach, 2004, 2005a）と呼ばれるものである。このモデルは，2つのプロセスが仕事との心理的関係に影響するという点で仕事の要求度 - 資源モデルと同様だが，それらの機能については異なる視点をもっている。このモデルにおけるエネルギーのプロセスは，バーンアウト全般に対してではなく，疲弊感に対して特異的に機能する。このモデル上では，仕事の過剰な負荷といった仕事生活での経験とシニシズムとの関係を，疲弊感が媒介している。すなわち，媒介モデルにおいて，疲弊感は過剰な要求度の結果生じる身体的，情緒的，認知的経験と位置づけられ，疲弊感のために，従業員は自分の仕事に熱中する能力が制限されてしまうのである。

仕事の要求度 - 資源モデルが資源を強調しているのとは対照的に，媒介モデルは，動機づけとワーク・エンゲイジメントのプロセスにおける価値の一致を重視している。媒介モデルでは，資源が，このプロセスの中に内在している。仕事の過剰な負荷は，単なる要求度の問題ではなく，資源に対する要求度のバランスの崩れから発生するとみなされる。媒介モデルでは，資源保

存理論と同様に，資源を管理することが仕事におけるエネルギーの維持にとって非常に重要であるとされており，資源それ自体は決定的な要件とはされていないのである。

　媒介モデルでは，従業員は仕事に個人的価値を持ち込むものであり，個人の価値と組織の価値とが一致していることが動機づけとワーク・エンゲイジメントのプロセスを規定するとしている。これらの価値は，個人的経験，家族関係，文化的背景，職業訓練といった多くのものの影響を受けており，労働倫理（逆境における粘り強い努力という美徳），倫理規定（正直さ 対 操作的コミュニケーション），職業的役割（顧客サービスの優位）と関連している。組織の価値は，組織の歴史や文化を通じて生じている。組織は，社是によって価値を共有し，その価値に則って時間，人材，資金を割り当てている。媒介モデルでは，従業員が個人として，また組織の構成員として，組織が行う行為を常に組織の価値と照らし合わせていると考えている。これにより，従業員は組織の誠実さを評価する。また，組織の価値を個人の価値と照らし合わせることで，価値が一致しているかを判断している。たとえば，小さな病院が高価なMRIを購入したとする。このとき看護師たちはMRIの購入を，適切なスタッフ数の配置よりも技術や収益の創出に大きな価値を置く行為であると認知するかもしれない。看護師たちはこの購入を，不誠実さか，悪くすれば偽善を示すものと解釈する可能性もある。さらに，質の高い仕事生活を支援する手段や，より高いケアの水準を確立するための手段として，適切なスタッフ数の配置に深く関わっている看護師の場合には，MRIの購入に価値の不一致を感じるだろう。昇進したり，昇進を逃したりするといった出来事が，個人と組織との関係に影響する可能性はあるものの，価値の一致に関する従業員の評価は，組織との継続的な関係を通して変化していくと媒介モデルは考えている。媒介モデルでは，従業員が，限定された，しかも多くの場合，不正確な情報に基づいて働いていると仮定している。従業員は，文化的バイアスや集団的バイアス，あるいは個人的バイアスを通して，組織の行為を認知することがある。このようなバイアスによって，従業員は，経営

側の行為を寛大に見ようという気持ちに傾いたり，批判的に見ようという気持ちに傾いたりするのである。従業員の個人的な評価は，職場で相互作用のある他の従業員と同調するときに，さらに影響を受けることになる（Leiter & Harvie, 1997）。

　媒介モデルにおいて，価値の一致は，広範囲にわたるポジティブな影響力をもつとされている。従業員は，組織の価値との一致を経験すると，個人的な興味がより大きな組織全体の関心事に結びつき，それによってさらに大きな力を得ることになる。つまり，価値が一致することによって，組織や個人にとって大切な目的を追求するための組織資源を活用することが可能になり，それによって，要求度と資源のバランスが改善されることが期待できるのである。このことから，価値の一致は個人にエネルギーを付与するものであると言える。価値が一致することにより，従業員は自分が魅力を感じている仕事の重要性を確信し，その結果，仕事への関与度を高める。また，自分が精力的に関与している活動が社会的にも認められることになり，大きな効力感を得ることもできる。ワーク・エンゲイジメントが「エネルギー」，「関与」，「効力感」によって定義されるか，「活力」，「熱意」，「没頭」によって定義されるかに関わらず，個人の価値と組織の価値とが結びつくということには，状況を改善する強い可能性が秘められていると言える。

介入目標に関するガイドライン

　仕事の要求度‐資源モデルおよび媒介モデルで示されたワーク・エンゲイジメントの考え方は，ワーク・エンゲイジメントの長期的な向上を評価し，それを促進させるための介入を企画することと密接に関わっている。ここでは，介入の2つの主要な焦点として，エネルギーと動機を取り上げる。

エネルギーに焦点を置いた介入
　仕事の要求度‐資源モデルと媒介モデルは，いずれもエネルギーを持続で

きることが重要であるとしている。慢性的な疲弊感を抱えながら，仕事生活に対して精力的に，活力をもって臨むことは不可能である。バーンアウトを低減するアプローチでは，これまで，従業員のエネルギーの管理を改善するための介入を検討し評価してきた。このようなアプローチには，要求度と資源のバランスをとること，健康的な労働環境を形成すること，安全な職務遂行を維持することが含まれている。介入の主な焦点がバーンアウトの低減に置かれているとき，疲弊感への対処は早急に優先して取り組むべき事項となる。疲弊している従業員は，負担を最小限に抑えることに腐心しているため，極力侵入的にならないように介入を企画することが重要である。一方，主な目的がバーンアウトの予防か，あるいはワーク・エンゲイジメントの向上である場合には，従業員がプロジェクトに取り組むエネルギーをもっていることから，介入計画はもっと自由で，制約の少ないものとなる。

《要求度と資源のバランスをとる》

要求度と資源のバランスを改善するには，どちらか一方にのみ働きかけることも可能である。しかし，資源を増やしながら要求度を下げることで，介入が成功する可能性はより高くなる。企業は，取引先やクライエントからの要望をできるだけ断りたくないと考えている。そこで，要求度に焦点を置いた介入では，まず要望をすべて挙げてもらい，トリアージュ［訳注：主として負傷者治療での優先順位づけ］のように，その緊急性に応じて要望に優先順位をつける。クライエントは，最初に調整担当者と接し，その調整担当者がクライエントのニーズの緊急性を判断して，適切な専門家にクライエントを振り分ける。トリアージュシステムでは，このような最初のやりとりにおける個人的要求度と時間的要求度から，専門家を解放することができる。そして，サービス提供によって最も恩恵を受けられる可能性が高い人たちに，専門的なサービスを提供するのである。このようなシステムは，仕事の全般的な業務量は維持しつつ，サービスを提供する者にかかる直接的な負担を減らしていこうとするものである。資源に焦点を置いた介入は，情報技術の改善，報

酬システムの向上，人員の増加を含めた，幅広い資源の上に築き上げられる。最終的に，従業員は，職務要求に見合う，より多くの資源を利用できるようになるのである。このような介入では，多くの場合，従業員が職務を遂行するための新しいシステムを学ぶことが必要となる。ただし，この介入のデメリットは，より多くのコントロールや資源の向上を求めるあまり，高い期待を抱くようになってしまう点にある。経営陣やクライエントがより高い要求をするようになると，介入したとしても，不均衡は是正されないままであろう。

《従業員の健康を向上させる》
　前節では，仕事が従業員のエネルギーを枯渇させないようにするための方法について考察した。一方，相補的なアプローチとして，従業員のレジリエンスを向上させるという方法がある。身体的健康と精神的健康は個人の資源であるため，健康な人には，容易に利用できる頼るべき資源があるということになる。身体的・精神的健康に恵まれている人たちが，体調が思わしくない人たちと比べて疲弊しにくいのは当然予想できることだろう（Tang, Au, Schwarzer, & Schmitz, 2001）。疲労は，さまざまな病気に共通して認められる症状である。感染症，栄養不良，薬物乱用を経験すると，人はしばしば疲労を訴える（Surawy, Hackmann, Hawton, & Scharpe, 1995）。対照的に，身体的に優れた健康状態にある人は，自由になるエネルギーを多くもっている（Rozanski & Kubzansky, 2005）。そのような人は，過酷な状況でも粘り強く頑張る能力に優れているのである。
　従業員の健康への介入方法はさまざまである。極めて小規模なものとしては，心理教育的プログラムがある。これは，仕事生活あるいは私生活におけるストレッサーの管理について，従業員に助言を提供するプログラムである。一方，大規模なものとしては，オフィス家具の人間工学的性質を評価したり，カフェテリアの食事の質を向上させたり，フィットネスセンターを設置したり，事業所の敷地内に託児所を設置したりするといったように，継続性のあ

るシステムを組織が創造するというものがある。このような設備は職場を楽しめるものとし,健康的な生活様式を支援するものとなる。

《職場の安全性を改善する》
　職場での事故は,従業員の健康に直接的な影響を与える。組織の安全文化を向上させる介入を行えば,従業員のけがを直接的に減らすことができる。事故が減少すれば,けがによる時間の損失や長期の障害を減らすことができる。私たちのこれまでの研究からは,疲弊感と職場の事故との間には強い関連があること,慢性的疲弊感が従業員の事故を増加させ,それによって従業員のエネルギー資源を減らす可能性があることが示されている（Leiter & Maslach, 2009）。

《介入の3つのタイプ》
　「要求度と資源のバランスをとる」,「従業員の健康を向上させる」,「職場の安全性を改善する」という3つのタイプの介入は,エネルギープロセスと密接な関係がある。これらの介入はいずれも,仕事がエネルギーを枯渇させる割合を低減させ,仕事に対して精力的に取り組んでいくための能力を増加させる。このような介入によって,病気や苦痛を予防するだけではなく,ウェルビーイングのほどよい感覚を後押しすることができれば理想的である。
　これらの介入は,動機づけプロセスにも関係がある。まず,要求度と資源のバランスに関心を払うことで,組織の利益のために従業員を搾取することはないというメッセージを伝えることができる。組織は,これから採用する従業員に対して,あなた方がもつエネルギーと知識で利益を上げるのではなく,あなたの能力を長期的に維持するつもりでいるというメッセージを送ることができるのである。組織はこのような価値を表明することによって,従業員の健康とウェルビーイングに関与し,バーンアウトに関連する健康問題を回避しつつ,ワーク・エンゲイジメントの向上を支援できる。たとえば,経営陣の関心,設備,訓練,その他の資源を職務の安全性の向上に投資する

ことは，組織が従業員のウェルビーイングを大切に思っているという価値観を裏づけることにつながるのである（Hofmann, Morgeson, & Gerras, 2003; Zohar & Luria, 2004）。安全性向上のために他の領域のコストが削減されているように見えることがあるのも，組織が，従業員のウェルビーイングを価値ある組織の資源として認めているためである。

動機づけに焦点を置いた介入

　仕事の要求度 - 資源モデルおよび媒介モデルは，動機づけに焦点を置いた介入の可能性を示唆している。先述したように，エネルギープロセスの改善を主目的としたアプローチは，価値や資源に大きく関わることがある。このアプローチを補完しているものが，動機づけプロセスに直接的に焦点を当てた介入である。

　仕事の要求度 - 資源モデルでは，ワーク・エンゲイジメントを向上させるために，資源を豊かにすることが求められる。職務資源が利用できることは，活力，熱意，没頭を維持していくうえで人々の助けになると考えるからである。これは特に，高い要求度に直面したときに顕著となる（Bakker, Hakanen, Demerouti, Xanthopoulou, 2007）。このモデルでは，資源によって従業員が成長する可能性が高められ，それが従業員の内発的動機づけを高めるとしている（Schaufeli & Bakker, 2004）。資源はまた，従業員が仕事の目的を達成することによって，外発的な動機づけ要因ともなる。数多くの先行研究によって，ワーク・エンゲイジメントは，同僚の支援，上司の支援，学習の機会，多様性，自律性（Bakker & Demerouti, 2007; Schaufeli & Salanova, 2007），仕事のコントロールや変革的な風土（Hakanen, Bakker, & Schaufeli, 2006; Hakanen & Roodt［本書の第7章］; Halbesleben［本書の第8章］も参照）などの，幅広く多様な職務資源と関係していることが明らかにされている。

　資源に向けられた最も効果的な介入は，仕事のプロセスを一時的に変化させるだけのものではない。ある企業では，年に一度実施するパフォーマンス

評価システムをデザインし直すことで，従業員のキャリア目標に焦点を置いた継続的なメンタリングプロセスを確立することを試みた。その結果，目標を設定し，計画を立て，成果を評価するというプロセスが，個々の従業員の仕事生活にとって不可欠なものとなった。このことは，直属の上司との豊かな関係を確立する基盤にもなった。このような視点による介入には，個々の従業員のキャリア目標の前進が定期的に上司の目に留まるという外的報酬はもちろんのこと，個人的な成長という内発的動機も関係しているであろう。このような手続きによる介入が獲得のスパイラル（Hobfoll & Shirom, 2000; Salanova, Schaufeli, Xanthopoulou, & Bakker ［本書の第9章］も参照）を勢いづけることが理想的である。獲得のスパイラルとは，修正されたパフォーマンス評価システムで高められたワーク・エンゲイジメントによって，本人が職場の同僚たちから認められるといった新たな資源を獲得できるようになり，この新しい資源が，さらにワーク・エンゲイジメントを高めるということを指す。

　仕事の要求度-資源モデルでは，どの資源がより重要であるかが状況によってさまざまに変化することも指摘されている。仕事の自律性は，個人の技能に高い価値を置く組織ではとても重要かもしれないが，チームワークを強調する組織ではあまり重要ではないかもしれない。チームワークを強調する組織においては，グループの凝集性と礼節が，ワーク・エンゲイジメントと最も関連の強い，開発すべき資源となるであろう。

　媒介モデルも，ワーク・エンゲイジメントにはさまざまな資源が関連すると指摘している。先に紹介したパフォーマンス・メンタリングのシステムに関する例は，この理論的枠組みに当てはまると思われる。仕事の要求度-資源モデルと媒介モデルとの違いは，基礎となるプロセスに関する視点である。仕事の要求度-資源モデルは，資源の動機的性質が中心であるが，媒介モデルはそれよりもむしろ，価値を強調する。すなわち，介入の影響の大部分は，個人と組織との間で共有された価値を確認することから生じるというのである。この視点から見ると，メンタリングへの介入の重要性は，学習の機会や

上司の承認を得るという動機的性質とはそれほど関係がなく，むしろ，上司が従業員とのメンタリング関係において，価値の一致を促す対話を確立する点にあると言える。こうした関係によって，上司には，組織が何に価値を置き，それが従業員の仕事とどのように関係しているのかについて明確にする機会が得られるのである。一方，部下は，仕事の目的に焦点を置くことで，自分の仕事を通して個人的価値を実現するための努力を示す機会を得ることができる。効果的なメンタリングとパフォーマンス管理システムとは，両者がそれぞれの価値を示し，互いにその妥当性を認められるように導くものなのである。

介入プロセスへのガイドライン

　ワーク・エンゲイジメントを向上させることは，ひとつの経営アプローチであり，仕事上の効力感を高めてくれるような業務に従業員が精力的に関与していけるよう，彼らを支援するものである。しかし，このようなアプローチは一般的なものではない，というのが筆者らの見解である。公的な機関の中には，十分な資源を供給せず，従業員を疲弊させ，やる気を失わせている組織があまりにも多い。また，民間企業でも，必要不可欠な資源を利益に回してしまい，拡大した業務を支援するための十分な追加投資が行われていない組織があまりにも多い。要求度と資源のアンバランスが，このように長期間，広範囲にわたって継続すると，個人の資源を枯渇させ，健康を害し，バーンアウトを悪化させ，ワーク・エンゲイジメントを低減させることになる。このような状態を改善させるための介入とは，あたかも社会経済状況の激流に逆らって泳いでいかなければならないようなものである。
　人々は，自分たちが高い価値を置くものに対しては，互いに申し合わせ，努力することに前向きな姿勢をとるものである。ポスト産業化社会で優勢となっている情報・サービス経済においては，私たち一人ひとりが，これまでの人生で経験した教育や文化的体験から培った野心，価値観，才能，技能な

どをもっている。そのため，多様性に高い価値が置かれる現代の職場では，経営陣は，個人がどのような組織文化に適合するのかを予想することが難しくなっている。従業員に仕事にエンゲイジする機会を提供するという課題に対して，理想的な解決策は何もないのである。相互支援的な職場環境の形成を目指して効果的かつ効率的にアプローチしていくためには，従業員の仕事上の経験を完全かつ継続的に評価していくことが必要である。

調査の手続き

ワーク・エンゲイジメントを組織の情報の流れの中に含めるうえで最も重要なことは，従業員たちに自分の仕事についてどのように感じているのかを質問することである。第二に重要なことは，仕事上の重要な領域について従業員の認識を評価することである。理想を言えば，組織が予期していた変化の影響と予期していなかった変化の影響とを正確に評価することができるよう，継続的な情報の流れを確立し，従業員が経験したことを長期にわたり記録することができるとよいだろう。このような情報の流れによって，問題の発生を早期に警戒する信号を発することができる。この信号は，ワーク・エンゲイジメントを高める機会を知らせる信号でもある。

行動計画

本章や他の章で強調されてきたのは，ワーク・エンゲイジメントが意思決定への関与，職業上の自律性，中心的な価値など，仕事生活の中核的な側面に関連していることであった。仕事生活の根本的な性質を変えるためには，理解，参加，資源，権威が求められる。私たちは，ワーク・エンゲイジメントを向上させるために，組織がワーキンググループを立ち上げることを提案する。多くの組織にはすでに，仕事生活の質を向上させるためのワーキンググループが存在するため，このグループの役割や権限を変更することが効果的なアプローチとなるであろう。以下に，ワーキンググループへの人材の配置とその役割・権限に関して，考慮すべき点をいくつか挙げる。

《理解》

　ワーク・エンゲイジメントに関係する，多種多様で広範にわたる要因を理解するには，パフォーマンス管理システム，ストレス管理，能力開発を含む，人的資源管理の専門知識が必要となる。また，調査の企画，分析，解釈を正確に行う能力も必要である。調査が組織内で実施されるか外部に委託されるかに関わらず，調査結果を深く正しく評価することができれば，ワーキンググループはワーク・エンゲイジメントの向上に対して効果的に機能することができる。このことは，調査情報の質を評価するうえでも重要である。なぜなら，指標の中には，しっかりとした尺度で測定され，妥当性が担保されているものがある一方で，説得力があるように見えて，実体がほとんどないものもあるからである。ワーキンググループの中に心理測定に関する専門家がいれば，より効果的な意思決定が可能になるのである。

《参加》

　私たちは，自分の人生の重要な部分をコントロールできていると思いたいものである。コントロール感を与えてくれる2つの要因は，意思決定に参加することと，職業上の自律性を経験することである。ワーク・エンゲイジメントを向上させるプロセスが効果的であるためには，そのプロセスに従業員が幅広く参加することが必要である。参加者は，継続的にコミュニケーションを図っていくことで，周囲に自分たちの発見と計画を周知させることができる。ワーキンググループは，調査，ブログ，ミーティング，対話を通して組織の状態を常時把握することで，議論を深めることができる。また，活動を続けながら，従業員の専門知識に対する敬意を伝え，個人の有能性を伸ばす方略を実施することもできる。機密情報に対する管理責任は伴うが，経営や特定個人に関する苦情を処理するために，経営層に直接意見するという場合もある。

《資源》

ワーク・エンゲイジメントを向上させるには，才能ある人々の時間とエネルギーを投資することが必要である。それでも費用対効果は高い。ワーキンググループに必要となる資源は一様ではない。ワーキンググループでは，特定の問題を深く掘り下げる必要が多いため，各種調査を実施するために記録文書やデータベース等の資源が必要となる。組織のコミュニケーションネットワークへのアクセスも必要であろう。記録，印刷物の作成，電子コミュニケーションの開発に関わる費用も必要である。利用者が利用しやすいウェブサイトをデザインするには，さらなる費用が必要となる。ワーキンググループの運営費以上に，ワーキンググループが介入を進めるにつれて，実施のためのさまざまな資源が必要となるだろう。エネルギーに満ち，熱意ある参加を支援するためには，従業員が最高のパフォーマンスを発揮するためのデータ，情報，施設，装置，専門知識，そして支援を供給する環境が必要である。こういった資源は，必ずしもワーキンググループに直接割り当てられるものではないが，グループでの討議結果によって，最終的に組織的資源を要求する計画となるだろう。組織としては，新たな資本と運営費用を計上することになるため，これらの出費は組織の継続的な財政計画の一部に含んでおく必要がある。ワーク・エンゲイジメントを向上させる可能性が最も高い介入や開発を順次実施できるよう，計画を立案していくのである。

《権威》

ワーキンググループには，組織に対する直接的な権限はない。実際，ワーキンググループに直接的な権限を付与してしまうと，ワーク・エンゲイジメントに焦点を当てることは難しくなってしまうだろう。ワーク・エンゲイジメントに焦点を絞った介入を持続させるには，ワーク・エンゲイジメントへの介入を最優先させることが最も効果的である。ワーク・エンゲイジメントは，長期にわたって考慮すべき事柄であるため，日々の経営上の懸念に押しつぶされたり，予算の配分や他の責任を突き付けられたりするような状況で

は，介入の焦点が拡散しかねない。しかし，ワーキンググループが計画を実施するために，権威に訴える手段をもつことは必須である。最も効果的で有意義な形態は，ワーキンググループが組織の経営陣に直接報告するというものである。この方法は，ワーキンググループに少なくとも1名の経営陣メンバーを含めることで可能となる。ワーク・エンゲイジメントを向上させるための新たな取り組みを行う初期段階においては，この役割はCEO（最高経営責任者）が務めると効果的である。CEOが経営陣およびワーキンググループのメンバーを兼務することにより，権威につながるルートが得られるだけではなく，組織におけるワーキンググループの立場を強くすることにもつながる。これを実現するには，ワーキンググループが経営陣のとるべき行動を提案することから始める必要がある。経営陣はこの計画を検討し，適切な修正を加えるとともに，計画を承認する。計画自体は，組織の適切な部門などに実施してもらう。このとき，ワーキンググループは，監督，助言，介入の有効性の評価を担当する。このようなやり方によって，ワーキンググループは，組織の権威構造はそのまま残しながら，ワーク・エンゲイジメントの向上という自らに課せられた役割を確実に実現するための取り組みに，能動的にコミットし続けられるようになる。

将来を見据えて

　ワーク・エンゲイジメントを向上させることこそが，理論的研究に対する究極の課題である。横断あるいは縦断研究により，エンゲイジメントと相関関係にあるものが同定されつつある。体系的な介入によって，理論を評価する方法が提供されるだけでなく，参加者の仕事生活に有意義な貢献をすることが期待される。
　ワーク・エンゲイジメントの理論的研究からは，2つのアプローチが提案されている。ひとつは，従業員個人のエネルギーを向上させ，維持させようとするものである。もうひとつは，従業員を鼓舞し，コミットメントを促す

ような企業価値を創造するという組織に対するアプローチであり，資源を割り振るというものである。どちらのアプローチをとるにしても，効果的な変化を図るためには，経営陣が持続的に努力していくことが必要となる。経営陣のコミットメントを喚起し，従業員が新しい働き方を行うには，通常6カ月間の協力が必要である。6カ月を経過すれば，従業員は，引き起こされた変化を自身の毎日の仕事生活の中に統合することができるようになる。

ワーク・エンゲイジメントの向上は，それ自体が介入の終わりを意味する。しかし，それはまた，個人と組織にとってさらなる変化の兆しにもなる。介入を評価するには，個人と組織のパフォーマンスを示す指標はもちろんのこと，仕事における個人の充実度を評価することも必要となる。仕事によるバーンアウトも含め，健康に関する指標を評価することで，従業員の仕事と心理面との関係に関して，介入が与えた影響を幅広く評価することができるようになる。従業員の向上心に敏感で，彼らの効果的な貢献を支援する経営的なアプローチが，エンゲイジメントの向上およびバーンアウトの低減をもたらすであろう。

実践への示唆

ワーク・エンゲイジメントを向上させるための6つのポイント

1. **協働**：ワーク・エンゲイジメントの向上は，誰かに対して行うことではなく，誰かと共に行うことである。関与する全員の創造性と熱意を促進させるような，包括的なプロセスを作成する必要がある。ワーク・エンゲイジメントを向上させるプロセスには，組織の中核となる価値を含めるべきである。
2. **継続的なプロセスの確立**：ワーク・エンゲイジメントとは，人々が達成する理想の状態ではない。企業は，ワーク・エンゲイジメントの向上という限られた取り組みだけでなく，他の取り組みにも同時に関わる必要がある。ワーク・エンゲイジメントの向上は継続したプロセスであるため，組織では継続的なアセスメント，適応，実行が必要である。

3. **ターゲットを理解する**：今日の経済界で,「エンゲイジメント」という語は多くの意味を含んでいる。大半の場合, コンサルタントは, エンゲイジメントを仕事の満足感や組織へのコミットメントと同義として用いている。これらは, 人的資源管理にとって重要な構成概念ではあるが, ワーク・エンゲイジメントとは異なるものである。
4. **創造的になる**：ワーク・エンゲイジメントの向上に関しては, これといって厳しい規則はない。なぜなら, ワーク・エンゲイジメントの向上に関する体系的研究は始まったばかりだからである。また, これまでの研究によって, ワーク・エンゲイジメントの向上に対してどんな要因が役立つかは, 企業ごとに異なる可能性が示唆されている。企業の歴史, 経営者層, 会社の成長段階は, すべて重要な要素であろう。私たちが本章で示した一般的な原則は, 有用ではあるものの, 状況に応じて変更させる必要がある。
5. **評価する**：立派な意志があれば, 効果的な経営ができるというわけではない。ある介入方略が従業員のワーク・エンゲイジメントに与える影響を評価するには, 正確な測定と優れた調査プロセスを用いることが必要不可欠である。毎年行っている従業員調査に信頼できるワーク・エンゲイジメントの測定尺度を含めることは, 適切で, 基本的なステップである。職場の介入方略の具体的な評価を行うことも, 非常に重要な情報を提供することになるだろう。
6. **共有する**：ワーク・エンゲイジメントに対する介入の経過報告は, 経営陣が計画を戦略的に見直す際に, 必要不可欠である。このような経過報告を行うことで, 部下の仕事生活の質を向上させようとする管理職の取り組みに関して, 効果的なフィードバックを管理職に提供することにもなる。

文　献

Bakker, A. B., & Demerouti, E. (2007). The Job Demands-Resources model: State of the art. *Journal of Management Psychology, 22*, 309-328.

Bakker, A. B., Hakanen, J. J., Demerouti, E., & Xanthopoulou, D. (2007). Job resources boost work engagement, particularly when job demands are high. *Journal of Educational Psychology, 99*, 274-284.

Bakker, A. B., Van Emmerik, H., & Van Riet, P. (2008). How job demands, resources, and burnout predict objective performance: A constructive replication. *Anxiety, Stress, and Coping, 21*, 309-324.

CRWRC (2006). (http://www.crwrc.org/development/index.html). Accessed 5 January 2007.

Demerouti, E., Bakker, A. B., Nachreiner, F., & Schaufeli, W. B. (2001). The job Demands-Resources model of burnout. *Journal of Applied Psychology, 86*, 499-512.

Diener, E. (1999). Introduction to the special section on the structure of emotion. *Journal of Personality and Social Psychology, 76*, 803-804.

Edward, K. (2005). The phenomenon of resilience in crisis care mental health clinicians. *International Journal of Mental Health Nursing, 14*, 142-148.

Fry, L. W. (2005). Editorial: Introduction to The Leadership Quarterly special issue: Toward a paradigm of spiritual leadership. *Leadership Quarterly, 16*, 619-622.

Hakanen, J., Bakker, A. B., & Schaufeli, W. B. (2006). Burnout and work engagement among teachers. *Journal of School Psychology, 43*, 495-513.

Halbesleben, J. R. B., & Buckley, M. R. (2004). Burnout in organizational life. *Journal of Management, 30*, 859-879.

Herzberg, E. (1966). *Work and the nature of man*. Cleveland: World Publishing.

Hobfoll, S. E. (2001). The influence of culture, community, and the nested-self in the stress process: Advancing conservation of resources theory. *Applied Psychology: An International Review, 50*, 337-421.

Hobfoll, S. E., & Shirom, A. (2000). Conservation of resources theory: Applications to stress and management in the workplace. In R. T. Golembiewski (Ed.), *Handbook of Organization behavior* (2nd ed., pp. 57-81). New York: Dekker.

Hofmann, D. A., Morgeson, F. P., & Gerras, S. J. (2003). Climate as a moderator of the relationship between leader-member exchange and content specific citizenship: Safety climate as an exemplar. *Journal of Applied Psychology, 88*, 170-178.

Leiter, M. P., & Harvie, P. (1997). The correspondence of supervisor and subordinate perspectives on major organizational change. *Journal of Occupational Health Psychology, 2*, 343-352.

Leiter, M. P., & Maslach, C. (2000). *Preventing burnout and building engagement: A complete program for organizational renewal*. San Francisco: Jossey-Bass.

Leiter, M. P., & Maslach, C. (2004). Areas of worklife: A structured approach to organizational predictors of job burnout. In P. Perrewe & D. C. Ganster (Eds.), *Research in occupational stress and well being: Vol. 3. Emotional and physiological processes and positive intervention strategies* (pp. 91-134). Oxford, UK: JAI Press/Elsevier.

Leiter, M. P., & Maslach, C. (2005a). A mediation model of job burnout. In A. S. G. Antoniou & C. L. Cooper (Eds.), *Research companion to organizational health psychology* (pp. 544-564). Cheltenham, UK: Edward Elgar.

Leiter, M. P., & Maslach, C. (2005b). *Banishing burnout: Six strategies for improving your relationship with work*. San Francisco: Jossey-Bass.

Leiter, M. P., & Maslach, C. (2006). *Areas of Worklife Scale Manual* (4th ed.) Centre for

Organizational Research & Development, Acadia University, Wolfville, NS, Canada.
Leiter, M. P., & Maslach, C. (2009). *Burnout and workplace injuries: A longitudinal analysis.* In A. M. Rossi, J. C. Quick, & P. L. Perrewe (Eds.), *Stress and quality of working life: The positive and the negative* (pp. 3-18). Greenwich, CT: Information Age.
Maslach, C., & Goldberg, J. (1998). Prevention of burnout: New perspectives. *Applied and Preventive Psychology, 7,* 63-74.
Maslach, C., & Leiter, M. P. (1997). *The truth about burnout.* San Francisco: Jossey-Bass.
Maslach, C., & Leiter, M. P. (2005). Stress and burnout: The critical research. In C. L. Cooper (Ed.), *Handbook of stress medicine and health* (2nd ed., pp. 153-170). Boca Raton, FL: CRC Press LLC.
Maslach, C., & Leiter, M. P. (2008). Early predictors of job burnout and engagement. *Journal of Applied Psychology, 93,* 498-512.
Maslach, C., Schaufeli, W. B., & Leiter, M. P. (2001). Job burnout. In S. T. Fiske, D. L. Schacter, & C. Zahn-Waxler (Eds.), *Annual Review of Psychology, 52,* 397-422.
Rozanski, A., & Kubzansky, L. D. (2005). Psychologic functioning and physical health: A paradigm of flexibility. *Psychosomatic Medicine, 67,* S47-S53.
Salanova, M., Cifre, E., & Rodriguez, A. (March, 2008). Improving work engagement through a stress management intervention: A longitudinal study. Presentation in W. B. Schaufeli & M. Salanova (Chairs), *Work engagement and vigor at work: psychological and physiological aspects.* APA/NIOSH Conference: Work, Stress, & Health, Washington, DC.
Schaufeli, W. B., & Bakker, A. B. (2004). Job demands, job resources and their relationship with burnout and engagement: A multi-sample study. *Journal of Organizational Behavior, 25,* 293-315.
Schaufeli, W. B., & Enzmann, D. (1998). *The burnout companion to study and practice: A critical analysis.* London: Taylor & Francis.
Schaufeli, W. B., Leiter, M. P., Maslach, C., & Jackson, S. E. (1996). Maslach Burnout Inventory - General Survey (MBI-GS). In C. Maslach, S. E. Jackson, & M. P. Leiter (Eds.), *Maslach Burnout Inventory Manual* (3rd ed.). Palo Alto, CA: Consulting Psychologists Press.
Schaufeli, W. B., & Salanova, M. (2007). Work engagement: An emerging psychological concept and its implications for organizations. In S. W. Gilliland, D. D. Steiner, & D. P. Skarlicki (Eds.), *Research in Social Issues in Management (Volume 5): Managing Social and Ethical Issues in Organizations.* Greenwich, CT: Information Age Publishers.
Surawy, C., Hackmann, A., Hawton, K., & Sharpe, M. (1995). Chronic Fatigue Syndrome: A cognitive approach. *Behaviour Research and Therapy, 33,* 535-544.
Tang, C. S., Au, W. T., Schwarzer, R., & Schmitz, G. (2001). Mental health outcomes of job stress among Chinese teachers: Role of stress resource factors and burnout. *Journal of Organizational Behavior, 22,* 887-901.
Zohar, D., & Luria, G. (2004). Climate as a social - cognitive construction of supervisory safety practices: Scripts as proxy of behavior patterns. *Journal of Applied Psychology, 89,* 322-333.

13

ここからどこに向かうか：
ワーク・エンゲイジメントの統合と今後の研究

Arnold B. Bakker and Michael P. Leiter

　現代の組織は，自ら進んで行動を起こし，専門家としての成長に自分で責任をもつとともに，質の高いパフォーマンスに向けて全力を傾けることを従業員に期待している。エネルギッシュで熱意のある——つまり，自分の仕事にエンゲイジしている従業員を必要としているのである。それを考えると，過去10年間にエンゲイジメントに関する科学的研究が激増していることは驚くにはあたらない。本書では，ワーク・エンゲイジメントがこれまで産業・組織心理学で使われてきた概念を超えて妥当性を増してきたとする研究を紹介してきた。ワーク・エンゲイジメントは仕事の経験に関して，他の概念とは異なる，固有で，かつ価値のある視点を与えてくれるのである。

　この最終章では，本書で示されたワーク・エンゲイジメントの視点を統合して，今後の研究課題について概説する。そのために，ワーク・エンゲイジメントにおける理論的枠組みを描いたうえで，7つの方向性について論じたい。それによって，エンゲイジメント研究の将来性がわかっていただけるだろう。そして，各章で述べられたワーク・エンゲイジメントに関するダイナミックな視点を統合して，新たな研究の方向性を明らかにしたい。

統　合

固有な概念としてのワーク・エンゲイジメント

　SchaufeliとBakker（第2章）は，エンゲイジメントを評価する尺度における基本的な考えとして，ビジネスの分野と学術分野におけるワーク・エンゲイジメントの定義について解説している。組織・産業心理学の学術分野においては，エンゲイジメントが注目を浴び，この概念が実践でも利用可能であることが確証されてきた。しかし，一方でビジネスコンサルタントは，この用語を学術分野とは異なる概念や尺度の言葉として使ってきている。SchaufeliとBakkerの分析によると，コンサルタントは，「エンゲイジメント」という語を，新しく発見された興味深い言葉として使ってはいるが，それは伝統的な概念を「エンゲイジメント」という言葉に言い換えているにすぎない。ここで言う伝統的概念とは，感情的コミットメント（組織への情緒的愛着），継続的コミットメント（組織に留まりたいという願望），役割外の行動（組織の効果的な機能を促進する，自由裁量の行動）などである。コンサルタントは，従業員自身による仕事の経験に焦点を当てているという点では，研究者と共通している。しかし，ワーク・エンゲイジメントという，これまでとは異なる特有の価値をもつ新しい概念をとらえているとは言えない。つまり，実践家による「エンゲイジメント」は，古いワインをそのまま新しいボトルに詰め替えたように概念化したものである（Macey & Schneiders, 2008）。なかには，職務特性（職場の資源）をそのままエンゲイジメントの指標として使用していることもある（Harter, Schmidt, & Hayes, 2002を参照）。（コンサルタントが考える）労働状況と（従業員の視点による）仕事の経験とを混合させてしまうようなこうしたやり方は，実証研究の目的を妨げてしまう。特に，研究では，経験とその経験を支援する環境状況とを明確に区別しないと，これら2つの概念間の関係を分析することはできないからである。

　対照的に，学術分野において研究者は，ワーク・エンゲイジメントを固

有な概念として定義してきた。多くの研究者が，エンゲイジメントは「エネルギー」の次元と「同一化」の次元をもつことを認めている（Bakker, Schaufeli, Leiter, & Taris, 2008）。ワーク・エンゲイジメントとは，ポジティブで，仕事に関連するウェルビーイングまたは達成の状態を指す用語であり，エネルギッシュで自分の仕事に熱心に関わっているという特徴をもつ。MaslachとLeiter（1997, 2008）は，エンゲイジメントを，バーンアウトの対極に位置するものとして定義している。エンゲイジしている従業員は，仕事に対してエネルギッシュで，仕事に対して強い一体感をもっている。つまり，エンゲイジメントは，エネルギー，関与，職務効力感という特徴をもっているが，これらの次元はバーンアウトの3つの中核的な次元と対極的なのである。SchaufeliとBakker（第2章）は，ワーク・エンゲイジメントを「ポジティブで，達成感のある，仕事に関連する心の状態で，活力，熱意，没頭によって特徴づけられる」と定義している（Schaufeli, Salanova, González-Romá, & Bakker, 2002, p.74 も参照）。エンゲイジしている従業員は生活が充実しているのに対して，バーンアウトしている従業員は生活が空っぽであるように感じているのである。活力とは，エネルギッシュで，かつ精神的なレジリエンスをもって仕事をしている状態を指す。熱意は，自分の仕事に非常に熱中しているという感覚である。没頭とは，自分の仕事に全面的に集中していることを幸福に思っている状態を示す。注目したいのは，これらの定義が，仕事の経験に焦点を置いていて，その経験を予測する因子やアウトカムに注目しているのではないことである。エンゲイジメントを測定するときに最もよく用いられる尺度は，ユトレヒト・ワーク・エンゲイジメント尺度（Utrecht Work Engagement Scale［UWES］；Schaufeli & Bakker, 2002, 2003, 2009: Schaufeli, 2002）であり，この尺度には，活力，熱意，没頭という3つの下位尺度が含まれている。

　エンゲイジメントは，法則定立ネットワーク［訳注：一般化や普遍化可能な法則をもつ概念のひとつとして，認知されるようになったことを指す］に加え，他にはない固有の構成概念をもつと考えられ，学術的にも大きな意味があると言えよう

(Halbesleben & Wheeler, 2008)。本書や他の関連文献で書かれているように，エンゲイジメントは独立した構成概念として支持を得ている。Schaufeli と Bakker（第 2 章）は，ワーク・エンゲイジメントが，仕事への関与，あるいは組織コミットメントという概念とは異なることを明らかにした研究について論じている。また，Halbesleben と Wheeler（2008）は，社会的埋め込み（embeddedness）とワーク・エンゲイジメントを比較して，ワーク・エンゲイジメントの弁別的妥当性を検証している。社会的埋め込みとは，従業員を仕事にとどまらせるさまざまな力の集まり（組織内でのつながり，仕事との適合，離職することで失うものなど）を象徴的に示す概念である。この研究では，さまざまな業種や職種の従業員（N=587）と，その上司，身近な同僚を対象としている。その結果，ワーク・エンゲイジメントと社会的埋め込みは実証的に区別できることが示された。重要なことに，社会的埋め込みとワーク・エンゲイジメントはどちらも，仕事のパフォーマンスに対して影響していた（ただし，社会的埋め込みは，上司が評価するパフォーマンスには影響していなかった）。また，社会的埋め込みは，離職意思に対して唯一，有意に影響する因子であった。さらに，これらの影響は，職務満足感と感情的コミットメントの影響を調整しても変わらなかった（Halbesleben & Wheeler, 2008）。

　Taris ら（第 4 章）は，ワーク・エンゲイジメントとワーカホリズム（絶え間なく働こうとする強迫的あるいはコントロールできないほどの欲求）の類似点と相違点を論じている（Oates, 1971）。ワーカホリックと比較して，エンゲイジしている従業員には，仕事中毒のような，いわゆる典型的な中毒症状に特有の強迫性は見られない。エンゲイジしている労働者にとって，仕事は楽しみであって，強迫的に行っているわけではない。15 名のエンゲイジしている労働者を対象とした質的研究でも，同じ結論が導かれている（Schaufeli, Taris, Le Blanc, Peeters, Bakker, & De Jonge, 2001）。エンゲイジしている労働者が熱心に働くのは，抵抗できない強い内的な衝動に駆り立てられているのではなく，懸命に働くことが好きだからである。Taris ら（第

4章）は，2つの異なるオランダの研究を通して次のことを明らかにした。ひとつは，過重労働と強迫的労働という視点でワーカホリズムを測定したとき，ワーク・エンゲイジメントとは明らかに弁別可能である，ということである。また，この研究では，エンゲイジメントの3番目の指標（没頭）は，ワーカホリズムに対しても有意な負荷量を示す，という新たな知見が得られた。しかし，「没頭」がワーカホリズムとエンゲイジメントのどちらの予測因子ともなりうるという点を除けば，この2つの概念にはあまり強い関連はないことが明らかとなった。

さらに，その他のさまざまな概念との関連を検討することによって，エンゲイジメントとワーカホリズムとは概念的に異なることが確かめられた（Taris et al. ［第4章］）。エンゲイジメントとワーカホリズムはどちらも，仕事において多くの努力を注いでいる（労働時間が長く，仕事の要求度が高い）という特徴をもつのに対し，ワーカホリズムの得点が高い場合には，一般に，仕事に良くない結果をもたらすという特徴がある。また，ウェルビーイング（特に精神的健康）が悪く，自分自身の仕事のパフォーマンスに対する自信があまりないという特徴もある。対照的に，エンゲイジしている労働者は，一般に，自分の仕事や生活にかなり満足しており，健康状態は良好であると答え，自分はよくやっていると述べているのである。

Shirom（第6章）は，「活力」を厳格に定義したうえで，ワーク・エンゲイジメントとの関連を調査し，興味深い知見を発表した。それによると，活力とは，「自分には，身体的強さ，認知活動の活性，情緒的エネルギーがある」という個人の感情を意味しており，それは仕事で経験する一連の感情状態である。活力に満ちて感じると言うとき，それは，ポジティブなエネルギーバランス，快適さや満足をあわせもったような感じを表している。活力は，ワーク・エンゲイジメントとどのように関係しているのだろうか？ Wefald（2008）は，金融機関で働く382名のアメリカ人従業員とマネージャーを対象として，UWESとShirom-Melamed活力尺度（Shirom-Melamed vigor measure［SMVM］）の結果を比較した。その結果，SMVMで評価した活

力レベルは UWES で評価した活力レベルよりやや高めであるが，両者は正の相関を有していた。身体的強さ，認知活動の活性，情緒的エネルギーと，UWES による活力との相関係数は，それぞれ .73, .57, .43 であった。これは，ワーク・エンゲイジメント（UWES）尺度における「活力」の次元は，SMVM における「身体的強さ」と最も関連が強いことを意味している。また，「活力」には，UWES における「熱意」や「没頭」との間にも，やや強い正の相関があった（.36<r<.57，いずれも p<.01）。

　エンゲイジメントと身体的健康に関しては，活力が個人の重要な健康のアウトカムと関連することがいくつか報告されている。Shirom（第6章）によれば，「活力」は，刺激に対して効果的に反応するために免疫系の能力を高めたり，健康的なライフスタイルを取り入れることを促したりする可能性がある。近年の研究では，活力から健康に至るこれらの経路が実証されている。たとえば，活力はいくつかの炎症バイオマーカーと負の関連をもつことが明らかとなっている（Shirom, Toker, Berliner, Shapira, & Melamed, 2008）。つまり，これらのバイオマーカーは，活力から身体的な健康の改善につながる媒介要因である可能性が示唆されている。他の研究でも，活力は主観的健康感（Self Related Health [SRH]）と正の関連をもつことが明らかにされている。たとえば，「活力」と，機能的能力を測定した客観的な身体的フィットネスは，比較的健康な従業員の主観的健康感の経時的変化を予測するうえで，交互作用をもつことが明らかとなった。つまり身体的フィットネスが高ければ高いほど，活力レベルは主観的健康感の変化に大きく影響していたのである（Shirom et al., 2008）。また，別の研究（Shirom, Vinokur, & Vaananen, 2008）では，フィンランドとスウェーデンの労働者（それぞれ N=6,188 と N=3,345）を対象として，社会人口統計学的な予測因子を調整してもなお，活力があると感じることは，主観的健康感や主観的な労働能力と正の関連をもつことを明らかにしている。

　これまで私たちは，ワーク・エンゲイジメントが固有で価値の高い構成概念であると主張してきた。しかし，これらは直感的な印象にとどまらず，弁

別的妥当性を示す実証研究によって裏づけられたと結論できる。第一に，ワーク・エンゲイジメントを組織心理学の他の概念と比べたとき，複数の異なる研究者が一貫して，その独自性を確証している。第二に，これらの研究では，エネルギーと関与または熱意が，ワーク・エンゲイジメントの中核的な性質であることが一貫して認められてきた。これらの性質にさらに別の性質が入るか否かという議論については，この構成概念を洗練させるのに役立つものであり，それに異議を唱えるものではない。概してワーク・エンゲイジメントを支持する主張には，説得力があると言えるだろう。

状態ワーク・エンゲイジメント

先行研究では，ワーク・エンゲイジメントは相対的に安定した現象として概念化されてきた。なぜなら，仕事や組織は連続的に存在するからである（Macey & Schneider, 2008）。しかし，個人のワーク・エンゲイジメントの経験には，短期的（日ごとあるいは週ごとの）変動が見られることにも関心が寄せられている。多くの労働の場では，エンゲイジメントを一時的に高める必要がある特定の時間や期間が存在する。たとえば，新しい顧客に重要なプレゼンテーションをしているときや，新しくてやりがいのある仕事に直面しているときなどである。

経験的サンプリング法と日記法を用いた研究では，実際にワーク・エンゲイジメントは個人内で変動することが明らかになっている（例：Sonnentag, 2003）。第3章で，Sonnentagらは，この状態エンゲイジメントという視点を支持するこれまでの知見をまとめている。まず，ワーク・エンゲイジメントが個人内で大きく変動することを実証した，量的な日記法による研究について論じている。典型的な日記法では，エンゲイジメントの分散全体の30〜40％が日（つまり，個人内）レベル，さらに60〜70％が個人間レベルで存在することが示された。そのため，彼女らは，ワーク・エンゲイジメントを包括的に理解するためには，個人において短期間（分ごと，時間ごと，あるいは日ごと）に変動する，瞬間的あるいは一時的な経験としての状態ワー

ク・エンゲイジメントに注目する必要があると主張している。

また，Sonnentagら（第3章）は，個人内のワーク・エンゲイジメントという視点に着目した場合の利点について言及している。第一に，個人内アプローチをとることで，仕事に関連する経験と行動の時間的パターンをより詳しく見ることができる。個人は，どの日も同じように仕事にエンゲイジしているわけではない。たとえば，日（あるいは週）によって，他の日（あるいは週）よりも，従業員がより活力に満ち，没頭し，熱意にあふれて感じることがある。これまでの研究では，ワーク・エンゲイジメントの全般的なレベルを自己評価する（つまり，過去数カ月間の状態を思い出して，その時の自分の心理状態をまとめて説明する）ように研究対象者に依頼し，得られた状況を平均化するという方法がとられてきた。しかし，この調査方法は，ワーク・エンゲイジメントという現象が，他の概念と相互に関係をもちながら日々変動しているという性質を無視している，と彼女らは指摘している。

第二に，個人内アプローチをとることで，ワーク・エンゲイジメントの最も直接的な予測因子について調査することができる。従業員がエンゲイジするためには，その日たまたまそのようなことが起こったというような特定の状況特性が必要なのだろうか？　たとえば，同僚や上司から正当に評価されている，のように，仕事の資源が全般的に高いレベルにあるだけではなく，ある特定の日に同僚や上司から受けた支援的なコメントや励ましのフィードバックがあれば，ワーク・エンゲイジメントは高まるだろう。実際，Xanthopoulouらは，その日に受けた社会的支援がその日のワーク・エンゲイジメントに変化を与えることについて，ファーストフードレストランの従業員（Xanthopoulou, Bakker, Demerouti, & Schaufeli, 2009b）と客室乗務員（Xanthopoulou, Bakker, Heuven, Demerouti, & Schaufeli, 2008）を対象とした研究で実証している。同様に，特定の日あるいは週において，ワーク・エンゲイジメントを高めるような個人の状態が存在する可能性もある。たとえば，日単位の自己効力感，日単位の楽観性，日単位のリカバリーなどである。Xanthopoulouら（2008, 2009b）とSonnentag（2003）は，これを裏づ

ける知見を発表している。

　ワーク・エンゲイジメントは，長期にわたって比較的安定するものではあるが，その中核的な要素であるエネルギーと熱意は日々変動しており，それらが相互に関係しながら変化するという性質をもっていることは明らかである。環境の変化に対してエンゲイジメントがどの程度変化しうるかについては，従業員のワーク・エンゲイジメントを改善することを目的とした経営への介入を策定するうえで特に重要である。

ワーク・エンゲイジメントの統合的モデル

　先行研究では一貫して，同僚や上司からの社会的支援，パフォーマンスのフィードバック，技能の多様性，自律性，学習の機会といった仕事の資源が，ワーク・エンゲイジメントと正の関連をもつことを示してきた（Bakker & Demerouti, 2008; Schaufeli & Salanova, 2007）。仕事の資源とは，仕事上の物理的，社会的，組織的側面にわたる資源であり，次の3つの機能を有している。すなわち，(a) 仕事上の要求度とそれに関連する身体的，心理的代償を低減する，(b) 仕事の目標の達成を促進する，(c) 個人的な成長，学習，発達を刺激する（Bakker & Demerouti, 2007; Schaudeli & Bakker, 2004）。HakanenとRoodt（第7章）は，仕事の要求度-資源モデル（job demands-resources ［JD-R］ model）を使用した研究によって，仕事の資源がエンゲイジメントを予測する最も重要な因子であると結論づけている。たとえば，2555名のフィンランド人歯科医師を対象に行った2時点（3年間のインターバル）のパネル調査研究で，Hakanenら（2008b）は，動機づけプロセスが支持されることを明らかにした。仕事の資源は，まずエンゲイジメントに影響し，次に組織コミットメントに影響していた。仕事の資源は，自律性への欲求，有能性への欲求，関係性への欲求といった従業員の基本的欲求を満たしていくという動機づけプロセスをスタートさせることを示唆している（Van den Broeck, Vansteenkiste, De Witte, & Lens, 2008）。

　Maunoら（2007）は，フィンランドのヘルスケア職員を対象として2年

間の縦断研究を行い，ワーク・エンゲイジメントとその先行因子を調べた。その結果，仕事の資源は，仕事の要求度よりもワーク・エンゲイジメントをよりよく予測していた。仕事のコントロールと組織内での自尊心は，ベースライン時のエンゲイジメント得点を調整してもなお，2年後のワーク・エンゲイジメントの3つの次元を最もよく予測する因子であることが証明された。第8章では，Halbesleben がさまざまな尺度を用いて，ワーク・エンゲイジメントの構成概念を明らかにするためのメタ分析を行っている。その結果，自律性，社会的支援，パフォーマンスのフィードバック，組織風土などの仕事の資源は，エンゲイジメントの重要な予測因子であることを明らかにした。

仕事の資源に加え，いくつかの研究では，ワーク・エンゲイジメントの予測因子として状態的な個人の資源に注目している（Halbesleben, 第8章も参照）。個人の資源とは，レジリエンスと結びついたポジティブな自己評価であり，自分の環境をうまくコントロールできる，また自分にはそれに影響を与える能力があると個人が抱いている感覚である。このようなポジティブな自己評価は，目標の設定，動機づけ，仕事のパフォーマンス，仕事と人生での満足感，およびその他の望ましいアウトカムに影響することが報告されている（Judge, Van Vianen, & De Pater, 2004 のレビューを参照）。

Sweetman と Luthans（第5章）は，なぜ心理的資本（Psychological capital ［PsyCap］；個人の資源と類似の概念）がワーク・エンゲイジメントと関連しているのかについて論じている。心理的資本とは，自己効力感，楽観性，希望，レジリエンスによって特徴づけられる個人のポジティブな心理的発達状態として定義される。(Luthans, Youssef, & Avolio, 2007, p.3)。これらの特徴は，ワーク・エンゲイジメントを促進する。Sweetman と Luthans によれば，たとえば楽観性は，ある人が仕事上の義務に対してどのようなアプローチをとるかという点に大きく影響する。楽観的な人は，仕事が困難であっても，おそらくうまくいくだろうと楽観的に考えている。また，楽観的な人は，仕事がうまくいかなかった場合に，それはコントロール

不可能な外的な環境のせいだと考えるのに対し，成功したときには，それは自分の成果であるととらえる傾向がある（Seligman, 1998）。つまり，楽観的な人は自分には仕事上の期待に応える能力があり，成功するか否かは自分のコントロール次第だと考えている。最後に，あまりに高いレベルの仕事を要求されると，人は，自分でコントロールできるという感覚が得られなくなり，そのため仕事にエンゲイジできなくなってしまう可能性があるが，楽観性という資源があると，それを打ち消すことができる。楽観性は，目の前にある仕事は自分のコントロール範囲内であるという感覚を与えてくれるからである（Karasek, 1979）。SweetmanとLuthans（第5章）は，「逆境をチャレンジとして見て，課題をチャンスに変え（希望），スキルを磨くために時間を投じ，障壁や難題への解決法を辛抱強く発見し（レジリエンス），自信を維持し（効力感），つまずいてもすぐに立ち直って粘り強く辛抱する（レジリエンス）」（Schulman, 1999, p.32）ように働くという点で，楽観性は他の心理的資本の構成概念にも関係している，と説明している。心理的資本の構成概念に関する研究が増えるに伴い，仕事のパフォーマンスも含め，多くの望ましいアウトカムと心理的資本との間に関連のあることがわかってきた（Luthans, Avolio, Avey, Norman, 2007参照）。

さらに，数名の研究者は，個人の資源とワーク・エンゲイジメントとの関連を検証してきた。たとえば，RothmannとStorm（2003）は，1910名の南アフリカ人警察官を対象として横断調査を行い，エンゲイジしている警察官は積極的な対処スタイルをもつことを見出した。彼らは，問題焦点型の対処スタイルをもち，ストレッサーを除去または再整理するために前向きな手段をとっていたのである。また，高度なスキルをもつオランダ人専門技術者を対象とした研究で，Xanthopoulouら（2007）は，ワーク・エンゲイジメントを予測するうえで3つの個人資源（自己効力感，組織内での自尊心，楽観性）が担う役割について調査した。その結果，エンゲイジしている従業員は非常に自己効力感が高かった。高い自己効力感をもつ従業員は，さまざまな場面で直面する仕事の要求度に対して，自分は対処可能であると信じてい

た。さらに，エンゲイジしている労働者は，人生において概ね良い成果をあげられると信じており（楽観性），組織内の役割に参加することで自分の欲求が満たされると信じていた（組織内での自尊心：Mauno et al., 2007 を参照）。これらの知見は，2年間の追跡研究で裏づけられ，他にも新たな知見が追加された（Xanthopoulou, Bakker, Demerouti, & Scahufeli, 2009a）。この研究では，自己効力感，組織内での自尊心，楽観性は，仕事の資源や以前のエンゲイジメントレベルが与える影響以上に，時間を超えてワーク・エンゲイジメントに影響することが示された。この知見は，心理的資本がワーク・エンゲイジメントの重要な予測因子であることを示しており，第5章でのSweetmanとLuthansの主張を裏づけている。

　つまり，仕事の資源と個人の資源（心理的資本）は，どちらもワーク・エンゲイジメントを予測することがこれまでの研究で明らかにされたのである（Halbesleben［第8章］参照）。これらの関係は，ワーク・エンゲイジメントの全体的なモデルに統合されている（Bakker & Demerouti, 2008；図13-1を参照）。このモデルでは，仕事の要求度が資源とエンゲイジメントとの関係を調整することも示されている。実際のところ，JD-Rモデルが主に仮定しているのは，仕事の要求度が高いときに，仕事の資源の影響がより顕著になり，資源が動機づけを高める力を獲得するようになるということである（Bakker & Demerouti, 2007; Hakanen & Roodt［第7章］）。Hakanenら（2005）は，公共部門で働くフィンランド人の歯科医師を対象として，この（要求度と資源との）交互作用を検証している。彼らは，仕事の資源（たとえば，要求される専門的スキルの多様性，同業者とのコミュニケーション）は，仕事の要求度が高い条件下（たとえば，仕事の負荷が高い，好ましくない物理的環境）においてこそ，ワーク・エンゲイジメントを維持するのに有益であるという仮説を立てた。分析の結果，この交互作用の仮説は支持され，質的な仕事量が多い場合，専門的スキルにおける多様性が大きいほど，ワーク・エンゲイジメントは高くなっていた。この結果は，高い労働負荷がワーク・エンゲイジメントに与える悪影響を，多様性が緩和していることを示唆してい

図 13‑1

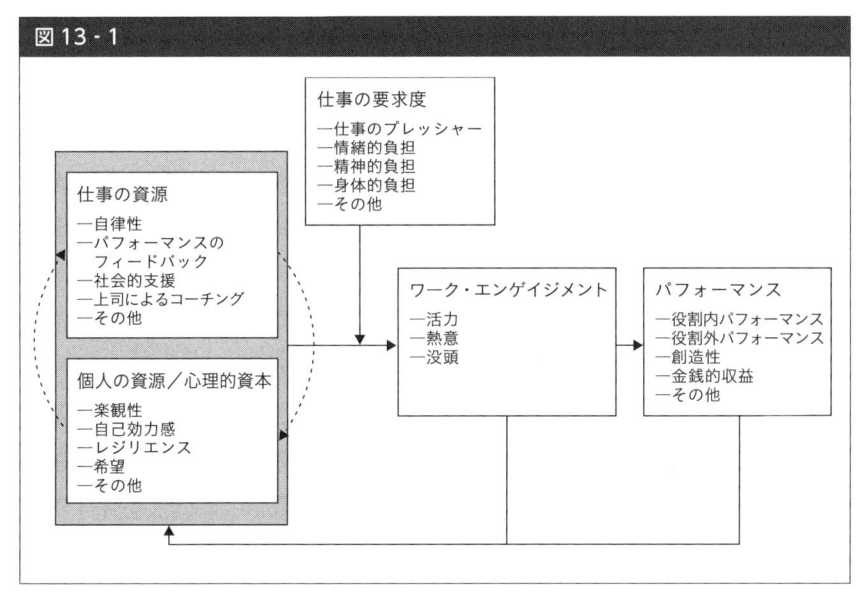

```
                    仕事の要求度
                    ―仕事のプレッシャー
                    ―情緒的負担
                    ―精神的負担
                    ―身体的負担
                    ―その他

 仕事の資源
 ―自律性
 ―パフォーマンスの
   フィードバック
 ―社会的支援                  ワーク・エンゲイジメント      パフォーマンス
 ―上司によるコーチング           ―活力                  ―役割内パフォーマンス
 ―その他                     ―熱意                  ―役割外パフォーマンス
                             ―没頭                  ―創造性
 個人の資源／心理的資本                                  ―金銭的収益
 ―楽観性                                            ―その他
 ―自己効力感
 ―レジリエンス
 ―希望
 ―その他
```

ワーク・エンゲイジメントの仕事の要求度 – 資源モデル
(Bakker & Demerouti, 2007, 2008 に基づく)

る。同様の知見は，Bakker ら（2007）のフィンランド人教師を対象とした研究でも報告されている。彼らは，仕事の資源が緩衝的な役割として機能し，生徒の非行が教師のワーク・エンゲイジメントに与えるネガティブな影響を軽減させることを明らかにした。さらに，特に教師が生徒の著しい非行状況に直面した場合に，仕事の資源を豊富にもっているほどワーク・エンゲイジメントの低下が防げることも見出したのである。

図 13‑1 のモデルは，エンゲイジメントがパフォーマンスと正の関連をもつことを示している。Demerouti と Cropanzano（第 11 章）は，エンゲイジしている従業員がなぜ高いパフォーマンスを示すのかについて論じている。この中で，エンゲイジメントの研究にとって価値があり有用と思われるのは，ポジティブな情動に関する拡張‑形成理論である（Fredrickson, 2001）。この理論によれば，喜び，興味，満足などのポジティブな情動は，

心に浮かぶ思考と行為の幅を広げることによって，一時的な思考 - 行為のレパートリーを広げ，個人の資源を構築する性質をもつ。たとえば，喜びは，遊びたい，創造的になりたいという衝動を生み出すことによって資源を拡張する。拡張仮説は，いくつかの研究により支持されてきている（たとえば，Fredrickson & Branigan, 2005; Fredrickson & Losada, 2005; Isen, 2000b)。これによると，ポジティブな感情は，多種多彩な素材を統合する能力だけでなく，幅広く柔軟な認知構造を生み出す。Fredrickson (2003) は，ポジティブな情動には，新しいスキルの学習や，より親密な対人関係の構築といった，従業員の成長を促す効果があることを示唆している。Demerouti とCropanzano は，ポジティブな情動は，言語化しなくても協力し合える対人関係をつくり，職場での対立を減らすと論じている。

　先行研究によって，エンゲイジメントがパフォーマンスを予測することが実際に示されている。たとえば，Halbesleben と Wheeler (2008) は，多様な業種や職種のアメリカ人従業員を対象として，エンゲイジメントと他者評価（同僚と上司）によるパフォーマンスとの間には正の関連があることを明らかにした。また，Demerouti と Cropanzano（第 11 章）は，ワーク・エンゲイジメントと仕事のパフォーマンスとの関連について，いくつかの知見を紹介している。たとえば，Salanova ら (2005) による，スペインのレストランやホテルで働く従業員を対象とした研究である。この研究では，100を超えるサービス部門（ホテルのフロントデスクやレストラン）で働く接客従業員における職場の資源，エンゲイジメント，サービス風土に関して調査を行った。さらに，これらの部門を利用した顧客から，従業員の評価および顧客のロイヤリティの情報を収集した。構造方程式モデリングによる解析の結果，職場の資源とワーク・エンゲイジメントがサービス風土を予測し，それが顧客から見た従業員のパフォーマンスと顧客のロイヤリティを予測するという，完全媒介モデルが支持された。また，Xanthopoulou ら (2009b) は，ギリシアのファーストフードレストランで働いている従業員を対象として日記法による研究を実施し，日単位のワーク・エンゲイジメントは日単位の収

益を予測することを明らかにした。

資源とエンゲイジメントの蓄積

　図13-1のワーク・エンゲイジメントの統合モデル（Bakker & Demeroouti, 2008 も参照）は，エンゲイジメントとパフォーマンスが職場の資源へフィードバックされる循環作用をもつことを示している。このモデルは，仕事に高くエンゲイジし，高いパフォーマンスをあげている人たちは，個人の資源あるいは心理的資本を活用しており，また，自律性，社会的支援，キャリアの機会といった仕事の資源もより多く活用していることを示している。Salanova ら（第9章）は，3つの理論を用いて，資源とエンゲイジメントの獲得スパイラルに関して述べている。資源保存理論（conservation of resources ［COR］ theory；Hobfoll, 2002）に基づき，Salanova らは，個人は自分の資源を保護し，それを長期にわたり**蓄積**しようと努力すると主張している。たとえば，従業員は，職場における自分の価値を高め，解雇されるリスクを減らすために，新しい技能を学び能力を身につける。雇用価値が高まると，失業のリスクが減るだけでなく，もっと良い仕事を見つける可能性も増す。より良い仕事に就けば，さらに学習やキャリアアップの機会が提供され，それがエンゲイジメントを向上させることにもなる。このように，資源の獲得はその人の資源プールを増やし，さらなる資源を獲得する可能性が高まることになる。

　Salanova ら（第9章）は，資源がワーク・エンゲイジメントにポジティブな影響を与え，それが時間を経て，資源にポジティブな影響を与えることを示す研究をいくつか紹介している。たとえば，Hakanen ら（2008a）は，フィンランド人歯科医師2555人を対象とした3年間にわたる2時点のパネル研究において，仕事の資源とワーク・エンゲイジメントとの間，およびワーク・エンゲイジメントと個人の自発性との間に，正の双方向の関連があることを明らかにした。同様に，Xanthopoulou ら（2009a）は，オランダ人の専門技術者を対象として，18カ月間に2回のパネル研究を実施し，個人の資源（自

己効力感，自尊心，楽観性）と仕事の資源（仕事の自律性，上司によるコーチング，パフォーマンスのフィードバック，専門職としてのキャリア開発の機会）の間，およびこれらの資源とワーク・エンゲイジメントとの間に，相互の関連があることを明らかにした。

Salanovaら（第9章）は，Spreitzerら（第10章）が人間のスライヴィング（human thriving）という用語で表している内容を，実例を挙げて解説している。スライヴィングとは，「自分自身の成長に向かって進歩している，あるいは前進しているという感覚」（Spreitzer, Sutcliffe, Dutton, Sonenshein, & Grant, 2005, p.538）である。スライヴしている人たちは，活力レベルが高く，新しい知識と技能を仕事にもたらす。このような人々は，成長し，仕事を継続的に改善し，職場での新しい一日一日を楽しみにしている。Spreitzerらは，仕事におけるスライヴィングの役割とエンゲイジメントとの関係に関する実証研究をレビューし，スライヴィングは労働環境が変化するなかで従業員が前向きに適応するのに役立っていることを示している（Porath, Spreitzer, & Gibson, 2008）。さらに，スライヴィングは，革新的な行動（Carmeli & Spreitzer, 2008）だけでなく，役割内・役割外の仕事のパフォーマンスとも正に関連していた（Porath et al., 2008）。

最後になるが，図13-1のモデルは，効果的な組織への介入をデザインする指針となるだろう。エンゲイジメントを高めるための介入研究（企画，実施，評価）は始まったばかりであるが，LeiterとMaslach（第12章）は，今後のエンゲイジメントに関する介入について前向きに論じている。エンゲイジメントへの介入の視点は，職業生活の質をポジティブに向上させることを強調するものであり，（職業生活におけるネガティブな側面の低減を目的とした）問題志向型の視点とは対照をなす。エンゲイジメントを高める介入は，新たな学習機会や資源の強化を盛り込んでおり，従業員がより効果的に働くようになることを意図している。このアプローチは，仕事の要求度と資源のバランスを改善しようとするものであり，その長期的目標は，従業員の健康，安全，エンゲイジメントを高めていくことである。

今後の研究

本書で論じられたワーク・エンゲイジメント研究は，伝統的な産業・組織心理学の概念に勝るとも劣らず，エンゲイジメントの妥当性が高まっていることを裏づけている。各章では，豊富な視点を紹介するとともに，ワーク・エンゲイジメントに関するさまざまな疑問を提起している。以下，7つの研究の方向性について論じる。いずれも，ワーク・エンゲイジメントという新しい分野がいっそう前進するうえで大いに関連があるだろう。

概念の開発

ワーク・エンゲイジメントに関する研究は，その概念の意味について幅広い賛同を得ることにより，さらに推進されるだろう。私たちは，ワーク・エンゲイジメントを，「エネルギーおよび関与（同一化）という2つの中核的次元をもつ主観的経験」として定義することを提案する。UWES (Schaufeli et al., 2002)，マスラック・バーンアウト尺度 (Maslach Burnout Inventory [MBI]；Maslach, Jackson, & Leiter, 1996)，Oldenburg バーンアウト尺度 (Oldenburg Burnout Inventory [OLBI]；Demerouti & Bakker, 2008) のいずれにもこの2つの次元が含まれることは，この視点が支持されていることを示す。

その他の構成概念の役割を検討することも，今後の研究と概念の発展の焦点となるだろう。UWESの開発者らが提唱するように，UWESの「没頭」の次元をワーク・エンゲイジメントの中核とみなすこともできるが，より詳しく検証すれば，「没頭」は「エネルギーと同一化」のアウトカムとみなされる可能性もある。その他，構成概念に関する重要な疑問として挙げられるのが，MBIに含まれる職務効力感の役割である。これらの問題を解決するためには，理論と尺度のさらなる発展が必要である。効力感は，エンゲイジメントの中核的次元というより，むしろワーク・エンゲイジメントに影響す

る個人の資源,あるいは心理的資本としての効力感とみなすほうがよいのかもしれない。

　また,今後の実証研究では,バーンアウトとワーク・エンゲイジメントの位置づけに取り組むとよいだろう。はたしてこれらは対極的な概念なのだろうか,それとも,近接あるいは重複している仕事の経験なのであろうか？ UWES, MBI, OLBIを用いて南アフリカで実施された最近の研究(Demerouti, Mostert, & Bakker, 2010) からは,バーンアウトとワーク・エンゲイジメントにおける同一化の構成要素,すなわち「シニシズム(対象から距離を置くこと)」と「熱意」は,単一次元のそれぞれ両極を形成していることがうかがえる。さらに,シニシズムと熱意は,他の構成概念(仕事のプレッシャー,自律性,組織コミットメント)との関係において,実質的な相違は見られなかった。対照的に,エネルギーの構成要素に関しては,疲弊感と活力という,弁別可能でありながらも高い関連をもつ2つの異なる次元があることが示唆された。活力と疲弊感とでは,仕事のプレッシャー,自律性,組織へのコミットメント,精神的健康との関係において,そのパターンに相違が見られた。活力は,疲弊感よりも強く自律性およびコミットメントと関係しているのに対し,疲弊感は,活力よりも強く仕事のプレッシャーや精神的健康と関連していた。これらの知見は,活力と疲弊感が独立した次元を有していることを裏づけている。

　「距離を置くこと」と「熱意」という因子がひとつの構成概念の両極を表しているという知見は,驚くにはあたらない。人は,自分の仕事に対して,ポジティブかネガティブかどちらかの態度をもつのであって,両方の態度を同時にもつ可能性は低いからである。これは,同一化の次元全体にわたる得点分布からも正当化される。したがって,バーンアウトとワーク・エンゲイジメントの構成概念のうち,「同一化」に対する反応は,WatsonとTellgen (1985) が示唆した感情の円環構造に従うと思われる。ここでは「距離を置くこと」と「熱意」は,ひとつの連続する概念の両極とみなされている。しかし,Demeroutiら (2010) が指摘するとおり,疲弊感と活力の次元につい

ては，さらなる研究が必要だろう。Demeroutiらの結果では，一般的に活力の得点が低い従業員は疲弊感の得点が高く，それ以外の組み合わせはあまり見られないことが示唆されている。今後は，エネルギーの次元が態度の次元よりも変動しやすいのかどうかを検証していくとよいだろう。一日の中でも，活力のレベルが高いとき（たとえば，一日の始まりに）と疲弊感のレベルが高いとき（たとえば，一日の終わりで）が存在する可能性もあるだろう。

日単位のワーク・エンゲイジメント

ワーク・エンゲイジメントに関する多くの先行研究では，個人間デザインが用いられていた。そのため，普段はエンゲイジメントが高いのに，なぜ調子の悪い日があったり，時には平均以下，あるいはほとんどパフォーマンスの上がらない日があるのかを説明することができなかった。そのため，研究者たちは，ワーク・エンゲイジメントの日単位の変動を調べ始めた。日記法の重要な利点は，それが通常の調査と比べて，回想的な記憶に依存していない点にある。これは，ワーク・エンゲイジメントの質問が，ある特定の日の個人の認知と感覚に関するものだからである。さらに，日々のワーク・エンゲイジメントの変動が，日々のパフォーマンスや個人の自発性のようなアウトカムと連動する場合は，状態ワーク・エンゲイジメントがアウトカムと因果関係をもつことになる。日記法により，状態エンゲイジメントの日々の引き金が何かも明らかになるだろう。Sonnentagら（第3章）は，状態エンゲイジメントに関する先行研究をまとめて，今後の研究の方向性を示している。

Sonnentagら（第3章）は，ある特定の日のエンゲイジメントが持続的エンゲイジメントとどの程度，質的な意味や形態が合致しているかの理解を深めるには，日単位に特有の（さらには瞬間的な）ワーク・エンゲイジメントの概念の開発に力を入れるべきだと提案している。さらに彼女らは，持続的ワーク・エンゲイジメントの評価に使われている尺度（Schaufeli & Bakker, 第2章）が状態ワーク・エンゲイジメントの測定にも有効かどうかについては，まだ答えが出ていないと述べている。UWESとMBI-GS（Maslach

Burnout Inventory - General Survey）が採用している時間アンカー（たとえば，「1カ月に数回」）は，明らかに日単位の報告スケジュールにはなじまない。エネルギーと熱意／関与における日々の変動をとらえることに，この質問項目の言い回しが適切かどうかも未解決である。既存の尺度を新しい項目あるいは他の回答方法に置き換えるという試みによって，この尺度は洗練されていくだろう。

　今までのところ，状態ワーク・エンゲイジメント研究における個人差の影響はごく小さなものである。Sonnentagら（第3章）によると，パーソナリティは，個人内でのワーク・エンゲイジメントの変動に影響し，予測因子と状態ワーク・エンゲイジメントとの間，もしくはエンゲイジメントとアウトカムとの間に交互作用を有する可能性があるという。たとえば，BledowとSchmitt（2008）は，ポジティブ感情性をもっている従業員は，ある日にポジティブな出来事が起こったかどうかによって，その日の状態エンゲイジメントが左右されることは少ないだろう，と論じた。この仮説を支持するものとして，彼らは，ドイツ人ソフトウェア技術者を対象とした日記法により，ポジティブな感情性がポジティブな出来事とワーク・エンゲイジメントとの間の関係を調整することを明らかにした。ポジティブな感情性の低い技術者のほうが，出来事とワーク・エンゲイジメント間の関連が強かったのである。また，別の日記法による研究では，BakkerとXanthopoulou（2009）が，一日のエンゲイジメントが，ある従業員から同僚へとクロスオーバーするという仮説を立てた。さらに,外向的な従業員は社交的で陽気な気質であるため,彼らは内向的な従業員よりも同僚とより頻繁にやりとりするだろう，との仮説を立てた。また，日単位のコミュニケーションの頻度は，日々のワーク・エンゲイジメントのクロスオーバーを調整し，日単位のワーク・エンゲイジメントが，今度は同僚の日単位のパフォーマンスに影響するだろうと予測した。その結果，日単位のワーク・エンゲイジメントのクロスオーバーの存在は確認されたものの，これは，従業員が頻繁に交流した日に限って認められた。しかも，予測したとおり，エンゲイジメントはクロスオーバーのプロセ

スを通じて，お互いのパフォーマンスに影響し合っていた。

エンゲイジメントとジョブ・クラフティング

　Sonnentagら（第3章）とSalanovaら（第9章）は，エンゲイジメントが単に従業員の中で「発生する」のではなく，むしろ従業員が能動的にエンゲイジメントの経験を創造できる，と論じている。GrantとAshford（2008）が述べたように，「従業員は，人生を与えられるままに受け取っているのではない。むしろ，自分の人生で起こることに影響を与えよう，形作ろう，無駄を削ろう，伸ばそう，厳しさを和らげよう，とするのである」（p.3）。従業員は，課題を選択し，異なる内容の仕事ができるように交渉し，自分の課題や仕事に意味を与えて，仕事のデザインを能動的に変えることもあるのだ（Parker & Ohly, 2008）。特にエンゲイジしている従業員はこのように行動する，というのが私たちの見解である。

　WrzesniewskiとDutton（2001）は，従業員が自分自身の仕事を主体的に形作るプロセスを「ジョブ・クラフティング」と呼んだ。これには，自分の課題あるいは自分の課題と関連する境界域において自分が起こす物理的変化および認知的な変化が含まれる。物理的変化とは，仕事の課題の形態，範囲，あるいは数の変化を表すのに対し，認知的な変化とは，仕事に対するとらえ方の変化を表している。自分の課題と関連する境界域には，仕事の範囲内での社会的な交流を超える行動も含まれる。つまり，ジョブ・クラフティングは，仕事の要求度と資源のバランスを改善して，個人と仕事との適合を増す可能性をもつのである。

　Wrzesniewskiら（1997）は，自分の仕事を天職（つまり，楽しみや達成感がある）と考える従業員は，ジョブ・クラフティングに従事する可能性がより高いと示唆している。なぜなら，彼らの人生にとって仕事はより中心的な位置を占めているからである。同様に，エンゲイジしている従業員は，自分のパフォーマンスが最適になるように，仕事の要求度や資源を前向きに変える傾向があると言えるかもしれない。従業員が自分のワーク・エンゲイジ

メントを高めるために，どのような戦略を用いているかを調べることも興味深い。エンゲイジしている従業員は，自分の仕事の資源をよりうまく活用できるのだろうか？　自分のパフォーマンスに関するフィードバックを積極的に求めるのだろうか？　エンゲイジメントとジョブ・クラフティングに関する研究は，エンゲイジしている従業員が本当に「好循環」（Salanova et al., 第9章）を創造するのか，という疑問に答えることになる。

エンゲイジメントにはマイナス面があるのか？

本書の全章において，ワーク・エンゲイジメントの利点を支持するエビデンスが示されている。エンゲイジしている従業員は，心理的資本を有し，自分自身の資源を創造し，より良いパフォーマンスを示し，より顧客を満足させているように思われる。しかし，そう考えたとき，はたしてワーク・エンゲイジメントにはマイナス面もあるのか，という疑問が生じる。ポジティブな組織行動（Positive Organizational Behavior [POB]）の構成概念に関する先行研究では，ポジティブな組織行動にはマイナスの面もあることが実証されている。たとえば，自尊心が高いと，目標達成に必要な時間を過少評価することがある（Buehler, Griffin, & Ross, 1994）。非現実なまでに楽観的であると，不適切なやり方を改善しないために，個人と組織に害を与えることにもなりかねない（Armor & Taylor, 1998）。さらに，自信過剰であると，その後の成果を上げるうえで妨げとなることがわかっている（Vancouver, Thompson, Tischner, & Putka, 2002; Vancouver, Thompson, & Williams, 2001）。また，創造性は，時には努力する目的の焦点が定まらずに生産性の低下を招き，結局は欲求不満につながるという可能性もないとは言えない（Ford & Sullivan, 2004）。

本書では，上に述べた性質のいくつか（たとえば，自尊心，楽観性）をワーク・エンゲイジメントの予測因子として特定したが，その一方で，「過度のエンゲイジメント」がマイナスの結果を招く可能性もあることは明らかである。たとえば，エンゲイジしている従業員はワーカホリックとは言えないが，

自分の仕事にエンゲイジするあまり，自宅に仕事を持ち帰ることがあるかもしれない。実際，Beckersら（2004）は，オランダの労働者の代表的サンプルを用いて質問紙調査を行い，ワーク・エンゲイジメントが残業時間と正に関連することを明らかにした。ワーク・ライフ・バランスに関する先行研究では，仕事と家庭間の干渉が，仕事によるストレスからの回復を妨げ，結果的に健康問題につながる可能性があることが一貫して示されている（Geurts & Demerouti, 2003）。

　さらに，ワーク・エンゲイジメントがワーカホリックを生み出すのかどうか知りたいと思う人もいるかもしれない。ワーカホリックは，もう残業したくはないと思いながらも，一生懸命に働かなくてはという内的衝動をもつ従業員のことである。実際，「バーンアウト状態になるには，一度は仕事に燃える必要がある」（Pines, Aronson, & Kafry, 1981, p.4）と，何人かの研究者は述べている。これには，エンゲイジしている従業員の高い覚醒状態とポジティブな感情（たとえば，熱心さ）が，時間が経つにつれて，ネガティブな感情と精神的緊張に変化してしまう，という意味があるのだろう。今後の研究デザインとしては，高いワーク・エンゲイジメントが，長期的にはマイナスの影響を引き起こす可能性について評価する方法を入れるべきである。ワーク・エンゲイジメントの「没頭」の構成要素は，不健康な行動を引き起こす可能性が高いように思われる。つまり，従業員は自分の仕事に夢中になるあまり，休息を取ることや個人的関係を維持していくのを忘れてしまうかもしれない。あまりにも仕事に専念するパターンがしつこく続くと，健康問題や人間関係での問題を引き起こす原因になりかねないのである。

エンゲイジメントと健康

　今日に至るまで，ワーク・エンゲイジメントと健康との関連に取り組んだ研究は，ほんの一握りにすぎない。Demeroutiら（2001）は，エンゲイジメント（特に活力）と心身の不調の訴え（たとえば，頭痛，胸の痛み）との間に，中程度の負の相関を見出している。4つの異なるオランダのサービス

組織を対象とした研究では，SchaufeliとBakker（2004）は，エンゲイジしている労働者は，たとえば，頭痛，循環器系の問題，腹痛を報告することが少ないことを見出した。同様に，Hakanenら（2006）は，フィンランド人の教員を対象とした研究において，ワーク・エンゲイジメントは，自己評価による健康状態や労働能力と正の関連をもつことを明らかにした。Petersonら（2008）は，エンゲイジしているスウェーデンのヘルスケア従事者は，腰痛や首の痛みを訴えることが少なく，不安や抑うつの程度も低いことを見出した。さらに，本書の第6章では，活力（身体的強さ，認知活動の活性，情緒的エネルギー）が精神的健康，身体的健康と正に関連することに言及した。Wefald（2008）がShirom-Melamed活力尺度（SMVM）とワーク・エンゲイジメントとの間に正の関連を見出したことから，Shiromの知見もエンゲイジメントと健康との関係を裏づけるエビデンスと考えてよいだろう。

　しかし，近年の研究では，エンゲイジメントと**生理学的**指標との関連についてはエビデンスが得られていない。Langelaanら（2006, 2007）は，バーンアウトおよびワーク・エンゲイジメントと，2つの生理学的ストレスシステムとの関連を調べた。2つの生理学的ストレスシステムとは，視床下部-下垂体-アドレナリン（HPA）軸と心臓自律神経系である。HPA軸は，個人が周囲の環境に長期的に適応するための中心的なメカニズムである。一方，心臓自律神経系は2つの異なる支系，すなわち，交感神経系と副交感神経（迷走神経）系から成る。交感神経系は，活動と覚醒（たとえば，血圧や心拍数を上昇させる）に関与するのに対し，副交感神経系は，回復と修復（たとえば，心拍数を減少させる）に主要な役割を担う。

　HPA軸に関して，Langelaanら（2006）は，バーンアウトしている群とエンゲイジしている群では，朝のコルチゾールのレベル，コルチゾール覚醒反応（CAR），デヒドロピアンドロステロン硫酸のレベル（DHEAS），コルチゾール／DHEAS比率に関して，両群に有意差がないだけでなく，コントロール群との間にも有意差がないことを明らかにした。エンゲイジしている群は，バーンアウトしている群やコントロール群よりも，デキサメタゾン

への反応においてわずかにコルチゾール抑制が良いことを示した。これは，HPA 軸のフィードバック感受性がより高いことを示す。しかも，バーンアウトしている群とエンゲイジしている群を対象に，心臓自律神経（交感神経と副交感神経）の機能について日常生活の 24 時間持続測定法で評価した結果，2 群間で，またコントロール群とも有意差は認められなかった（Langelaan et al., 2007）。これらの知見は，仮説を支持する結果ではなかった。仮説では，バーンアウトは交感神経支配の増加と迷走神経支配の低下，あるいはそのうちの一方と関連し，一方で，ワーク・エンゲイジメントは，交感神経支配の低下と迷走神経支配の増加，あるいはそのうちの一方と関連すると予測されていたのである。

　これらを統合すると，エンゲイジメントは，主観的に報告された健康と良好な関連を有することが示唆された。しかし，エンゲイジメントには，（ストレス）生理学的機能に正常範囲を逸脱させるほどの影響力はなかった。バーンアウトしている従業員対エンゲイジしている従業員という両極端なグループを対比させた鋭敏な研究デザインであっても，期待された結果は得られなかった。HPA 軸や，交感神経と副交感神経といった自律神経系の機能は，健康な人よりもエンゲイジしている人のほうが良好であるとは言えなかったのである。今後の研究では，エンゲイジメントと健康との関連を説明する生理学的プロセスの解明を試みるべきであろう。エンゲイジメントと健康との間の関連を追求する縦断研究はもちろんのこと，エンゲイジメントの生理心理学的な指標に関する鋭敏で緻密なデザインの研究が必要である。

エンゲイジメントのクロスオーバー

　多くの組織において，パフォーマンスとは，個々の従業員の努力を結集させた結果である。したがって，同じ仕事チームのメンバー間でエンゲイジメントがクロスオーバーすれば，組織全体のパフォーマンスが向上すると考えられる。クロスオーバーとは，ある個人から別の個人へとポジティブな（あるいは，ネガティブな）経験が移行することと定義できる（Bakker,

Westman, & Van Emmerik, 2009)。

　実際，このようなクロスオーバーのプロセスが，実験研究によって検証されている。Barsade（2002）は，グループ内のメンバー間での気分の移行と，その移行がパフォーマンスに与える影響について調べた。Barsadeは，訓練を受けた実験協力者に楽しい気分を演じてもらい，実験協力者の気分が，経営管理のシミュレーション演習（リーダー抜きのグループ討論）において，チーム構成員のポジティブな気分（ビデオコード付与者が評価）に影響することを明らかにした。ポジティブな気分が伝播した結果，チーム全体に協力的な行動とより良い課題パフォーマンスがもたらされたのである。同様に，Damen（2007）は，プロの役者に依頼して，ビジネス専攻の学生に対して，覚醒水準が高くポジティブな情動（たとえば，熱心さ）を示すように演じてもらった。学生たちは，その役者（リーダーという想定）の勧めで，ある課題に取り組んだ。それは，パソコン（ソフトウェア，プリンター，およびその他のハードウェアを含む）に関連する指示をできるだけ多く処理する業務であった。その結果，エンゲイジしているリーダーに接した人たちは，より効果的で，より高いパフォーマンスをあげることが明らかになった。この理由のひとつには，リーダーの情動が（リーダーに従うフォロワーの）行動準備性を高め，その結果，作業効率を高めたことが考えられる。ただし，この効果が有効に機能したのは，リーダーに従った学生たちもポジティブな情動状態にあったときに限られていた。このことは，情動の伝播が，リーダーの熱意とフォロアーのパフォーマンスとの関連を媒介していた可能性を示唆している。

　ワーク・エンゲイジメントに関する今後の研究は，実際の労働の場におけるエンゲイジメントやパフォーマンスのクロスオーバーに焦点を置くことになるだろう。なかには，ごく近い関係の従業員の間での情動が相互に影響し合うかどうかを調べ始めた研究者もいる。たとえば，実際の職場において，Totterdellら（1998）は，チーム内での看護師と会計士の気分は，共通して抱える仕事上の問題を調整してもなお，お互いに関連することを見出した。

また，Bakkerら（2006）は，85チームにまたがる組織で働く合計2229名の公務員を対象とした研究で，チームレベルのワーク・エンゲイジメントは，各個人メンバーの仕事の要求度と資源を調整してもなお，チームメンバー個人のエンゲイジメント（活力，熱意，没頭）と関連することを明らかにした。このように，仕事にエンゲイジし，楽観的で，ポジティブな態度をもち，同僚に対して前向きな行動を伝えている労働者は，自分たちがどのような要求度や資源にさらされているかとは関係なく，ポジティブなチームの風土を生み出していたのである。しかし，このようなワーク・エンゲイジメントのクロスオーバーが，はたしてチームのパフォーマンスをより良くしているのかという疑問は残っている。今後の研究では，職場におけるエンゲイジメントのクロスオーバーを高めるプロセスについて，さらに解明すべきだろう。

経営への介入

介入研究は，理論，研究，実践に対して非常に大きな可能性をもっている。新しい教育プログラムを導入するプロセスや労働条件を変化させるプロセスは，あるアイディアの限界を検証するものである。組織研究における重大な挑戦とは，その職場での要求度，職場の資源，および従業員の主観的な経験の間に存在するある種のバランスが維持されているシステムに，研究者がアプローチすることである。横断調査は，ある一時点の評価を行うことで，事象間の関連をスナップショットのように断面的に切り取って見せてくれるものの，事象の因果関係について光を投じてくれることはほとんどない。一方，縦断的パネル研究は，確かに情報の質を改善するが，ある要素が別の要素にどのように影響を与えるかについての決定的な情報は得られない。

したがって，介入研究こそがワーク・エンゲイジメントの概念を理解するうえで多くの示唆をもたらすと言えるだろう。職場への介入研究は，労働環境において，ある特定の性質をターゲットとする。まず，労働環境において，その性質がどの程度変化に反応するかいう感受性を決定することができる。第二に，その性質が変化することによって，仕事生活における他の側面に与

える影響を評価することが可能である。さらに，実践的視点からも介入研究は有用である。十分に情報を知らされたうえでの介入という行為は，介入に参加している組織の内外で，またその枠を越えても，生活の質を豊かにする可能性をもつのである。ワーク・エンゲイジメントのことを語るだけでなく，エンゲイジメントを高めるための努力も必要である。

これまでのポジティブ・スパイラルに関する研究のエビデンスからは，かなり幅広いデザインで介入研究を計画できることが示唆される。介入研究は，ワーク・エンゲイジメントに影響を与える従業員の知識や資料，あるいは支援スタッフへのアクセスを向上させることによって，従業員のエンパワーメントを向上させることもできる。あるいは，同僚関係の質を強化させるプログラムを通じて，クロスオーバーや情動の伝播を検証することも可能である（Leiter & Laschinger, 2008）。

全体の結論

本書は，21世紀の仕事というものに対して，ワーク・エンゲイジメント研究が幅広く深い示唆を与えてくれることを示している。エネルギッシュで，自分の仕事との強い一体感をもつ従業員は，非常に重要な資源にアクセスし，より優れたパフォーマンスをあげると思われる。エンゲイジしている労働者は，時間の経過に伴い，自分自身の資源を生み出すことも考えられる。結論として，私たちは，ワーク・エンゲイジメントに注目することが，組織にとって，競争社会を生き延びるうえでも利益をもたらすという主張を支持する。そして，私たちの研究の知見が，ワーク・エンゲイジメントに関する今後の研究を喚起し，研究者にも実践家にも重要な資源となることを願っている。

文　献

Armor, D. A., & Taylor, S. E. (1998). Situated optimism: Specific outcome expectancies and selfregulation. In M. P. Zanna (Ed.), *Advances in experimental social psychology* (Vol. 30, pp. 309-379). New York: Academic Press.

Bakker, A. B., & Demerouti, E. (2007). The job demands-resources model: State of the art. *Journal of Managerial Psychology, 22*, 309-328.

Bakker, A. B., & Demerouti, E. (2008). Towards a model of work engagement. *Career Development International, 13*, 209-223.

Bakker, A. B., Hakanen, J. J., Demerouti, E., & Xanthopoulou, D. (2007). Job resources boost work engagement particularly when job demands are high. *Journal of Educational Psychology, 99*, 274-284.

Bakker, A. B., Schaufeli, W. B., Leiter, M. P., & Taris, T. W. (2008). Work engagement: An emerging concept in occupational health psychology. *Work & Stress, 22*, 187-200.

Bakker, A. B., Van Emmerik, I. J. H., & Euwema, M. C. (2006). Crossover of burnout and engagement in work teams. *Work and Occupations, 33*, 464-489.

Bakker, A. B., Westman, M., & Van Emmerik, I. J. H. (2009). Advancements in crossover theory. *Journal of Managerial Psychology, 24*, 206-219.

Bakker, A. B., & Xanthopoulou, D. (2009). The crossover of daily work engagement: Test of an actor-partner interdependence model. *Journal of Applied Psychology, 94*, 1562-1571.

Barsade, S. (2002). The ripple effect: emotional contagion and its influence on group behavior. *Administrative Science Quarterly, 47*, 644-677.

Beckers, D. G. J., Van der Linden, D., Smulders, P. G. W., Kompier, M. A. J., Van Veldhoven, M. J. P. M., & Van Yperen, N. W. (2004). Working overtime hours: relations with fatigue, work motivation, and the quality of work. *Journal of Occupational and Environmental Medicine, 46*, 1282-1289.

Bledow, R., & Schmitt, A. (2008). *Work engagement as a dynamic process: The interplay of events, emotions and resources*. Poster presented at the 2008 Conference of the Society of Industrial and Organizational Psychology, San Francisco, CA.

Buehler, R., Griffin, D., & Ross, M. (1994). Exploring the "planning fallacy": Why people underestimate their task completion times. *Journal of Personality and Social Psychology, 67*, 366-381.

Carmeli, A., & Spreitzer, G. (2008). Trust, connectivity, and thriving: Implications for innovative work behavior. *Working paper*.

Damen, F. (2007). *Taking the lead: The role of affect in leadership effectiveness*. Unpublished Doctoral Dissertation, Erasmus University Rotterdam.

Demerouti, E., & Bakker, A. B. (2008). The Oldenburg Burnout Inventory: A good alternative to measure burnout and engagement. In J. R. B. Halbesleben (Ed.), *Handbook of stress and burnout in health care*. Hauppauge, NY: Nova Science.

Demerouti, E., Bakker, A. B., De Jonge, J., Janssen, P. P. M., & Schaufeli, W. B. (2001). Burnout and engagement at work as a function of demands and control. *Scandinavian Journal of Work, Environment and Health, 27*, 279-286.

Demerouti, E., Mostert, K., & Bakker, A. B. (2010). Burnout and work engagement: A thorough investigation of the independency of the constructs. *Journal of Occupational and Health Psychology, 15* 209-222.

Ford, C., & Sullivan, D. M. (2004). A time for everything: How timing of novel contributions influences project team outcomes. *Journal of Organizational Behavior, 21*, 163-183.

Fredrickson, B. L. (2001). The role of positive emotions in positive psychology: The broaden-and-build theory of positive emotions. *American Psychologist, 56*, 218-226.

Fredrickson, B. L. (2003). Positive emotions and upward spirals in organizations. In Cameron, K., Dutton, J., & Quinn, R. (Eds.), *Positive orgnizational scholarship* (pp. 163-175). San Francisco: Berrett-Koehler.

Fredrickson, B. L., & Branigan, C. A. (2005). Positive emotions broaden the scope of attention and thought-action repertoires. *Cognition and Emotion, 19*, 313-332.

Fredrickson, B. L., & Losada, M. F. (2005). Positive affect and the complex dynamics of human flourishing. *American Psychologist, 60*, 678-686.

Geurts, S. A. E., & Demerouti, E. (2003). Work/Non-work interface: A review of theories and findings. In M. Schabracq, J. Winnubst, & C. L. Cooper (Eds.), *The handbook of work and health psychology* (2nd ed., pp. 279-312). Chichester: Wiley.

Grant, A. M., & Ashford, S. J. (2008). The dynamics of proactivity at work. *Research in Organizational Behavior, 28*, 3-34.

Hakanen, J. J., Bakker, A. B., & Demerouti, E. (2005). How dentists cope with their job demands and stay engaged: The moderating role of job resources. *European Journal of Oral Sciences, 113*, 479-487.

Hakanen, J. J., Bakker, A. B., & Schaufeli, W. B. (2006). Burnout and work engagement among teachers. *Journal of School Psychology, 43*, 495-513.

Hakanen, J. J., Perhoniemi, R., & Toppinen-Tanner, S. (2008a). Positive gain spirals at work: From job resources to work engagement, personal initiative, and work-unit innovativeness. *Journal of Vocational Behavior, 73*, 78-91.

Hakanen, J. J., Schaufeli, W. B., & Ahola, K. (2008b). The Job Demands-Resources model: A three-year cross-lagged study of burnout, depression, commitment, and work engagement. *Work & Stress, 22*, 224-241.

Halbesleben, J. R. B., & Wheeler, A. R. (2008). The relative roles of engagement and embeddedness in predicting job performance and intention to leave. *Work & Stress, 22*, 242-256.

Harter, J. K., Schmidt, F. L., & Hayes, T. L. (2002). Business-unit-level relationships between employee satisfaction, employee engagement, and business outcomes: A meta-analysis. *Journal of Applied Psychology, 87*, 268-279.

Hobfoll, S. E. (2002). Social and psychological resources and adaptation. *Review of General Psychology, 6*, 307-324.

Hobfoll, S. E., Johnson, R. J., Ennis, N., & Jackson, A. P. (2003). Resource loss, resource gain, and emotional outcomes among inner city women. *Journal of Personality and Social Psychology, 84*, 632-643.

Isen, A. M. (2000). Positive affect and decision making. In M. Lewis & J. M. Haviland-Jones (Eds.), *Handbook of emotions* (2nd ed., pp. 417-435). New York: Guilford Press.

Judge, T. A., Van Vianen, A. E. M., & De Pater, I. (2004). Emotional stability, core self-evaluations, and job outcomes: A review of the evidence and an agenda for future researeh. *Human Performance, 17*, 325-346.

Karasek, R. A. (1979). Job demands, job decision latitude, and mental strain: Implications for job redesign. *Administrative Science Quarterly, 24*, 285-308.

Langelaan, S., Bakker, A. B., Schaufeli, W. B., Van Rhenen, W., & Van Doornen, L. J. P. (2006). Do burned-out and work-engaged employees differ in the functioning of the hypothalamic-pituitary-adrenal axis? *Scandinavian Journal of Work, Environment, and Health, 32*, 339-348.

Langelaan, S., Bakker, A. B., Schaufeli, W. B., Van Rhenen, W., & Van Doornen, L. J. P. (2007). Is burn-out related to allostatic load? *International Journal of Behavioral Medicine, 14*, 213-221.

Leiter, M. P., & Laschinger, H. S. (2008). *Civility, respect, and engagement at work: Improving collegial relationships among hospital employees*. Presentation at National Center for Organizational Development, Veterans Hospital System, Boston, MA (November).

Luthans, F., Avolio, B. J., Avey, J. B., & Norman, S. M. (2007). Psychological capital: Measurement and relationship with performance and job satisfaction. *Personnel Psychology, 60*, 541-572.

Luthans, F., Youssef, C. M., & Avolio, B. J. (2007). *Psychological capital: Developing the human competitive edge*. Oxford, UK: Oxford University Press.

Macey, W. H., & Schneider, B. (2008). The meaning of employee engagement. *Industrial and Organizational Psychology, 1*, 3-30.

Maslach, C., Jackson, S. E., & Leiter, M. (1996). *Maslach Burnout Inventory. Manual* (3rd ed.). Palo Alto, CA: Consulting Psychologists Press.

Maslach, C., & Leiter, M. P. (1997). *The truth about burnout: How organizations cause personal stress and what to do about it*. San Francisco, CA: Jossey-Bass.

Maslach, C., & Leiter, M. P. (2008). Early predictors of job burnout and engagement. *Journal of Applied Psychology, 93*, 498-512.

Mauno, S., Kinnunen, U., & Ruokolainen, M. (2007). Job demands and resources as antecedents of work engagement: A longitudinal study. *Journal of Vocational Behavior, 70*, 149-171.

Oates, W. E. (1971). *Confessions of a workaholic*. Nashville: Abingdon.

Parker, S. K., & Ohly, S. (2008). Designing motivating jobs. In R. Kanfer, G. Chen, & R. Pritchard (Eds.), *Work motivation: Past, present, and future*. SIOP Organizational Frontiers Series.

Peterson, U., Demerouti, E., Bergstrom, G., Samuelsson, M., Asberg, M., & Nygren, A.

(2008). Burnout and physical and mental health among Swedish healthcare workers. *Journal of Advanced Nursing, 62*, 84-95.

Pines, A., Aronson, E., & Kafry, D. (1981). *Burnout: From tedium to personal growth.* New York: Free Press.

Porath, C., Spreitzer, G., & Gibson, C. (2008). *Social structural antecedents of thriving at work: A study of six organizations.* University of Michigan working paper.

Rothmann, S., & Storm, K. (2003). *Work engagement in the South African Police Service.* Paper presented at the 11th European Congress of Work and Organizational Psychology, 14-17 May 2003, Lisbon, Portugal.

Salanova, M., Agut, S., & Peiró, J. M. (2005). Linking organizational resources and work engagement to employee performance and customer loyalty: The mediation of service climate. *Journal of Applied Psychology, 90*, 1217-1227.

Schaufeli, W. B., & Bakker, A. B. (2003). *UWES - Utrecht Work Engagement Scale: Test Manual.* Unpublished Manuscript: Department of Psychology, Utrecht University.

Schaufeli, W. B., & Bakker, A. B. (2004). Job demands, job resources, and their relationship with burnout and engagement: A multi-sample study. *Journal of Organizational Behavior, 25*, 293-315.

Schaufeli, W. B., & Salanova, M. (2007). Work engagement: An emerging psychological concept and its implications for organizations. In S. W. Gilliland, D. D. Steiner & D. P. Skarlicki (Eds.), *Research in social issues in management (Volume 5): Managing social and ethical issues in organizations.* Greenwich, CT: Information Age Publishers.

Schaufeli, W. B., Salanova, M., González-Romá, V., & Bakker, A. B. (2002). The measurement of engagement and burnout: A two sample confirmatory factor analytic approach. *Journal of Happiness Studies, 3*, 71-92.

Schaufeli, W. B., Taris, T. W., Le Blanc, P., Peeters, M., Bakker, A. B., & De Jonge, J. (2001). Maakt arbeid gezond? Op zoek naar de bevlogen werknemer [Does work make happy? In seareh of the engaged worker]. *De Psycholoog, 36*, 422-428.

Schulman, P. (1999). Applying learned optimism to increase sales productivity. *Journal of Personal Selling & Sales Management, 19*, 31-37.

Seligman, M. E. P. (1998). *Learned optimism.* New York: Pocket Books.

Shirom, A., Toker, S., Berliner, S., Shapira, I., & Melamed, S. (2008). The effects of physical fitness and feeling vigorous on self-rated health. *Health Psychology, 27*, 567-575.

Shirom, A., Vinokur, A. D., & Vaananen, A. (2008). *Vigor and emotional exhaustion are independently associated with self-rated health and work capacity: A cross-count comparison.* Manuscript in preparation. Faculty of Management, Tel Aviv University, Tel Aviv, Israel.

Sonnentag, S. (2003). Recovery, work engagement, and proactive behavior: A new look at the interface between non-work and work. *Journal of Applied Psychology, 88*, 518-528.

Spreitzer, G., Sutcliffe, K., Dutton, J., Sonenshein, S., & Grant, A. M. (2005). A socially embedded model of thriving at work. *Organization Science, 16*, 537-549.

Totterdell, P. S., Kellet, K., Teuchmann, K., & Briner, R. B. (1998). Evidence of mood

linkage in work groups. *Journal of Personality and Social Psychology, 74*, 1504-1515.
Vancouver, J. B., Thompson, C. M., Tischner, E. C., & Putka, D. J. (2002). Two studies examining the negative effect of self-efficacy on performance. *Journal of Applied Psychology, 87*, 506-516.
Vancouver, J. B., Thompson, C. M., & Williams, A. A. (2001). The changing signs in the relationships between self-efficacy, personal goals and performance. *Journal of Applied Psychology, 86*, 605-620.
Van den Broeck, A., Vansteenkiste, M., De Witte, H., & Lens, W. (2008). Explaining the relationships between job characteristics, burnout and engagement: The role of basic psychological need satisfaction. *Work & Stress, 22*, 277-294.
Watson, D., & Tellegen, A. (1985). Toward a consensual structure of mood. *Psychological Bulletin, 98*, 219-235.
Wefald, A. J. (2008). *An examination of job engagement, transformational leadership, and related psychological constructs*. Unpublished doctoral dissertation, Manhattan, Kansas: Kansas State University.
Wrzesniewski, A., & Dutton, J. E. (2001). Crafting a job: Revisioning employees as active crafters of their work. *Academy of Management Review, 26*, 179-201.
Wrzesniewski, A., McCauley, C., Rozin, P., & Schwartz, B. (1997). Jobs, careers, and callings: People's reactions to their work. *Journal of Research in Personality, 31*, 21-33.
Xanthopoulou, D., Bakker, A. B., Demerouti, E., & Schanfeli, W. B. (2007). The role of personal resources in the job demands-resources model. *International Journal of Stress Management, 14*, 121-141.
Xanthopoulou, D., Bakker, A. B., Demerouti, E., & Schaufeli, W. B. (2009a). Reciprocal relationships between job resources, personal resources, and work engagement. *Journal of Vocational Behavior, 74*, 235-244.
Xanthopoulou, D., Bakker, A. B., Demerouti, E., & Schaufeli, W. B. (2009b). Work engagement and financial returns: A diary study on the role of job and personal resources. *Journal of Occupational and Organizational Psychology, 82*, 183-200.
Xanthopoulou, D., Bakker, A. B., Heuven, E., Demerouti, E., & Schaufeli, W. B. (2008). Working in the sky: A diary study on work engagement among flight attendants. *Journal of Occupational Health Psychology, 13*, 345-356.

【総監訳者略歴】

島津 明人（しまず あきひと）

1969年，福井県生まれ．
早稲田大学第一文学部心理学専修 卒業後，
早稲田大学大学院文学研究科心理学専攻修士課程を経て，
博士後期課程修了．博士（文学），臨床心理士．

早稲田大学 文学部 心理学教室・助手，
広島大学 大学院教育学研究科 心理学講座・専任講師，同・助教授，
オランダ ユトレヒト大学 社会科学部 社会・組織心理学科 客員研究員を経て，
2007年4月より東京大学 大学院医学系研究科 精神保健学分野・准教授（現職）．
専門：臨床心理学，産業・組織心理学，産業精神保健

主な著書：
『ワーク・エンゲイジメント入門』星和書店，2012年（共訳）
『自分でできるストレス・マネジメント』培風館，2008年（共著）
『職場におけるメンタルヘルスのスペシャリストBOOK』培風館，2007年（編著）
『じょうずなストレス対処のためのトレーニングブック』法研，2003年（単著）
『職場不適応と心理的ストレス』風間書房，2003年（単著）

【訳者一覧】

第1章	島津 明人	東京大学大学院医学系研究科精神保健学分野
第2章	岩田 昇	広島国際大学心理科学部臨床心理学科
第3章	種市 康太郎	桜美林大学 心理・教育学系
第4章	窪田 和巳	東京大学大学院医学系研究科精神保健学分野
第5章	江口 尚	京セラ株式会社滋賀蒲生工場
第6章	北岡 和代	金沢大学医薬保健研究域保健学系
第7章	成瀬 昂	東京大学大学院医学系研究科健康科学・看護学専攻地域看護学分野
第8章	井上 彰臣	産業医科大学産業生態科学研究所精神保健学研究室
第9章	原 雄二郎	株式会社Ds'sメンタルヘルス・ラボ
第10章	大塚 泰正	広島大学大学院教育学研究科心理学講座
第11章	阪井 万裕	東京大学大学院医学系研究科健康科学・看護学専攻地域看護学分野
第12章	塚田 知香	東京成徳大学経営学部
第13章	渡井 いずみ	名古屋大学大学院医学系研究科看護学専攻健康発達看護学講座

【著者略歴】

アーノルド・B・バッカーは，ロッテルダム（オランダ）のエラスムス大学産業・組織心理学部の教授である。彼の研究テーマとして，ポジティブな組織行動（例：職場でのフローとエンゲイジメント，パフォーマンス），バーンアウト，仕事に関係した情動のクロスオーバー，組織現象に関するシリアスゲームなどがある。

マイケル・P・ライターは，アカディア大学の組織健康研究センター・所長兼心理学部・教授であり，組織調査研究・開発センター（http://cord.acadiau.ca）の所長でもある。このセンターは，質の高い研究方法を人材問題へと応用している。彼は，カナダ，アメリカ，ヨーロッパで，労働問題のコンサルタントとして活躍している。

ワーク・エンゲイジメント

2014年2月22日　初版第1刷発行
2025年4月18日　初版第3刷発行

編　　者　アーノルド・B・バッカー，マイケル・P・ライター
総監訳者　島津明人
監訳者　　井上彰臣，大塚泰正，島津明人，種市康太郎
発行者　　石澤雄司
発行所　　㈱星和書店
　　　　　〒168-0074　東京都杉並区上高井戸1-2-5
　　　　　電話　03(3329)0031（営業部）／03(3329)0033（編集部）
　　　　　FAX　03(5374)7186（営業部）／03(5374)7185（編集部）
　　　　　URL　http://www.seiwa-pb.co.jp

ⓒ2014 星和書店　　Printed in Japan　　ISBN978-4-7911-0865-7

・本書に掲載する著作物の複製権・翻訳権・上映権・譲渡権・公衆送信権（送信可能化権を含む）は㈱星和書店が保有します。

・JCOPY 〈(社)出版者著作権管理機構 委託出版物〉
本書の無断複写は著作権法上での例外を除き禁じられています。複写される場合は，そのつど事前に(社)出版者著作権管理機構（電話03-3513-6969，FAX 03-3513-6979，e-mail: info@jcopy.or.jp）の許諾を得てください。

ワーク・エンゲイジメント入門

［著］W・B・シャウフェリ、P・ダイクストラ
［訳］島津明人、佐藤美奈子
四六判　180頁　本体価格 1,900円

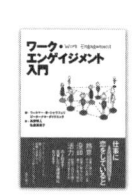

メンタルヘルスの新しいコンセプト

活き活きと、健康的に、情熱をもって働くための手段であるワーク・エンゲイジメント。本書は、その本質、作用の仕方を説明し、それを高めるために従業員および組織には何ができるかを提案する。

動機づけ面接を身につける
一人でもできるエクササイズ集

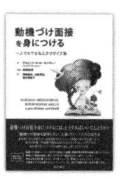

［著］デイビッド・B・ローゼングレン
［監訳］原井宏明
［訳］岡嶋美代、山田英治、望月美智子
B5判　380頁　本体価格 3,700円

爆発的に関心が高まっている動機づけ面接。数千人にトレーニングを行ってきた著者の経験に基づく本書を学ぶことで、読者は動機づけ面接の技法を磨くことができる。初心者には、導入書として最適。

発行：星和書店　http://www.seiwa-pb.co.jp　価格は本体（税別）です